U0110787

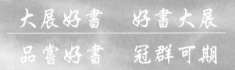

大展好書　好書大展
品嘗好書　冠群可期

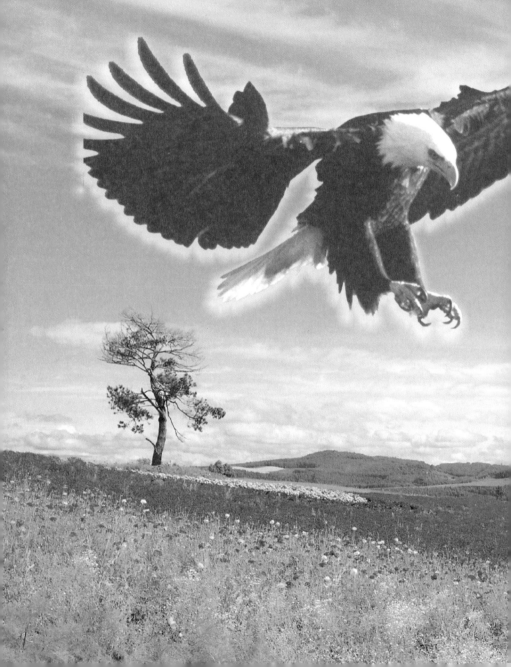

大展好書　好書大展
品嘗好書　冠群可期

中醫保健站：4

實用針灸經驗處方手冊

楊元德／主編

大展出版社有限公司

主編作者簡介

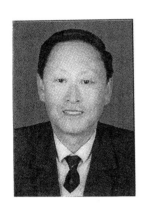

楊元德（Yang Yuande）1937年10月2日生於山東省文登市的中醫世家。1961年瀋陽醫學院畢業。曾任遼寧中醫學院附屬醫院針灸教研室副主任、科主任、主任醫師、教授。現任遼寧中醫學院龍江中醫院針灸科主任、中醫遼寧省針灸學會理事、《針灸臨床雜誌》編委。從事中醫針灸臨床、科研工及教學工作40多年，負責指導外國留學生及研究生的臨床帶教和理論學術講授工作。曾應邀去匈牙利及俄羅斯講學和從事針灸醫療工作。代表著作有《針灸學題解》、《中國針刺手法選編》等。擅長用針灸與藥物治療各種疑難重症，創用「新醒腦開竅法」針刺治療中風及後遺症，發明穴位注射法治療小兒厭食症及肥胖症。

發表國內外學術論文128篇，其中《中國針灸的治驗介紹》（《日本醫道雜誌》）、《針刺與耳針治不安腿綜合症》（英文版《世界針灸雜誌》）均獲科技二等獎。先後發表醫藥科普論文約560餘篇，可見於《健康報》、《中國醫藥報》、《衛生與生活》等。事蹟被收入《當代中國針灸名家醫案》、《當代中國科學家與發明家大辭典》。

實用針灸經驗處方手冊

前　言

　　早在唐代著名醫學家孫思邈曾說：「湯藥攻其內，針灸攻其外，則病無所逃，方知針灸之功，過半於湯藥矣。」我國民間亦有「一針二灸三吃藥」的說法。可見針灸在醫療與保健方面的重要位置。

　　世界衛生組織提出 2000 年要做到全球各國人人享受保健權利的宏偉目標。針灸醫學自 1979 年世界衛生組織推廣應用以後，目前已被全世界 150 多個國家和地區所接受。這是由於針灸具有防病保健與治療雙重功效，同時又無任何副作用的純綠色療法的特點。隨著 21 世紀人類對健康新理念的深入了解和自我保健意識的不斷增強，針灸將普及城鄉各地並更向前發展。隨著我國加入世界貿易組織，也必將加強國際間的學術交流。

　　本書是在 15 年前為執教國家衛生部派來本院的匈牙利博士生而準備與應用的教案基礎上逐漸完善，幾易其稿。本書介紹了與針灸處方有關的一部分針灸的基本理論（經絡）、基本知識（腧穴）、基本技能（手法）。全書應用的病名，為與世界接軌並便於臨床醫師的參考均以現代醫學病名為主。

　　對於世界衛生組織（WHO）在 1979 年提倡針灸主治的43 種病症及在 1996 年 11 月義大利米蘭會議通過的針灸適應症 64 種，均一一列舉行之有效的針灸處方。同時，重點寫明針灸處方的原則與常見病、疑難病的針灸處方，每病舉

出毫針的 3~5 組處方或更多。包括家傳與筆者的經驗處方。標明所用操作手法，對行之有效的其他針法也有處方與操作方法，以使讀者、用者、學者、研究者在臨床應用時方便而明確。

作者歷經 40 多年的國內外臨床治療經驗過程中，又回憶先父治病時選穴處方之靈活，深覺行之有效的治療是應當掌握多組處方，做到胸中成竹多多，才能臨床遇到病人而得心應手，再加純熟的針刺操作手法，就能收效確切。

本書適用於中醫、中西醫結合、針灸臨床工作者，以及從事針灸研究者和中醫學院、針灸學院（系）師生參考，同時也適合出國人員及外國研修生的參考。

在本書的最後統稿過程中得到遼寧中醫學院附屬醫院的方輝先生大力協助，在出版編輯過程中得到遼寧科學技術出版社的領導與編輯鼎力支持，在此一併鳴謝！

由於作者水平有限，書中難免有許多不足或錯漏之處，懇請專家學者與同仁指教爲感。

楊元德
遼寧中醫學院

目　錄

目
錄

9

實用針灸經驗處方手冊

目
錄

實用針灸經驗處方手冊

目
錄

實用針灸經驗處方手冊

目
錄

目
錄

19

第一章 經絡腧穴

第一節 經絡學說概要

一、經絡與經絡學說

經絡是中醫的基本理論之一。經絡也是人體結構的重要組成部分。

經絡是經脈和絡脈的統稱。是指人體運行氣血、聯絡臟腑、溝通內外，貫穿上下的徑路。「經」，有經過、路徑的含義，是經絡系統的主幹，比較粗大，一般是縱行走向，分布在體表的較深層。「絡」，有聯絡、網絡的意思，是經脈的分支，比較細小，位於較淺表的部位，分布縱橫交錯，網絡全身，無所不至。

經絡上下貫穿，內外相通，內連五臟六腑，外繫四肢百骸，構成了一個完整的循環、反應和調節系統。這就是經絡系統。

經絡學說是闡述人體經絡系統的循行分布、生理功能、病理變化及其與臟腑相互關係的一個理論體系，是中國醫學基礎理論的重要組成部分，是針灸學的理論核心。早在兩千多年前的《黃帝內經》一書中就有「夫十二經脈者，內屬於府藏，外絡於肢節」的記載。《難經》說：「經脈者，行血氣，通陰陽，以榮於身者也。」就是說經

絡能夠溝通內外，貫穿上下，在內部各屬於五臟六腑，並且表裡相合，在外部聯絡皮、肉、筋、骨，從而使臟腑器官與四肢百骸聯繫成為一個有機的整體，並借以運行氣血，變理陰陽，使人體的各種功能活動得以保持協調和相對平衡。《黃帝內經》還記載：「夫十二經脈者，人之所以生，病之所以成，人之所以治，病之所以起，學之所始，工之所止也。」進一步說明了經絡在生理、病理、診斷、治療等方面的重要意義。針灸治療以腧穴為刺激點，與經絡關係尤為緊密，針灸臨床的辨證歸經、循經取穴、處方、針刺補瀉等，皆以經絡為依據。

二、經絡系統的組成內容

經絡是人體氣血運行的徑路，縱橫貫穿，遍布全身，溝通臟腑與體表的聯繫，將人體內外表裡、上下前後、五臟六腑、四肢百骸、五官九竅、皮脈筋肉骨等一切組織，統一成為一個有機的整體。因此，它的範圍非常廣泛，內容也非常豐富。經絡系統是由經脈和絡脈兩大部分所組成。主要內容：經脈包括十二經脈和奇經八脈，以及附屬於十二經脈的十二經別、十二經筋、十二皮部；絡脈包括十五絡和難以計數的浮絡、孫絡等。

十二經脈是組成經絡系統的主體，隸屬於十二臟腑，故又稱為「正經」。十二經別是十二正經離、入、出、合的別行部分，是正經別行深入體腔的支脈。奇經八脈是在十二正經和經別之外的「別道奇行」的經脈，與十二經脈也有縱橫的聯繫。絡脈是以十五絡為主。除十五絡外，還有無數絡脈布滿全身，其細小分支稱為孫絡，起著滲灌氣血、濡養全身的作用。

此外，經絡的外部，筋肉也受經絡支配分為十二經筋；皮膚也按經絡的分布分為十二皮部。就這樣，經絡在

人體構成了一個完整的體系。

三、十二經脈的分布與表裡屬絡

十二經脈是人體的「正經」。它的名稱是根據臟腑、手足、陰陽 3 個方面而確定的。例如，手太陰經與肺相屬，稱之為手太陰肺經，手少陰經與心相屬，稱之為手少陰心經，手厥陰經與心包相屬，稱之為手厥陰心包經。手陽明大腸經、手太陽小腸經、手少陽三焦經、足陽明胃經、足太陽膀胱經、足少陽膽經、足太陰脾經、足少陰腎經、足厥陰肝經，也都是根據陰陽消長所衍化的三陰三陽，結合經脈循行於上肢和下肢的特點，以及與臟腑相屬絡的關係這個命名原則而確定的。

十二經脈在體內與臟腑相連屬，臟與腑有表裡相合的關係，陰經與陽經有表裡屬絡關係。即手太陰肺經與手陽明大腸經相表裡；足陽明胃經與足太陰脾經相表裡；手少陰心經與手太陽小腸經相表裡；足太陽膀胱經與足少陰腎經相表裡；手厥陰心包經與手少陽三焦經相表裡；足少陽膽經與足厥陰肝經相表裡。

互為表裡的陰經與陽經在體內有屬絡關係，即陰經為裡屬臟絡腑，陽經為表屬腑絡臟。如手太陰肺經為裡屬肺絡大腸，手陽明大腸經為表屬大腸絡肺，其他相表裡經脈以此類推。相表裡經脈在四肢又通過絡脈的銜接而加強聯繫，這樣在臟腑與陰陽經脈之間就形成了六組相表裡的屬絡關係。

十二經脈這種臟腑、陰陽、表裡、屬絡關係，在生理上密切聯繫，可使臟氣行於腑，腑氣行於臟，協調共濟，互相配合；在病理上相互影響，可使腑病傳臟；臟病傳腑；在治療上相互為用，如臟病治腑，腑病治臟，陽經實者可瀉其相應陰經，陰經虛者可補其相應陽經。

四、十二經脈的分布、循行與交接

（一）十二經脈在體表左右對稱地分布於頭面、軀幹和四肢，縱貫全身

1.四 肢

十二經脈在四肢的分布情況，首先可從外側和內側來區別陽經與陰經的分布部位。取立正姿勢，拇指在前，小指在後，將四肢的內、外側均分成前、中後 3 個區線。四肢的內側為陰，外側為陽。凡是屬六臟的經脈稱為陰經，分布於四肢內側；凡是屬六腑的經脈稱為陽經，分布於四肢外側。十二經脈分布於上肢和下肢的區別，與六臟的位置有關。心、肺、心包位於膈之上，屬手三陰經，所以，它的經脈分布在上肢內側；小腸、大腸、三焦，基於臟腑表裡相合的原理，故分布在上肢的外側；肝、脾、腎位於膈之下，屬足三陰經，故分布在下肢的內側；同樣，膽、胃、膀胱，因表裡相合而分布在下肢外側。

十二經脈在四肢的排列是：手、足三陽經為陽明在前，少陽在中，太陽在後；手、足三陰經為太陰在前，厥陰在中，少陰在後。其中足三陰經在足內踝上 8 寸（同身寸）以下的為厥陰在前，太陰在中，少陰在後，至內踝上 8 寸以上，太陰交出於厥陰之前。

2.軀 幹

根據陽明、太陰行身之前，少陽、厥陰行身之側，太陽、少陰行身之後的分布規律，胸腹部等 2、3 側線分布著足陽明和足太陰經；脇腰側面分布著足少陽和足厥陰經；背後分布著足太陽經；足少陰經雖貫脊，其外行者則在胸腹第 1 側線。手三陰經均起於胸部，手三陽經則經肩部、頸部而達頭面。

3.頭 面

頭為諸陽之會，故凡是六陽經脈皆上循於頭面。其分布情況是：手、足陽明經分布於頭面部；手、足少陽經分布於側頭部；足太陽經分布於頭項部；手太陽經分布於頭頰部。除手、足陽經外，手、足六陰經中也有兩條上行頭部，即手少陰經夾咽上行入於目系；足厥陰經沿喉嚨之後，向上連於目系，與督脈會於巔。但陰經經脈上行頭面是深入內層組織，而陽經則主要分布於淺表部位。

（二）十二經脈的循行走向規律是

手三陰經從胸走手，手三陽經從手走頭，足三陽經從頭走足，足三陰經從足走腹（胸）。

（三）十二經脈的交接規律是

1.陰經與陽經多在四肢部交接

如手太陰肺經在食指與手陽明大腸經交接；手少陰心經在小指與手太陽小腸經交接；手厥陰心包經在無名指與手少陽三焦經交接；足陽明胃經在足大趾與足太陰脾經交接；足太陽膀胱經從足小趾斜趨足心與足少陰腎經交接；足少陽膽經從足跗上斜趨足大趾叢毛處與足厥陰肝經交接。

2.陽經與陽經（指同名經）在頭面部交接

如手陽明大腸經與足陽明胃經都通過鼻旁，在鼻旁交接；手太陽小腸經與足太陽膀胱經均通於目內眥，在目內眥交接；手少陽三焦經與足少陽膽經均通於目外眥，在目外眥交接。

3.陰經與陰經（即手、足三陰經）在胸部交接

如足太陰脾經與手少陰心經交接於心中；足少陰腎經與手厥陰心包經交接於胸中；足厥陰肝經與手太陰肺經交

接於肺中。

由於十二經脈通過手、足陰陽表裡經的連接而逐經相傳，從而構成了一個周流不息、往復循環的氣血流注系統。它流注於人體內，又淺出於體表肌膚，由表入裡，從內達外，是一經接一經地周而復始，如環無端，只要生命存在，它就永無停息的時候。

五、奇經八脈的特點與作用

奇，有異的意思，即奇特、奇異，不同於一般，異於十二經脈，不直接錄屬於十二臟腑，也無陰陽、表裡配偶關係，不受十二正經約束而「別道奇行」，故稱為奇經。奇經八脈是督脈、任脈、沖脈、帶脈、陰維脈、陽維脈、陰蹻脈、陽蹻脈的總稱。奇經八脈中的任脈、督脈，各有其所屬的腧穴，故與十二經脈相提並論合稱十四經（見圖1-1）。

除任、督二經有本經腧穴分布外，其他六條奇經無本經腧穴，其腧穴是寄附於十二經脈與任脈、督脈之上。臨床可選取奇經與各條經脈的交會穴來針灸治療，如「八脈交會穴」主治奇經病症。

（一）特點

八脈中的督、任、沖脈皆起於胞中，同出會陰，稱為「一源三歧」，其中督脈行於腰背正中，上至頭面；任脈行於胸腹正中，上抵頦部；沖脈與足少陰腎經相併上行，環繞口唇。帶脈起於脇下，環行腰間一周。陰維脈起於小腿內側，沿腿股肉側上行，至咽喉與任脈會合。陽維脈起於足附外側，沿腿、膝外側上行，至項後與督脈會合。陰蹻脈起於足跟內側，隨足少陰腎經上行，至目內眥與陽蹻脈會合。陽蹻脈起於足跟外側，伴足太陽膀胱經上行，至

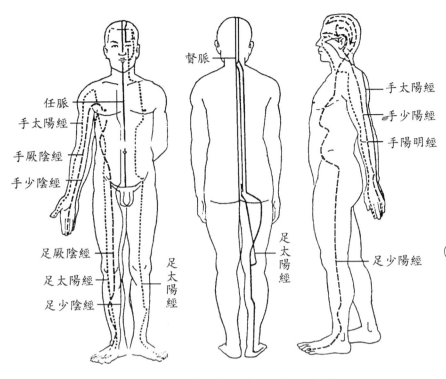

圖 1-1 十四經循行分布示意圖

（圖中標示：督脈、任脈、手太陽經、手厥陰經、手少陰經、足厥陰經、足太陽經、足少陰經、足太陽經、手太陽經、手少陽經、手陽明經、足少陽經、足太陽經）

目內眥與陰蹻脈會合，沿足太陽膀胱經上額，於項後會合足少陽膽經。

（二）作用

　　奇經八脈縱橫交錯地循行分布於十二經脈之間，主要作用有兩方面：

　　1.溝通了十二經脈之間的聯繫。奇經八脈將部位相近、功能相似的經脈聯繫起來，起到統攝有關經脈氣血、協調陰陽的作用。如督脈與六條陽經有聯繫，稱為「陽脈之海」，具有調節全身諸陽經經氣的作用；任脈與六條陰經有聯繫，稱為「陰脈之海」，具有調節全身諸陰經經氣

的作用；沖脈與任脈、督脈，足陽明、足少陰等經脈有聯繫，故有「十二經之海」、「經脈之海」、「血海」之稱，具有涵蓄十二經脈氣血的作用；帶脈約束、聯繫了縱行軀幹部的諸條足經；陰維、陽維脈聯繫陰經與陽經，有維持陰陽平衡的作用；陰蹻、陽蹻脈具有調節肢體運動、濡養雙目及司眼瞼開合等作用。

2.奇經八脈對十二經脈氣血有蓄積和滲灌的調節作用。當十二經脈及臟腑氣血旺盛時，奇經八脈能加以蓄積；當人體功能需要時，奇經八脈又能滲灌供應。

六、十二經別的分布特點與臨床作用

十二經別是十二經脈離、入、出、合的別行部分，是正經別行深入體腔的支脈。

（一）分布特點

十二經別的循行分布特點可用離、入、出、合四個字來概括。十二經別多從四肢肘、膝關節以上的正經別出稱「離」，經過軀幹深入體腔與相關的臟腑聯繫稱「入」，再淺出於體表上行頭項部稱「出」，在頭項部陽經經別合於本經的經脈，陰經經別合於其相表裡的陽經經脈稱「合」，由此將十二經別匯合成六組，故有六合之稱。

足太陽、足少陰經別從膕部分出，入走腎與膀胱，上出於項，合於足太陽膀胱經；足少陽、足厥陰經別從下肢分出，行至毛際，入走肝膽，上繫於目，合於足少陽膽經；足陽明、足太陰經別從髀部分出，入走脾胃，上出鼻頞，合於足陽明胃經；手太陽、手少陰經別從腋部分出，入走心與小腸，上出目內眥，合於手太陽小腸經；手少陽、手厥陰經別分別從所屬正經分出，進入胸中，入走三焦，上出耳後，合於手少陽三焦經；手陽明、手太陰經別

從所屬正經分出，入走肺與大腸，上出缺盆，合於手陽明大腸經。

（二）臨床作用

十二經別的主要作用是離、入、出、合於表裡經之間，加強了臟腑與經脈的內外聯繫，補充了十二經脈在體內外循行的不足，借以運行氣血而濡養臟腑。其臨床意義是十二經別能通達十二經脈所不能到達的部位，從而加強了整體和內臟的聯繫，擴大了臨床治療的範圍。如手厥陰心包經從胸走手，手陽明大腸經上頸貫頰，均不到達咽喉，但因手厥陰經別「出循喉嚨」，手陽明經別「上循喉嚨」，故手厥陰心包經的大陵、內關、間使等穴，手陽明大腸經的商陽、合谷、陽谿等穴均能治療咽喉疾病。足太陽膀胱經穴承山、承筋能治痔瘡和便秘，是因為足太陽經別「下尻五寸別入於肛」的緣故。

足三陽經的正經經脈並不通於心，為何會出現一系列心神病症呢？這是因為足三陽經通過其經別上通於心，所以，足三里、解谿、內庭、厲兌等穴均能治療狂癲、不寐、多夢等辨證屬於心的一些疾病。

綜上所述，由於十二經別通過表裡相合的「六合」作用，使十二經脈中的陰經與頭部發生聯繫，從而擴大了手、足三陰經穴位的主治範圍，所以也能治療頭面、五官疾病，如偏、正頭痛，可取手太陰經穴太淵、列缺治療，牙痛、喉病可取足少陰經穴太谿、照海治療。臨床上常取陰經穴位治療頭面疾病，就是基於經別的溝通和聯繫。

此外，由於其加強了十二經脈對頭面的聯繫，也突出了頭面部經脈和穴位的重要性及其主治作用，並為近代發展起來的頭針、面針、耳針、舌針等奠定了理論基礎。

七、十二經筋的分布特點與臨床作用

十二經筋是十二經脈之氣結聚散絡於筋肉、關節的體系，是十二經脈的外周連屬部分。相當於現代的肌肉、韌帶、筋膜、肌腱等。

（一）分布特點

十二經筋的分布與十二經脈的體表通路基本一致，其循行走向均從四肢末端走向頭、身，行於體表，不入內臟，結聚於關節、骨骼部。足三陽經筋起於足趾，循股外上行結於面部；足三陰經筋起於足趾，循股內上行結於腹部；手三陽經筋起於手指，循內上行結於胸部。

各經筋在循行途中還在踝、膕、膝、股、髀、腕、肘、臂、腋、肩、頸等關節或骨骼處結聚，特別是足厥陰經筋，結於陰器並能總絡諸筋。

由此可知，經筋的循行分布有結聚散絡的特點，在關節處和某些重要部位結聚，在肌肉豐滿處散絡。

（二）臨床作用

經筋的作用是約束和聯結筋肉、關節，保持身體的平衡和正常的運動功能。但經筋的功能活動有賴於經脈氣血的溫煦、濡潤，以及經氣的調節。

經筋病變特點多由寒熱邪氣傷及筋肉，使其賴以溫濡的氣血運行痺阻。主要臨床表現是在經筋分布部位上的筋肉攣急、弛緩、疼痛、麻木等，甚則肢體不用、運動障礙。經筋不同於經脈，本身沒有腧穴，針灸治療經筋病症以取局部壓痛點為主。經筋為經脈的外連，在經脈的調節和行脈氣血的營養下活動，所以，經筋有病應治病求本，調之經脈，取其經穴治療。臨床常見的腰腿痛，多根據疼

痛的部位和足三陽經筋的循行分布特點，區別論治。

如太陽腰腿痛在後面，沿腰臀、股後下放射痛，少陽腰腿痛表現為外側疼痛，從腰臀至股外、膝外側、外踝等部位，陽明腰腿痛則在腰部前引腹股溝、股前內側疼痛，治療上除選取局部穴位外，再有針對性地選取各經經穴，常能收到較好療效。

八、十二皮部的分布特點與臨床作用

十二皮部是十二經脈功能活動反映於體表的部位，也是絡脈之氣散布之所在。簡言之，是經絡系統在皮膚的分區。

（一）分布特點

十二皮部的分布區域是以十二經脈體表的分布範圍為依據的，只是十二經脈呈線狀分布，循行於人體比較深的部位，並與臟腑直接聯繫。皮部在十二經脈循行區域以面的形式分布在體表，也就是十二經脈在皮膚上的分屬部分。

（二）臨床作用

十二皮部居於人體最外層，又與經脈氣血相通，所以是機體的衛外屏障，起著保衛機體，抗禦外邪和反映病症的作用。

皮部理論在臨床診斷和治療中有著重要的意義。觀察皮膚色澤的變化以進行辨證的方法，稱為皮部色診。觀察皮膚上的丘疹、脫屑，檢查皮下硬結、皮膚的異常感覺、溫度及皮膚電阻的變化，也是診斷疾病的常用方法。淺刺皮部治療疾病是針灸臨床施治的重要手段之一。由對皮部的刺激，可以鼓舞正氣，祛除邪氣，通達經絡，調理氣

血、從而使相應的經絡、臟腑的病變得到改善或痊癒。

所以淺刺皮部，不僅能治療表淺疾患，對內臟病，如神經系統、消化系統疾病的治療效果亦佳。

臨床常用的皮膚針、皮內針、皮內水針、艾灸、貼敷等療法，皆以刺激人體淺層的皮部而達到治病的目的，是皮部理論在臨床上的具體運用。

九、十五絡脈的特點和作用

絡脈是從十二經脈和任、督二脈中本經的絡穴分出的橫斜分支，加上脾之大絡，共計 15 條，稱為十五絡或十五別絡。它的名稱是以 15 絡穴的名字而命名的。

特點： 十二經脈的別絡均從本經四肢肘、膝關節以下的絡穴分出，直接橫行走向絡於其相表裡的經脈，即陰經別絡於陽經，陽經別絡於陰經。任脈的別絡從鳩尾分出後散布於腹部；督脈的別絡從長強分出後散布於頭部，左右別走足太陽經；脾之大絡從大包分出散布於胸脅。

全身絡脈中，十五絡最大，還有從絡脈分出的浮行於淺表部位的浮絡和細小分支的孫絡，遍布全身，難以計數。

作用： 四肢部的十二經別絡，加強了十二經中表裡兩經的聯繫，從而溝通了陰陽、表裡兩經的經氣，補充了十二經脈循行的不足，使十二經脈氣血由線狀流行逐漸擴展為面狀彌散，充分發揮營衛、氣血、津液對周身的滲灌、濡養作用。軀幹部的任脈絡、督脈絡和脾之大絡，分別溝通了腹、背和全身經氣，從而輸布氣血以濡養全身組織。絡脈在解釋病機傳變方面有一定意義，外邪侵襲機體多淺入深，先絡脈而後經脈，臨床上可以根據病情的外在表現分析病邪的淺深部位，予以不同的治療。絡脈在指導臨床方面有重要價值，對實熱證可以用三棱針刺絡放血，以瀉

祛邪氣，實證疼痛還可以用交經繆刺的方法，即左側有病痛刺右側的絡脈，右側有病痛刺左側的絡脈。

此外，根據絡脈與其互為表裡的兩條經脈間的有機聯繫，採用原絡配穴法，某經疾患取本經的原穴配以互為表裡經脈的絡穴。這種臨床常用的、行之有效的配穴方法，就是以絡脈的分布特點和生理功能為基礎的。

十、經脈的標本與根結知要

在中醫基礎理論中，「標本」的運用相當普遍。如述發病先後時，常把先病稱本而後病稱標。人體正邪相峙時，則稱正氣為本而病邪為標。在經絡學說中運用「標本」，是指經絡的上下部位。

十二經脈的內外，陰陽營衛之氣互相依賴，周流全身，在這樣的循環傳注中，人體的上和下、四肢和軀幹是相互對應的，在反映病候和臨床治療時有其一定的規律可循，因此，採用「上為標下為本」的標本理論，並逐漸發展成為四肢為本，頭面軀幹為標的經脈標本理論，是治療取穴時上病下取、下病上取的理論依據之一。

標本根結理論是在經脈循行分布和氣血運行的基礎上，進一步說明經氣上下、內外的對應關係，從而更好地闡述了頭面、胸腹、背與四肢遠端部位腧穴的主治功能特點。標與本主要指經脈腧穴分布上的上下對應關係。十二經脈的標與本，大體上「本」在四肢，「標」在頭面、軀幹。根結指經氣的所起與所歸。十二經脈以四肢末端的井穴為「根」，以頭、胸、腹三部為「結」，又稱「四根三結」。

十二經脈的根與本，結與標，位置相近或相同，意義也相似。根與本部位在下，皆經氣始生始發之地，為經氣之所出。結與標部位在上，皆經氣歸結之所。但它們在具

體內容上又有區別，標本的範圍較根結廣，即「根之上有本」，「結之外有標」，標本強調經脈分布上下部位的相應關係，即經氣的集中和擴散，而根結強調經氣兩極間的聯繫。

標本根結理論補充說明了經氣的流注運行情況，即經氣循行的多樣性和彌散作用，強調了人體頭、身與四肢的密切聯繫，對指導臨床辨證與取穴治療具有意義，為針灸臨床中四肢肘、膝以下的特定穴，治療遠離腧穴部位的臟腑疾病、頭面五官疾病；頭、身穴位治療四肢疾病，以及「上病下取」、「下病上取」等提供了理論依據。

十一、氣街與四海的臨床應用

（一）氣街的部位與臨床應用

街是指通道。氣街就是指經氣匯集通行的共同通路。人體氣街有四處，故又稱四街。關於氣街的所在部位，頭、胸、腹、脛四處是經脈之氣聚集循行的徑路。「頭氣有街」因十二經脈氣血「皆上於面而走空竅」，故「氣在頭者，止之於腦」；「胸氣有街，腹氣有街」，因軀幹部為臟腑之氣匯聚輸注之處，其胸、腹部有臟腑的募穴，其背部有臟腑的背俞穴，衝脈為十二經之海，故稱「氣在胸者，止之於膺與背俞；氣在腹者，止之背俞，與衝脈於臍左右之動脈者」；「脛氣有街」，因足脛部為足三陰、三陽經脈分布之所，它們多匯聚通行於少腹之氣街（氣衝），故說「氣在脛者，止之於氣街」，脛部氣街，實際上仍在腹部。

頭、胸、腹、脛（包括背）是經氣流行、集中和散布的主要部位，又是標本根結中標與結的所在部位，它們在分布部位上具有一致性。因此，標結、俞募取穴法，實際

上就是氣街理論在臨床上的具體應用。基於這一理論，分布於四肢的腧穴可以治療局部和內臟疾病，部分頭、身腧穴可以治療四肢病症。氣街理論則側重說明頭胸腹背的相應腧穴除局部治療作用外，對全身性疾病也有治療意義。

（二）四海的內容與臨床應用

海為江河之水匯聚歸集之處。經絡學說認為，十二經脈如大地上的水流，故又稱十二經水。十二經內流通的氣血像百川歸海一樣匯集到一定的部位，形成了四海。四海的部位分別是腦為髓之海，胸為氣之海，胃為水穀之海，沖脈為十二經之海，又稱血海。四海即髓海、氣海、水穀之海、血海的總稱。

四海的生理功能是主持全身的氣血、營衛、津液。其中腦部髓海為元神之府，是神氣的本源，臟腑、經絡功能活動的主宰；胸部膻中氣海為宗氣所聚之處，宗氣為天地之精氣相合而成，為諸氣之宗，故概括為氣的功能；在上腹部，胃為水穀之海，化生水穀之精氣，為營衛、氣血生化之源；沖脈血海在下腹部，為十二經之海，起於胞宮，伴足少陰經上行，為十二經之根本，三焦原氣之所出，是人體生命活動的原動力。

宗氣、營氣、衛氣、原氣共同構成人的真氣（正氣），真氣行於經絡之中的稱為「經氣」或「脈氣」。因此，四海理論進一步明確了經氣的組成和來源。

四海各有其腧穴。髓海通百會、風府穴；氣海通啞門、大椎、人迎穴；水穀之海通氣衝、足三里穴；血海通大杼、上巨虛、下巨虛穴。四海就是透過其上下腧穴與經脈的聯繫，進一步將十二經脈的氣血精微及臟腑等緊密地聯繫起來，使十二經脈內聯臟腑、外絡肢節、營運氣血、調節全身的生理功能更臻完善，是對經絡理論的補充闡

發。四海與氣街的意義相似，當經絡中運行的氣血精微匯聚在一起時就形成了四海，而它們的共同通路就是氣街。兩者的部位類似，髓海位於頭部，氣海位於胸部，水穀之海位於上腹部，血海位於下腹部，各部位之間相互聯繫。

這樣就為這些部位的腧穴治療全身疾病奠定了理論基礎，特別是四海各有其所通腧穴，這些特定穴對治療四海的病更有重要意義。

十二、經絡的生理功能與病理變化

（一）生理功能

經絡的生理功能，對於維持人體正常的生命活動起著非常重要的作用。概括起來有以下三方面：

1.聯絡臟腑、溝通全身

人體的五臟六腑、四肢百骸、五官九竅、皮肉筋骨等組織器官之所以相互聯繫與協調統一，共同完成正常的生理活動，是依靠經絡系統的聯絡溝通而實現的。

經絡中的經脈、經別與奇經八脈、十五絡脈，縱橫交錯、入裡出表、通上達下，聯繫了人體各臟腑組織；經筋、皮部聯繫了肢體筋肉皮膚，加上標本根結、氣街、四海理論，經絡系統將人體各部結構與生理功能有機溝通聯絡，形成一個生命整體。

2.運行氣血、濡養周身

氣血是人體生命活動的物質基礎，全身各組織器官只有得到氣血的濡養才能完成正常的生理功能。經絡是人體氣血的運行通路，能將其營養物質輸布到全身各組織臟器，從而起到濡潤臟腑、調和營衛、平衡陰陽的作用。

3.抗禦外邪、保衛機體

外邪侵襲機體一般由表及裡，先侵犯皮部及絡脈，然

後侵及經脈、臟腑。由於經絡能「行氣血而營陰陽」，營氣行於脈中，衛氣行於脈外，絡脈散布於全身，密布於皮部，衛氣充實於絡脈，加強皮部的衛外作用，當外邪侵犯機體時，衛氣首當其衝並同時發揮抗禦外邪、保衛機體的屏障作用。

（二）病理變化

機體在病理狀態下，經絡又是病邪的傳變系統和疾病本質的反應系統。由經絡系統的構成和循行分布，就可以分析病理反應的規律性。

1.傳注病邪

當機體處在正虛邪實的情況下，經氣失調，經絡則是病邪傳注的途徑。

①當病邪從外侵襲人體時，如在經絡功能失調，機體不能抗禦病邪的狀態下，病邪便侵入皮部，並透過經絡的傳導，由表及裡、由淺入深，先犯絡脈，後傳經脈，進而內犯臟腑，致使某臟器發生病變。如風寒之邪侵犯肌表，初見惡寒、發熱、頭身疼痛，繼而通過經絡的傳變，內犯肺臟而咳嗽、胸悶、氣促等。

②因經絡在人體內有多種聯絡途徑，故又可成為病變相互影響的渠道。如肺與大腸相表裡，故外感風寒時，常會引起胃腸不適、腹瀉等；肝脈夾胃上行，若肝失疏泄，則脾胃不和而出現噯氣、吞酸、呃逆、嘔吐等。

2.反應病候

因經絡在人體有內外相聯的特點，故內臟發生病變時亦可透過經絡由裡達表，從而使其相應的體表部位出現不同的症狀和體徵。在病理情況下，經絡又是病理變化的反應系統，如肝病脅痛、目赤腫瘤，腎病腰痛、耳聾，心火上炎致口舌生瘡，大腸、胃腑有熱可致牙齦腫痛等。由於

經絡具有反應疾病本質的特點，從而可為診斷疾病提供經絡方面的依據。臨床上的望神色，看指紋，切脈，觀察舌質、舌苔變化，以及耳穴探測、十二經病候診斷法、經穴診斷法、經絡測定儀等，都是根據這個原理進行研究的。

十三、經絡學說的臨床應用

（一）指導疾病的診斷

經絡學說在臨床上用於疾病診斷，有著重要的指導意義。具體來說可分如下三方面：

1.從部位辨經絡病變

由於經絡有一定的循行部位，當某一條經絡發生病變時，可以表現出本經特有的症候，因而在臨床上可以根據疾病所表現的症狀，結合經絡循行的部位，來辨別其屬於哪一條經脈的病症。

以頭痛為例，可根據經脈在頭部循行的部位而辨別，前額頭痛多屬陽明經病變；偏頭痛多屬少陽經病變；枕部、頸項痛多屬太陽經病變；頭頂痛多屬厥陰經病變。以此見病知經，據經選穴進行治療。

2.從特有的症狀辨經絡病變

經絡受邪，可以內傳臟腑，而臟腑有病，也可反應於經絡。臨床可根據所出現的症狀，結合其所聯繫的臟腑，進行辨證歸經。如病人有口苦、咽乾、目眩、耳聾、脅痛等一系列症狀時，當考慮足少陽膽經的病變；病人出現咳嗽、氣喘、胸痛等呼吸系統的症狀時，是手太陽肺經的病變等。

3.從經絡辨臟腑病變

當臟腑有病時，由經絡的傳導反應，常常在該臟腑所屬的體表經脈循行路線上或經氣聚集的俞穴、募穴、郄

穴、原穴上呈現各種病理反應。如感覺過敏或壓痛，局部
組織板硬、鬆軟、凹陷、隆起，或出現結節、條索狀物、
丘疹，或皮膚色澤的改變。

這些反應，常隨疾病的不同和輕重變化而發生改變，
在臨床上可作為診斷疾病的依據之一。如肺有病，有時在
肺經的中府穴可找到壓痛點；脾虛消化不良，常在脾俞上
有異常變化。因此，掌握這些經絡反應的現象，就有助於
診斷內臟的疾病，探求疾病的本質。

（二）針灸取穴處方的依據

針灸療法的理論基礎、辨證論治、處方配穴、選擇手
法等，都是以經絡學說為指導的。針灸治病必先辨明疾病
在何臟何經，然後按臟腑、經絡和腧穴的相互關係，除選
用局部或鄰近腧穴外，通常以循經取穴為主，即某一經絡
或臟腑有病；便選用該經或該臟腑的所屬經絡或相應經脈
的遠部腧穴來治療。如胃痛循經遠取足三里、梁丘、內庭
等穴；脇痛循經遠取陽陵泉、太衝等穴。

此外，根據皮部與經絡、臟腑的密切聯繫，臨床上用
皮膚針叩刺皮膚，皮內針埋藏皮內來治療臟腑、經脈的病
症；經絡淤滯，氣血痺阻，可由刺絡出血來治療，如目赤
腫痛刺太陽出血，軟組織扭、挫傷在其損傷局部刺絡拔罐
等；經筋的病候，因病在筋膜肌肉，多表現為拘攣、強
直、抽搐或弛緩，治療多以局部取穴，「以痛為輸」，取
其壓痛點進行針灸治療。在補瀉手法中，有結合經脈循行
走向的逆順來決定針刺方向的迎隨補瀉法等。

十四、經絡實質的觀點

關於經絡的實質，歷經建國後幾十年的多方面研究，
目前的看法有以下三種觀點：

①「經絡」是以神經系統為主要基礎，包括血管、淋巴系統等已知結構的人體功能調節系統。

②「經絡」是獨立於神經、血管、淋巴系統等已知結構之外，但又與其密切相關的另一個功能調節系統。

③「經絡」可能是既包括已知結構，也包括未知結構的綜合功能調節系統。

概括認為：經絡是中醫學基本理論的專有概念，它是包括神經、血管、淋巴系統、內分泌系統及尚未完全明確的一種多層次、多功能、多形態的立體結構調控系統。

第二節　腧穴知識概要

一、腧穴的意義與分類

（一）腧穴的概念

腧穴是人體臟腑、經絡之氣輸注於體表的特殊部位。腧通輸，有轉輸、輸注的含義；穴是孔隙的意思。腧穴又稱穴位。

腧穴與經絡是密切相連的，分布在一定經脈循行通路上，所以，不能把它看成是孤立於體表的點，而應把它看成是與內部臟腑組織器官有著一定聯繫的、互相輸通的一個特定部位。腧穴從屬於經絡，經絡通於臟腑，故腧穴、經絡、臟腑間有著極為密切的聯繫。大量的臨床觀察充分證明，臟腑疾患能使某些相應腧穴出現異常反應，刺激這些異常反應點或相關腧穴，對相應臟腑的功能活動具有相對特異的調整作用。由此可知，「輸通」是雙向的，從內通向外，反應病痛；從外通向內，接受刺激，防治疾病。

從這個意義上說，腧穴又是疾病的反應點和治療的刺

激點。而且這種通內達外，形成一體聯繫的紐帶是經絡，所以，腧穴是經絡學說的應用，而經絡學說又是腧穴應用的理論基礎，兩者密切相關。

（二）腧穴的分類

人體的腧穴很多，腧穴之間有聯繫，不是彼此孤立的，其作用是多方面的，不是單一的。將具有共性的腧穴，按一定方式加以系統分類，大體上可分為經穴、奇穴、阿是穴 3 類：

1.經穴

凡歸屬於十二經脈和任脈、督脈循行線上的腧穴，稱為十四經穴，簡稱經穴。它們有固定的名稱、部位和歸經，具有主治本經病症的共同作用，是腧穴的主要部分。現有 361 個經穴。

2.奇穴

又稱經外奇穴，是指既有一定的名稱，又有明確的位置，但尚未列入十四經系統的腧穴。這類腧穴對某些病症具有特殊的治療作用。國家標準 GB12346-1990《經穴部位》中收錄了 48 個奇穴。

3.阿是穴

又稱天應穴、不定穴、壓痛點等。這類腧穴既無固定名稱，亦無固定位置，而是以壓痛點或酸麻、沉重等反應點作為針灸施術部位。

二、腧穴的治療作用

腧穴不僅是氣血輸注的部位，邪氣侵入之處所，也是針灸防治疾病的刺激點。透過針灸對腧穴的刺激以疏通經絡，調和氣血，平衡陰陽，協調臟腑，從而達到防治疾病的目的。腧穴在治療上的作用主要有以下三個方面：

1.近治作用

這是一切腧穴主治作用所具有的共同特點，即腧穴所在，主治所在。這些腧穴均能治療該穴所在部位及鄰近組織器官的病症。如眼區的睛明、承泣、四白、瞳子髎等穴，均能治眼病；胃部的中脘、建里、梁門等穴，皆可治胃病。

2.遠治作用

這是十四經腧穴主治作用的基本規律，即經脈所通，主治所及。在十四經腧穴中，尤其是十二經脈在四肢肘、膝關節以下的腧穴，不僅能治局部病症，而且能治本經循行所及的遠隔部位的臟腑組織器官的病症，有的甚至具有影響全身的作用。如合谷穴，不僅能治上肢病症，而且能治頸、頭面部病症，同時能治外感發熱；足三里穴不但能治下肢病症，而且可調整消化系統功能，甚至對人體防衛、免疫反應都具有很大作用。

3.特殊作用

臨床實踐證明，針刺某些腧穴，對機體的不同狀態，可起到良性、雙向調整作用。如泄瀉時，針刺天樞能止瀉；便秘時，針刺天樞又能通便。此外，腧穴的治療作用還具有相對特異性，如大椎退熱，至陰矯正胎位，水溝止抽搐等，均是其特殊的治療作用。

三、特定穴及臨床應用

（一）特定穴的概念

凡是在十四經中具有某些特殊治療作用的，並有特定名稱的腧穴均稱為「特定穴」。

特定穴並不是獨立的腧穴，而是從屬於十四經脈、奇經八脈的腧穴。在十四經穴中有一些腧穴之間有一定的關

係，有些有共同的特點和作用，因此，將這些腧穴統稱為特定穴。

特定穴根據其不同的分布特點、含義和治療作用，分為 10 類，包括在四肢肘、膝以下的五輸穴、十二原穴、十五絡穴、十六郄穴、八脈交會穴、下合穴；有胸腹、背腰部的背俞穴、募穴；在四肢軀幹部的八會穴，以及全身經脈的交會穴。掌握這些特定穴的含義、主治性能和臨床應用，對於臨床選穴配方具有重要意義。

（二）特定穴的臨床應用

1.五輸穴的應用

十二經脈分布在肘膝以下經絡本部的「井、滎、輸、經、合」五個特定穴，簡稱「五輸」。每經 5 個穴。共有 60 個穴位。應當牢記六陰經的井穴屬木（見表 1）、六陽經的井穴屬金（見表 2）。餘可按五行類推。

五輸穴的臨床應用主要有三方面：

（1）五輸穴可根據其主病而應用。疾病發生在五臟時可取井穴，如外感風熱喘咳，速刺肺經井穴少商；神志昏迷、高熱抽搐，速刺心包經井穴中衝；月經過多、崩漏，取脾經井穴隱白；胎位不正，艾灸膀胱經井穴至陰等。疾病變化顯現於面色時可取滎穴，如外感風熱咳嗽、面色紅赤，刺肺經滎穴魚際，用瀉法。病情時輕時重可取輸穴，如關節酸痛，時輕時重，發作時伴有發熱、咳嗽等外感風熱，取肺經輸穴太淵。疾病影響聲音發生變化時可取經穴，如肺熱喘咳，症見喘咳寒熱、喉間有喘鳴音，刺肺經經穴經渠。病在胃府，因飲食不節所致的病變可取合穴，如喘咳逆氣，併發泄瀉時，取肺經合穴尺澤為主，配合胃經合穴足三里。

（2）由於春、夏季陽氣在上，人體之氣行於淺表，刺

表1 六陰經五輸穴與五行配屬

六陰經	井(木)	滎(火)	輸(土)	經(金)	合(水)
肺(金)	少商	魚際	太淵	經渠	尺澤
腎(水)	湧泉	然谷	太谿	復溜	陰谷
肝(木)	大敦	行間	太衝	中封	曲泉
心(火)	少衝	少府	神門	靈道	少海
脾(土)	隱白	大都	太白	商丘	陰陵泉
心包(相火)	中衝	勞宮	大陵	間使	曲澤

表2 六陽經五輸穴與五行配屬

六陽經	井(金)	滎(水)	輸(木)	經(火)	合(土)
大腸(金)	商陽	二間	三間	陽谿	曲池
膀胱(水)	至陰	通谷	束骨	崑崙	委中
膽(木)	足竅陰	俠谿	足臨泣	陽輔	陽陵泉
小腸(火)	少澤	前谷	後谿	陽谷	小海
胃(土)	厲兌	內庭	陷谷	解谿	足三里
三焦(相火)	關衝	液門	中渚	支溝	天井

宜較淺；秋、冬季陽氣在下，人體之氣潛伏於裡，刺宜較深。而五輸穴的分布是井、滎所在部位肌肉淺薄，經、合所在部位肌肉較厚，故春、夏季取井、滎，秋、冬季取經、合。

（3）子母補瀉法。根據五輸穴的主治性能與木、火、土、金、水五行配合，並結合臟腑的五行屬性，採取「虛者補其母，實者瀉其子」的方法，即子母補瀉取穴法。它包括本經子母補瀉和它經子母補瀉兩種取穴法（見表3）。例如，肺在五行中屬金，肺經實證可取肺經五輸穴中屬水的合穴尺澤以瀉之，因金生水，水為金之子，取尺澤為「實者瀉其子」；若肺經虛證可取肺經五輸穴中屬土的輸穴太淵以補之，因土生金，土為金之母，取太淵為「虛者補其母」。這即是本經子母補瀉取穴。如肺經實證，取

表3　子母補瀉取穴

臟						
	金	水	木	火	相火	土
本經子母穴　經脈	肺經	腎經	肝經	心經	心包經	脾經
母穴	太淵	復溜	曲泉	少衝	中衝	大都
子穴	尺澤	湧泉	行間	神門	大陵	商丘
它經子母穴　母經	脾經	肺經	腎經	肝經	肝經	心經
母穴	太白	經渠	陰谷	大敦	大敦	少府
子經	腎經	肝經	心經	脾經	脾經	肺經
子穴	陰谷	大敦	少府	太白	太白	經渠
腑						
	金	水	木	火	相火	土
本經子母穴　經脈	大腸經	膀胱經	膽經	小腸經	三焦經	胃經
母穴	曲池	至陰	俠谿	後谿	中渚	解谿
子穴	二間	束骨	陽輔	小海	天井	厲兌
它經子母穴　母經	胃經	大腸經	膀胱經	膽經	膽經	小腸經
母穴	足三里	商陽	通谷	足臨泣	足臨泣	陽谷
子經	膀胱經	膽經	小腸經	胃經	胃經	大腸經
子穴	通谷	足臨泣	陽谷	足三里	足三里	商陽

腎經陰谷穴，肺屬金，腎屬水，取腎經是取其子經，再取其子經上屬水的子穴陰谷；若肺經虛證，取脾經的太白穴，肺屬金，脾屬土，取脾經是取其母經，再取其母經上屬土的母穴太白。這即是它經子母補瀉取穴。

2.原穴與絡穴的應用

原，即本源、原氣之意。原穴是臟腑的原氣輸注經過留止的部位。十二經脈各有一個原穴，又名十二原（見表4），均分布在四肢腕、踝關節附近。六陰經之原穴，就是五輸穴中的輸穴，即「以輸為原」，但在六陽經中，原穴

單獨存在，排列在輸穴之後。

原穴與原氣有關，原氣導源於腎間動氣，是人體生命活動的原動力，也是十二經脈維持正常生理功能的根本。原氣借三焦之道，貫通運行上、中、下三焦，輸布到五臟六腑、頭身四肢。原者，是三焦之尊號，所以將三焦運行的原氣，其中留止於四肢部位的腧穴稱為原穴。

原穴的臨床應用，主要表現在診斷和治療兩個方面。原穴是臟腑原氣所留止之處，能敏感地反應臟腑功能，因此，臟腑發生病變時，往往在相應的原穴部位會出現一定的反應；反之，如果原穴部位出現各種異常變化，也同樣可以推知臟腑的盛衰情況。如應用現代經絡測定儀測定原穴，根據所測數據推斷其相應臟腑氣血的虛實，以診斷臟腑疾病。

針灸原穴可以通達三焦原氣，有調整其臟腑經絡虛實的作用。例如，心經的原穴神門，能治療癲、狂、癲癇、驚悸、怔忡、健忘、失眠、心悸、心痛等病症；肺經的原穴太淵，能治療咳嗽、哮喘；脾經的原穴太白，能治療腹脹、腹痛、饑不欲食、泄瀉等。另外，在腧穴配伍上，原穴往往與絡穴配伍，稱為原絡配穴，用以治療表裡經之間的經脈和臟腑疾病。

絡，即聯絡之意。十二經的絡脈表裡相通，各有一個

表 4 十二經脈的原穴和絡穴

經　脈	原穴	絡穴
手太陰肺經	太淵	列缺
手厥陰心包經	大陵	內關
手少陰心經	神門	通里
足太陰脾經	太白	公孫
足厥陰肝經	太衝	蠡溝
足少陰腎經	太谿	大鍾
手陽明大腸經	合谷	偏歷
手少陽三焦經	陽池	外關
手太陽小腸經	腕骨	支正
足陽明胃經	衝陽	豐隆
足少陽膽經	丘墟	光明
足太陽膀胱經	京骨	飛揚

實用針灸經驗處方手冊

絡穴（見表 4），位於四肢肘、膝關節以下，加上任脈絡穴鳩尾位於腹，督脈絡穴長強位於尾骶，脾之大絡大包穴位於胸脅，合稱十五絡穴。

絡穴是表裡兩經聯絡之處，故有「一絡通二經」之說。因此，絡穴不僅能夠治本經病，也能治其相表裡之經的病症。如手太陰經的絡穴列缺，既能治療肺經的咳嗽、哮喘，又能治療手陽明大腸經的口、頭痛等；足陽明經絡穴豐隆，既能治療胃脘痛，又能治療脾失健運、濕鬱成疾的痰涎壅盛病症。

原穴和絡穴在臨床上既可單獨應用，也可相互配合應用。本經原穴與其相表裡經的絡穴相互配合應用時，稱為原絡配穴，又稱主客原絡配穴。這是以臟腑、經絡發病的先後為依據，先病者為主則取其經的原穴，後病者為客則取其經的絡穴。如肺經先病，取肺經原穴太淵為主，大腸經後病，取大腸經絡穴偏歷為客。反之，若大腸經先病，肺經後病時，則先取大腸經的原穴合谷為主，肺經絡穴列缺為客。此法屬於表裡配穴法的一種。

3.俞穴與募穴的應用

俞穴是臟腑之氣輸注於背腰部的腧穴，又稱背俞穴。其分布特點是：六臟六腑各有一個背俞穴，位於背腰部足太陽膀胱經第一側線上，其位置大體與相關臟腑所在部位的上下排列相接近，分別冠以臟腑之名，共 12 穴（見表 5）。

俞穴在臨床上主要是以診斷和治療與其相應的臟腑疾病為主。在協助診斷疾病方面，因俞穴與臟腑的特殊聯繫，最能反映臟腑的虛實盛衰。當俞穴局部出現各種異常反應，如結節、陷下、條索狀物、壓痛、過敏、出血點、丘疹、溫度或電阻變化時，往往反映相關臟腑的功能異常。因俞穴位置的高低均與臟腑的位置相應，故針灸背俞

表 5 十二臟腑兪募穴

臟					
	肺	包心	心	肝	脾	腎
俞穴	肺俞	厥陰俞	心俞	肝俞	脾俞	腎俞
募穴	中府	膻中	巨闕	期門	章門	京門
腑					
	胃	膽	膀胱	大腸	三焦	小腸
俞穴	胃俞	膽俞	膀胱俞	大腸俞	三焦俞	小腸俞
募穴	中脘	日月	中極	天樞	石門	關元

穴就可以直接、迅速地達到治療臟腑疾病的目的。如肺俞治咳嗽、喘息、寒熱；脾俞治腹脹、腹瀉等。俞穴不僅對臟腑病有良好的治療作用，同時也經常用於治療與之相應臟腑有關的五官九竅、皮肉筋骨等病症。如肝俞既能治療肝病，又能治療與肝有關的目疾、筋脈攣急等病；腎俞既能治療腎病，也可治療與腎有關的耳鳴、耳聾、陽痿及骨病等。此外，俞穴往往與相應募穴相配，稱俞募配穴，用以治療有關臟腑病症。

募穴是臟腑經氣結聚於胸腹部的腧穴，又稱腹募穴。六臟六腑各有一個腹募穴，共 12 穴（見表 5）。募穴都分布在胸腹部，其位置大體上與臟腑所在部位相對應，即臟腑位置高的募穴在上，位置低的募穴在下。募穴不一定分布在臟腑所屬的經脈上，分布在任脈上為單穴，分布在其他經脈上為左右對稱一名兩穴。

因募穴接近臟腑，故與臟腑在生理、病理上有密切的聯繫。當臟腑有病時，可在相應募穴上出現異常反應，如壓痛、酸脹、過敏等。臨床根據這些反應，可以輔助診斷同名臟腑病症。募穴因為具有調整臟腑功能的作用，所以在臨床上能治療臟腑疾病，尤多用於治療六腑病。如胃病

取中脘；膽病取日月；大腸病取天樞；膀胱病取中極等，臨床都有較好療效。

臟腑之氣與俞穴、募穴是相互貫通的，同時俞穴與募穴又均與相應的臟腑最鄰近，其主治性能有共同之處，在臨床上還常常配合運用，稱為俞募配穴。如肺病取肺俞和中府；胃病取胃俞和中脘；夜尿症、尿頻、膀胱病取膀胱俞和中極等。

4.郄穴的臨床應用

郄，有空隙之意。郄穴是各經經氣深聚的部位。十二經脈及陰陽蹺、陰陽維脈各有一個郄穴，共十六郄穴（見表6），多分布於四肢肘、膝以下。

郄穴的臨床應用有診斷與治療兩方面。郄穴常用以輔助診斷急性病痛。當臟腑、經絡患有急症時，按壓郄穴，常在本經郄穴上出現陽性反應。如急性胸膜炎可在心包經郄穴郄門出現壓痛，急性乳腺炎可在胃經郄穴梁丘出現壓痛，腸炎可在脾經郄穴地機有壓痛。

郄穴在臨床上常用於治療本經循行部位及所屬臟腑的急性病症，是急救的常用穴。郄穴的應用，陰陽有別，陰

表6　十六郄穴

陰　　　經	郄　　穴	陽　　　經	郄　　穴
手太陰肺經	孔最	手陽明大腸經	溫溜
手厥陰心包經	郄門	手少陽三焦經	會宗
手少陰心經	陰郄	手太陽小腸經	養老
足太陰脾經	地機	足陽明胃經	梁丘
足厥陰肝經	中都	足少陽膽經	外丘
足少陰腎經	水泉	足太陽膀胱經	金門
陰維脈	築賓	陽維脈	陽交
陰蹺脈	交信	陽蹺脈	跗陽

經（包括陰蹻、陰維脈）的郄穴常用來治療血症，如孔最治咯血，陰郄治吐血、鼻出血，中都治崩漏，地機、交信治月經不調等；陽經（包括陽蹻、陽維脈）的郄穴多用來治療急性痛症，如梁丘治急性胃脘痛，溫溜治頭痛，外丘治頸項、胸脇疼痛等。

郄穴除單獨使用外，常與八會穴配合使用，故有「郄會配穴」之稱。如孔最配血會膈俞治療肺病咯血效果尤佳，梁丘配腑會中脘治療急性胃脘痛療效顯著等。

便於記憶的歌訣：

孔最溫溜梁丘地（機）　　陰郄養老金門水（泉）
郄門會宗外丘中（都）　　築賓陽交信跗陽。

5.下合穴的臨床應用

六腑之氣下合於足三陽經的六個腧穴，稱為下合穴，又稱六合穴（見表7）。胃、膽、膀胱三腑的下合穴與本經五腧穴中的合穴同名同位，分別是上巨虛、下巨虛、三焦的下合穴在膀胱經，為委陽。分布在膝關節以下的部位。

下合穴是治療六腑病症的主要穴位。如足三里治療胃痛；下巨虛治療泄瀉；上巨虛治療痢疾、腸癰（闌尾炎）；陽陵泉治療膽囊炎、膽道蛔蟲；委陽、委中治療三

表7　六腑下合穴

手　足	三　陽	六　腑	下合穴
手三陽	太陽	小腸	下巨虛
	陽明	大腸	上巨虛
	少陽	三焦	委陽
足三陽	太陽	膀胱	委中
	陽明	胃	足三里
	少陽	膽	陽陵泉

焦氣化機能失常而引起的癃
閉、遺尿等。

6.八會穴的臨床應用

會，即聚會之意。八會
穴是指臟、腑、氣、血、
筋、脈、骨、髓的精氣聚會
的八個腧穴（見表8），分
布於軀幹和四肢部。

此八個穴雖分屬於不同
經脈，但均對各自相應的臟
腑組織等病症具有特殊治療

作用，臨床應用時常作為治療這些病症的主穴。如腑病取
腑會中脘；血病取血會膈俞；筋病取筋會陽陵泉等。

八會穴與其所屬的八種臟腑組織的生理功能有著密切
關係。如章門為脾的募穴，五臟皆稟氣於脾，故稱為臟
會；中脘為胃的募穴，六腑皆稟氣於胃，故稱為腑會；膻
中為宗氣所聚之處，內為肺臟，肺主氣，故稱為氣會；膈
俞位於心俞與肝俞之間，心主血，肝藏血，本穴居中，故
稱為血會；太淵為肺經之原穴，肺朝百脈，其穴又居於寸
口為脈之大會，故稱為脈會；大杼為骨會，是因其位近於
椎骨（柱骨之根）的原因；陽陵泉為筋會，是其穴位於膝
下，膝為筋之府；絕骨屬膽經，膽主骨所生病，骨生髓，
故稱為髓會。據此，在治療方面，凡與此八種有關的病症
均可選用相關的八會穴來治療。

7.八脈交會穴的臨床應用

八脈交會穴是指奇經八脈與十二經之氣相交會的八個
腧穴（見表9），又稱交經八穴、流注八穴，均分布於
腕、踝部上下。

八脈交會穴與奇經八脈的關係是：公孫與沖脈相通，

表9　八脈交會穴

經　屬	八　穴	通八脈	會合部位
足太陰	公孫	沖脈	胃、心、胸
手厥陰	內關	陰維	
手少陽	外關	陽維	目外眥、頰、頸、耳後、肩
足少陽	足臨泣	帶脈	
手太陽	後谿	督脈	目內眥、項、耳、肩胛
足太陽	申脈	陽蹺	
手太陰	列缺	任脈	肺、胸、膈、咽喉
足少陰	照海	陰蹺	

內關與陰維脈相通，沖脈與陰維脈通過脾經、胃經及腎經的聯屬關係而相合於胃、心、胸部；足臨泣與帶脈相通，外關與陽維脈相通，帶脈和陽維脈通過三焦經與膽經的聯屬關係而相合於目外眥、耳後、肩、頸、缺盆、胸膈部；申脈與陽蹺脈相通，後谿與督脈相通，陽蹺脈和督脈通過小腸經與膀胱經的聯屬關係而相合於目內眥、項、耳、肩、胛；照海與陰蹺脈相通，列缺與任脈相通，陰蹺脈和任脈通過肺經與腎經的聯屬關係而相合於肺、胸膈、咽喉。

因為十二經脈與奇經八脈的脈氣在八穴相通，所以，八脈交會穴對調節經脈氣血盈虧、虛實就特別重要。

八脈交會穴具有主治奇經病症的作用。臨床上可以單獨治療各自相通的奇經病症。如督脈的脊柱強痛、角弓反張等症，可取通於督脈的後谿穴；沖脈的胸腹氣逆而拘急等病症，可取通於沖脈的公孫穴。同時也可以根據兩脈相合的腧穴，相互配合應用。如公孫和內關兩穴上下相配可治療胃、心、胸部的疾病；照海和列缺兩穴可治療肺、咽喉、胸膈部的疾病。

8.交會穴的臨床應用

凡是兩經或兩經以上經脈相交部位的腧穴稱為交會穴。

交會穴不僅能治療本經及所屬各臟腑的病症，還能治療與之交會各經及所屬臟腑的病症。如關元、中極是任脈經穴，而這兩穴又是任脈與足三陰經的交會穴，這樣，它們既可以治療任脈的疾病，又可以調理足三陰經的疾病；大椎穴是督脈經穴，又與手、足三陽經相交會，它既可治督脈的疾病，又可治諸陽經的全身性疾病；三陰交是脾經經穴，又與腎經、肝經的經脈交會，是治療足三陰經及所屬臟腑疾病的重要腧穴。

四、腧穴的定位方法

腧穴定位準確與否，直接影響療效，歷代醫家非常重視腧穴的定位方法。目前，常用的定位有以下四種。

1.骨度分寸取穴法

是以體表骨節為主要標誌折量全身各部的長度和寬度，定出分寸用於腧穴定位的方法。不論男女、老少、高矮、胖瘦，均可按這一標準在其自身測量。全身各部骨度折量寸（見表10）。

2.體表標誌取穴法

這是以人體解剖學的各種體表標誌為依據來確定腧穴位置的方法。體表標誌取穴法又分為如下兩種：

（1）固定標誌：指各部由骨骼和肌肉所形成的凸起、凹陷、五官輪廓、發際、指（趾）

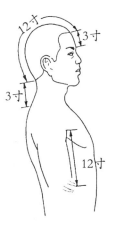

圖1-2 頭部直寸

表10 常用骨度折量寸

部位	起止點	折量寸	度量法	說　　明
頭面部	前髮際正中至後髮際正中	12	直寸	用於確定頭部經穴的縱向距離
	眉間（印堂）至前髮際正中	3	直寸	用於確定前或後髮際及頭部經穴的縱向距離
	第7頸椎棘突下（大椎）至後髮際正中	3	直寸	
	眉間（印堂）至後髮際正中 第7頸椎棘突下（大椎）	18	直寸	
	前兩額髮角（頭維）之間	9	橫寸	用於確定頭前部經穴的橫向距離
	耳後兩乳突（完骨）之間	9	橫寸	用於確定頭後部經穴的橫向距離
胸腹脇部	胸骨上窩（天突）至胸劍聯合中點（歧骨）	9	直寸	用於確定胸部任脈經穴的縱向距離
	劍胸聯合中點（歧骨）至臍中	8	直寸	用於確定上腹部經穴的縱向距離
	臍中至恥骨聯合上緣（曲骨）	5	直寸	用於確定下腹部經穴的縱向距離
	兩乳頭之間	8	橫寸	用於確定胸腹部經穴的橫向距離
	腋窩頂點至第11肋游	12	直寸	用於確定脇肋部經的縱向距離
背腰部	肩胛骨肉緣（近脊柱側點）至後正中線	3	橫寸	用於確定背腰部經穴的橫向距離
	肩峰緣至後正中線	8	橫寸	用於確定肩背部經穴的橫向距離
上肢部	腋前、後紋頭至肘橫紋（平肘尖）	9	直寸	用於確定臂部經穴的縱向距離
	肘橫紋（平肘尖）至腕掌（背）側橫紋	12	直寸	用於確定前臂部經穴的縱向距離
下肢部	恥骨聯合上緣至股骨內上髁上緣	18	直寸	用於確定下肢內側足三陰經穴的縱向距離
	脛骨內側髁下方至內踝尖	13	直寸	
	股骨大轉子至膕橫紋	19	直寸	用於確定下肢外後側足三陽經穴的縱向距離（臂溝至膕橫紋14寸）
	膕橫紋至外踝尖	16	直寸	用於確定下肢外後側足三陽經穴的縱向距離

實用針灸經驗處方手冊

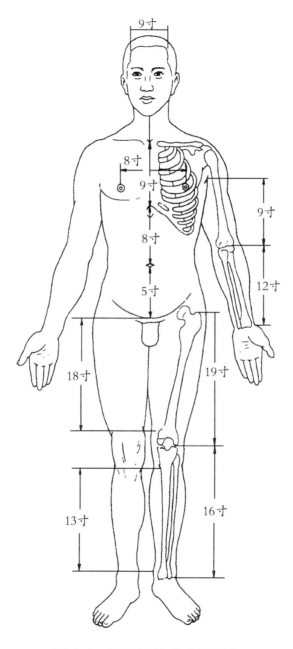

圖 1-3　骨度折量寸（正面）

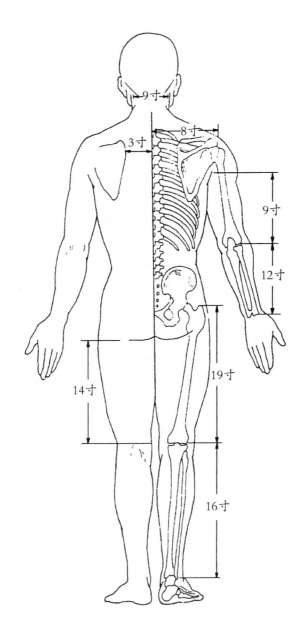

圖1-4　骨度折量寸（背面）

甲、乳頭、肚臍等。如鼻尖取素髎；兩眉中間取印堂；兩乳中間取膻中；腓骨小頭前下方1寸取陽陵泉；臍中旁開2寸取天樞等。

（2）活動標誌：指各部的關節、肌肉、肌腱、皮膚隨著活動而出現的空隙、凹陷、皺紋、尖端等。如耳門、聽宮、聽會應張口取穴；下關應閉口取穴；曲池在肘橫紋外側端；陽谿在拇長、短伸肌腱之間等。這些都是在動態情況下作為取穴定位的標誌。

3.手指同身寸取穴法

是指以患者本人手指的某些部位折作一定分寸用以比量腧穴位置的方法。手指同身寸取穴法常用的有以下三種：

（1）中指同身寸（見圖1-5）：以患者中指中節屈曲時內側兩端紋頭之間的距離作為1寸，適用於四肢的直寸和背部的橫寸取穴。

（2）拇指同身寸（見圖1-6）：以患者拇指指關節的橫度作為1寸，適用於四肢的直寸取穴。

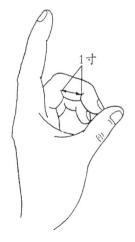

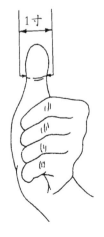

圖1-5　中指同身寸　　　　圖1-6　拇指同身寸

（3）橫指同身寸（一夫法見圖1-7）：患者將食指、中指、無名指和小指併攏，以中指中節橫紋為標準，其4指的寬度作為3寸，適用於四肢和下腹部的直寸及背部的橫寸取穴。

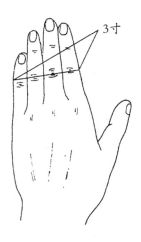

圖1-7　橫指同身寸

4.簡便取穴法

是臨床上常用的取穴方法。如垂手中指端取風市；兩手虎口自然平直交叉在食指盡端到達處取列缺；垂肩屈肘取章門；兩耳角直上連線中點取百會等。

五、常用腧穴

（一）手太陰肺經穴　ShǒutàiyīnFèijīngxué（point of Lung Merid-ian of Hand-Taiyin, LU.）

總穴名11個，起穴中府；止穴少商。本經重點常用穴7個（見圖1-8，圖1-9，圖1-10，圖1-11，圖1-12）。

1.中府　Zhōng fǔ（LU1）

【定位】在胸前壁外上方，平第一肋間隙，距前正中線旁開6寸處。

【主治】咳嗽，氣喘，胸中煩滿、疼痛，肩背痛。

【刺灸法】向外斜刺0.5～0.8寸。不可向內深刺，以免傷及肺臟。

【附註】

（1）類屬：①交會穴之一，為手太陰經與足太陰經的交會穴。②募穴之一，為肺的募穴。

（2）解剖：本穴下有腋動、靜脈，胸肩峰動、靜脈；

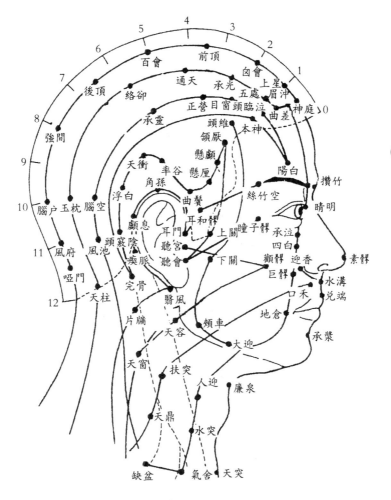

圖1-8　頭面部穴（側穴）

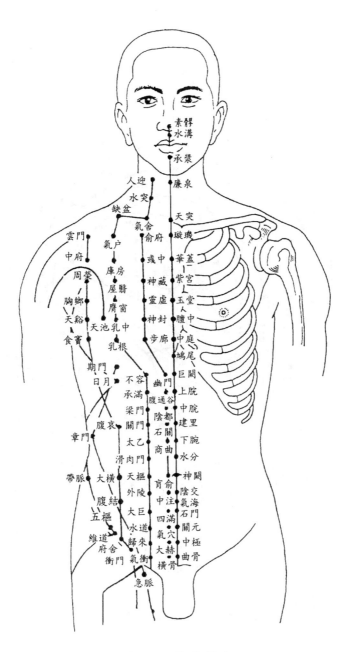

圖 1-9　胸腹部穴

實用針灸經驗處方手冊

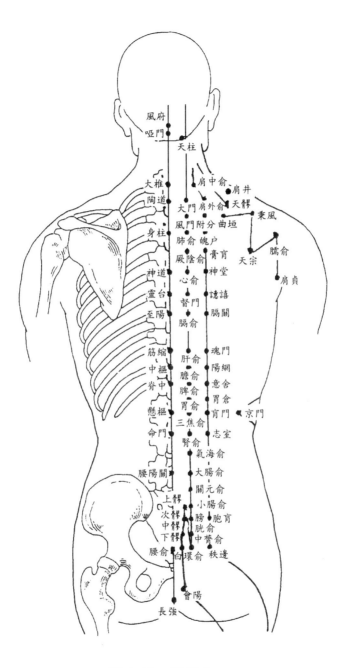

圖 1-10　背部穴

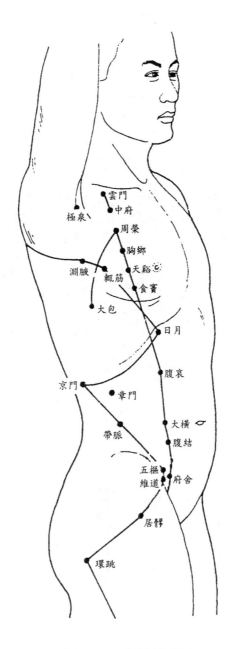

圖1-11 側胸腹部穴

雲門
中府
極泉
周榮
胸鄉
淵腋
天谿
輒筋
食竇
大包
日月
腹哀
京門
章門
帶脈
大橫
腹結
五樞
維道
府舍
居髎
環跳

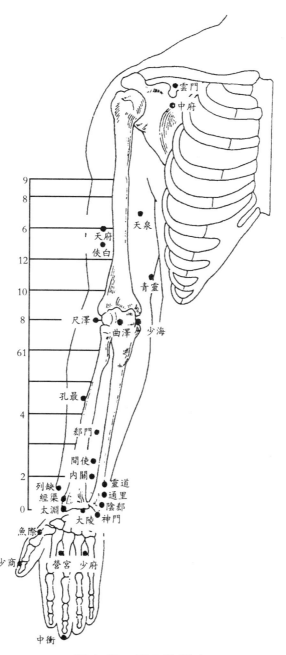

圖 1-12 手三陰經穴

布有鎖骨上神經中間支，胸前神經分支及第一肋間神經外側皮支（見圖1-13）。

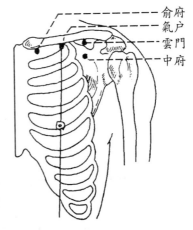

圖1-13　中府，雲門穴

俞府
氣戶
雲門
中府

2.尺澤　Chǐzé（LU5）

【定位】在肘橫紋中，肱二頭肌腱橈側凹陷處。

【主治】咳嗽氣喘，咳血，潮熱，胸部脹滿，咽喉腫痛，小兒驚風，肘臂攣痛。

【刺灸法】直刺0.5～1.0寸；或三棱針點刺出血，可灸。

【附註】

（1）類屬：五腧穴之一，為本經合穴。

（2）解剖：本穴下有橈側返動、靜脈分支及頭靜脈；布有前臂外側皮神經，直下為橈神經。

3.孔最　Kǒng zuì（LU6）

【定位】在前臂掌面橈側，當尺澤與太淵連線上，腕橫紋上7寸。

【主治】咳嗽，氣喘，咯血，咽喉腫痛，肘臂攣痛。

【刺灸法】直刺0.5～1.0寸，可灸。

【附註】

（1）類屬：為手太陰經郄穴。

（2）解剖：本穴下有頭靜脈，橈動、靜脈；布有前臂外側皮神經，直下為橈神經。

4.列缺　lièquē（LU7）

【定位】在前臂橈側緣，橈骨莖突上方，腕橫紋上1.5寸。當肱橈肌與拇長展肌腱之間。

簡便取法：以病人左右兩手虎口交叉，一手食指放在另一手的橈骨莖突上，當食指尖處即是穴。

【主治】咳嗽，氣喘，咽喉腫痛，傷風頭痛，項強，口眼歪斜，齒痛。

【刺灸法】向上斜刺 0.3～0.8 寸，可灸。

【附註】

（1）類屬：①為本經絡穴。①八脈交會穴之一，通於任脈。

（2）解剖：本穴下有頭靜脈、橈動、靜脈分支；布有前臂外側皮神經和橈神經淺支的混合支。

5.太淵　Tàiyuān（LU9）

【定位】在腕掌側橫紋橈側，橈動脈搏動處。

【主治】咳嗽，氣喘，咳血，胸痛、胸悶，咽喉腫痛，腕臂疼痛。

【刺灸法】避開動脈，直刺 0.3～0.5 寸。可灸。

【附註】

（1）類屬：①為五腧穴之一，手太陰經腧穴。②肺經原穴。③八會穴之一，為脈會穴。

（2）解剖：本穴下有橈動、靜脈；布有前臂外側皮神經，橈神經淺支混合支。

6.魚際　Yújì（LU10）

【定位】在手拇指本節（第 1 掌指關節）後凹陷處，約當第 1 掌骨中點橈側，赤白肉際處。

【主治】咳嗽，咳血，咽喉腫痛，失音，發熱。

【刺灸法】直刺 0.5～0.8 寸。

【附註】

（1）類屬：五腧穴之一，為手太陰肺經的滎穴。

（2）解剖：本穴下有拇指靜脈回流支、橈動脈分支；布有前臂外側皮神經和橈神經淺支混合支。

7.少商　Shàoshāng（LU11）

【定位】在手拇指末節橈側，距指甲角 0.1 寸（指寸）。

【主治】咽喉腫痛，咳嗽，鼻衄，發熱，昏迷，中暑嘔吐，癲狂。

【刺灸法】直刺 0.1 寸；或三棱針點刺出血。

【附註】

（1）類屬：五腧穴之一，為手太陰經井穴。

（2）解剖：本穴下有指掌固有動、靜脈所形成的動、靜脈網；布有前臂外側皮神經和橈神經淺支混合支，正中神經的掌側固有神經的末梢神經網（見圖 1-14）。

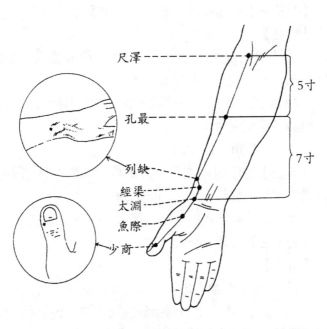

圖 1-14　肺經穴（上肢）

（二）手陽明大腸經穴　Shǒuyángmíing、Dàchángjīngxué
（Points of Large Intestine Meridian of Hand－Yangming, LI.）

總穴名 20 個，起穴商陽；止穴迎香。本經重點常用穴 9 個（見圖 1-15）。

1.商陽　Shāngyáng（LI1）

【定位】在食指橈側指甲角旁 0.1 寸處。

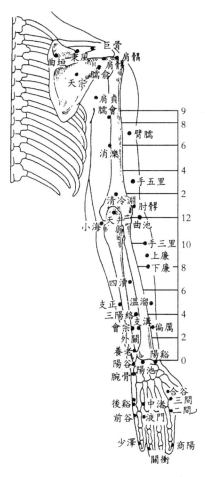

圖 1-15　手三陽經穴（上肢）

【主治】咽喉腫痛，齒痛，頷腫，青盲，熱病昏迷，手指麻木。

【刺灸法】直刺 0.1 寸；或三棱針點刺出血。

【附註】

（1）類屬：五腧穴之一，為手陽明經井穴。

（2）解剖：本穴下有指及掌背動、靜脈網；布有來自正中神經的指掌側固有神經，橈神經的指背側神經。

2.三間　Sān jiān（LI3）

【定位】微握拳，在手食指本節（第二掌指關節）前，橈側凹陷處。

【主治】目痛，齒痛，咽喉腫痛，腸鳴，半身不遂，中風手指功能障礙。

【刺灸法】直刺 0.5～0.8 寸，可灸。

【附註】

（1）類屬：五腧穴之一，為手陽明經輸穴。

（2）解剖：手背靜脈網，指掌側固有動脈；橈神經淺支。

3.合谷　Hégǔ（LI4）

【定位】在手背，第 1、2 掌骨間，當第二掌骨橈側的中點處。

簡便取法：①拇、食兩指張開，以另一手的拇指關節橫紋放於虎口上，當拇指尖到達之處是穴。②拇、食兩指併攏，在肌肉的最高處是穴。

【主治】頭痛，目赤腫痛，鼻衄，齒痛，牙關緊閉，口眼歪斜，疟腮，咽喉腫痛，外感熱病，無汗，多汗，腹痛，便秘，閉經，滯產。

【刺灸法】直刺 0.5～1.0 寸。可灸。

【附註】

（1）類屬：為手陽明經原穴。

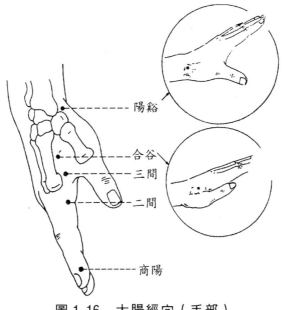

圖 1-16　大腸經穴（手部）

（2）解剖：本穴下有手背靜脈網，為頭靜脈的起部。正當橈動脈從手背穿向手掌之處；布有橈神經淺支的掌背側神經，深部有正中神經的指掌側固有神經（見圖1-16）。

（3）其他：為治療面口病的要穴；孕婦不宜針。

4.陽谿　*yángxī*（LI5）

【定位】在腕背橫紋橈側，手拇指向上翹起時，當拇短伸肌腱與拇長伸肌腱之間的凹陷中。

【主治】頭痛，目赤腫痛，咽喉腫痛，耳鳴、耳聾，手腕腫痛。

【刺灸法】直刺0.3～0.5寸。可灸。

【附註】

（1）類屬：五腧穴之一，為手陽明經經穴。

（2）解剖：本穴下有頭靜脈、橈動脈的腕背支；布有

橈神經淺支。

5.偏歷　Piānlì（LI6）

【定位】屈肘，在前臂前面橈側，當陽谿與曲池連線上，腕橫紋上3寸。

【主治】鼻衄，目赤，口眼歪斜，咽喉痛，手臂酸痛，水腫。

【刺灸法】直刺或斜刺0.5～1.0寸。可灸。

【附註】

（1）類屬：為手陽明經之絡穴。

（2）解剖：本穴下有頭靜脈；掌側為前臂外側皮神經和橈神經淺支，背側為前臂背側皮神經和前臂骨間背側神經。

6.手三里　shǒusānlǐ（LI10）

【定位】側腕屈肘，在陽谿與曲池的連線上，曲池下2寸處。

【主治】齒痛，頰腫，腹痛腹瀉，手臂麻痛，上肢不遂。

【刺灸法】直刺0.8～1.2寸。可灸。

【附註】解剖：本穴下有橈動脈分支；布有前臂背側皮神經及橈神經分支（見圖1-17）。

7.曲池　Qūchí（LI11）

【定位】在肘橫紋外側端，屈肘，當尺澤與肱骨外上髁連線中點。

【主治】外感熱病，咽喉腫痛，齒痛，目赤疼痛，瘰癧，癮疹，腹痛吐瀉，厭食症，腸炎，菌痢，眩暈，癲狂，手臂酸痛，上肢不遂。

【刺灸法】直刺1.0～1.5寸。可灸。

【附註】

（1）類屬：五腧穴之一，為手陽明經合穴。

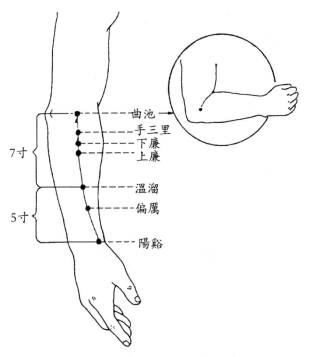

圖 1-17　大腸經穴（前臂部）

（2）解剖：本穴下有橈返動脈的分支；布有前臂背側皮神經，內側深層為橈神經本幹。

8.肩髃　Jiānyú（LI15）

【定位】在肩部，三角肌上，臂外展，或向前平伸時，當肩峰前下方凹陷處。

簡便取法：上臂外展平舉，肩部出現兩個凹陷，前一凹陷中是穴。

【主治】肩臂疼痛、攣急不遂，癮疹，瘰癧，高血壓、動脈硬化症。

【刺灸法】直刺 1.0～2.0 寸。可灸。

【附註】

（1）類屬：交會穴之一，為手陽明經與陽蹻脈之交會

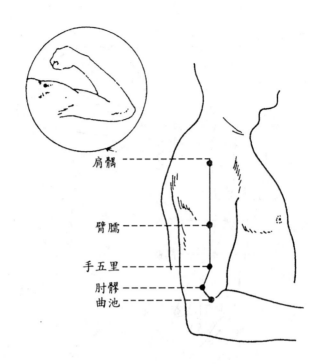

肩髃

臂臑

手五里
肘髎
曲池

圖1-18　大腸經穴（臂部）

穴。

（2）解剖：本穴下有旋肱動、靜脈，胸肩峰動脈分支；布有鎖骨上神經分支和腋神經皮支（見圖1-18）。

9.迎香　Yíngxiāng（LI20）

【定位】在鼻翼外緣中點旁，當鼻唇溝中。

【主治】鼻塞，不聞香臭，鼻淵，鼻衄，口眼歪斜，面部瘙癢。

【刺灸法】向內斜刺0.3～0.5寸。不宜灸。

【附註】

（1）類屬：交會穴之一，為手陽明經與足陽明經交會穴。

（2）解剖：本穴下有眶下動脈分支，面動、靜脈；布

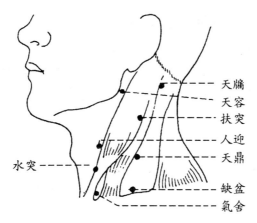

圖 1-19　大腸經穴、胃經穴（頸部）

有面神經頰支和三叉神經第二支的眶下神經（見圖 1-19）。

（三）足陽明胃經穴　Zúyángmīng Wèijīngxué（Points of stomach Meridian of Foot−Yangming, ST.）

總穴名 45 個，起穴承泣；止穴厲兌。本經重點常用穴 20 個。

1.四白　Sìbái（ST2）

【定位】瞳孔直下，當眶下孔凹陷處。

【主治】各種眼病、頭痛、眩暈、口眼歪斜、三叉神經痛、面肌痙攣。

【刺灸法】直刺或斜刺 0.3～0.5 寸，不宜灸。

【附註】解剖：面動脈、靜脈分支，眶下神經、並有面神經顴支分布。

2.巨髎　Jùliáo（ST3）

【定位】在瞳孔直下，平鼻翼下緣處，當鼻唇溝外側。

【主治】口眼歪斜，眼瞼瞤動，鼻衄，齒痛，唇頰腫痛。

【刺灸法】斜刺0.3～0.5寸。可灸。

【附註】

（1）類屬：交會穴之一，為足陽明經與陽蹻脈交會穴。

（2）解剖：本穴下有面動、靜脈及眶下動、靜脈的合支；布有眶下神經和面神經分支。

3.地倉　Dìcāng（ST4）

【定位】口角外側，上直瞳孔。

【主治】口角歪斜，唇緩流涎，眼瞼瞤動，齒痛頰腫。

【刺灸法】直刺0.2～0.3寸；向頰車斜刺0.5～0.8寸。可灸。

【附註】

（1）類屬：交會穴之一，為手陽明經、足陽明經與陽蹻脈的交會穴。

（2）解剖：本穴下有面動、靜脈；布有面神經頰支和眶下神經分支，深層為頰肌神經末支（見圖1-20）。

4.頰車　Jiáchē（ST6）

【定位】在面頰部，下頜角前上方約一橫指（中指），當咀嚼時咬肌隆起，按之凹陷處。

【主治】口眼歪斜，齒痛，頰腫，牙關緊閉，面痛，腮腺炎。

【刺灸法】直刺0.3～0.5寸，或向地倉平刺0.5～1.0寸。可灸。

【附註】解剖：本穴下有咬肌動脈，耳大神經、面神經、咬肌神經（三叉神經的第三支）。

5.下關　Xiàguān（ST7）

【定位】在面部耳前方，當顴弓與下頜切蹟所形成的凹陷中。

【主治】齒痛，面頰痛，耳鳴、耳聾，牙關緊閉，口

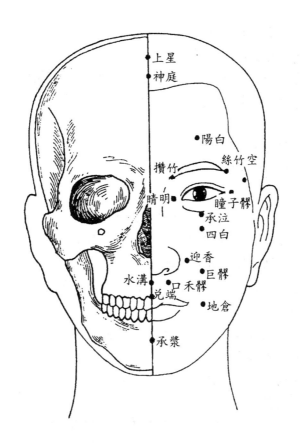

圖 1-20　承泣、四白、巨髎、地倉穴

眼歪斜，面痛，顳頜關節炎。

　　【刺灸法】直刺 0.5～1.0 寸。可灸。

　　【附註】

　　（1）類屬：交會穴之一，為足陽明經與足少陽經的交會穴。

　　（2）解剖：本穴下有面橫動、靜脈，深層為上頜動、靜脈；布有面神經　眶支及耳顳神經分支，深層為下頜神經。

6.頭維　Tóuwéi（ST8）

【定位】當額角髮際上 0.5 寸，頭正中線旁 4.5 寸。

【主治】頭痛，眼痛，目眩，流淚，眼瞼瞤動。

【刺灸法】針刺向下或向後，平刺 0.5～0.8 寸；不可灸。

【附註】

（1）類屬：交會穴之一，為足陽明與足少陽、陽維脈之交會穴。

（2）解剖：本穴下有顳前動、靜脈的額支；有耳顳神經的分支及面神經的額顳支（見圖 1–21）。

7.乳根　Rǔgēn（ST18）

【定位】在胸部，當乳頭直下，乳房根部；第 5 肋間隙，距前正中線 4 寸。

【主治】胸悶，胸痛，咳嗽氣喘，乳癰，乳汁少，乳汁不通，乳腺囊腫。

【刺灸法】斜刺或平刺 0.5～0.8 寸。可灸。

【附註】

（1）解剖：本穴下有肋間動脈、胸壁淺靜脈；有第五肋間神經外側皮支，深層有肋間神經幹。

（2）其他：為治療乳癰、乳汁不通的要穴。

8.梁門　Liángmén（ST21）

【定位】在上腹部，當臍中上 4 寸，距前正中線 2 寸。

【主治】胃痛，嘔吐，食慾不振，脘腹脹滿，泄瀉。

【刺灸法】直刺 0.8～1.2 寸。可灸。

【附註】解剖：本穴下有第七肋間動、靜脈分支及腹壁上動、靜脈；布有第七肋間神經，當第八肋間神經分支處。

9.天樞　Tiānshū（ST25）

【定位】距臍中 2 寸。

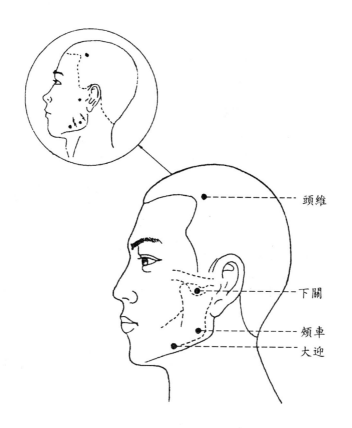

圖 1-21　頰車、下關、頭維穴

【主治】腹脹腸鳴，繞臍腹痛，便秘，瀉泄，痢疾，腸癰，症瘕，月經不調，厭食症，肥胖症。

【刺灸法】直刺 0.8～1.5 寸。可灸。

【附註】

（1）類屬：募穴之一，為大腸的募穴。

（2）解剖：本穴下有第九肋間動、靜脈分支及腹壁下動、靜脈分支；有第九肋間神經分支。

10.水道　Shuǐdào（ST28）

【定位】在下腹部，當臍中下 3 寸，距前正中線 2 寸。

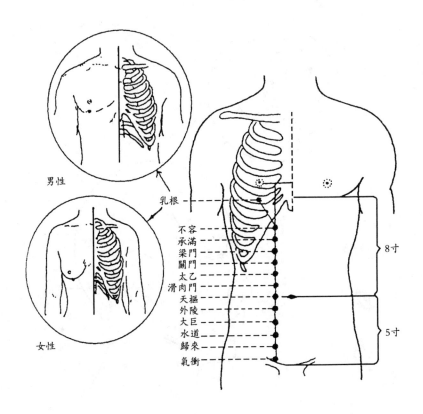

男性

女性

乳根

不容
承滿
梁門
關門
太乙門
滑肉門
天樞
外陵
大巨
水道
歸來
氣衝

8寸

5寸

圖 1-22　胃經穴（腹部）

【主治】小腹脹滿，小便不利，痛經，疝氣，肥胖症。

【刺灸法】直刺 1.0～1.5 寸。可灸。

【附註】解剖：本穴下有第十二肋間動、靜脈分支，外側為腹壁下動、靜脈；布有第十二肋間神經（見圖 1-22）。

11.歸來　Guīlái（ST29）

【定位】在下腹部，當臍中下 4 寸，距前正中線 2 寸。

【主治】腹痛，經閉，痛經，陰挺，白帶，疝氣，附件炎，不孕症。

【刺灸法】直刺 1.0～1.5 寸。可灸。

【附註】解剖：本穴下有腹壁下動、靜脈；布有髂腹下神經。

12.伏兔　Fútù（ST32）

【定位】在大腿前面，當髂前上棘至髕骨外緣連線上，髕底上 6 寸。

【主治】腰胯疼痛，腿膝冷痛、麻痺，疝氣；腳氣，腹脹，股骨神經痛，肌無力，皮肌炎。

【刺灸法】直刺 1.0～2.0 寸。可灸。

【附註】解剖：本穴下有旋股外側動、靜脈分支；布有股前皮神經，股外側皮神經。

13.梁丘　liángqiū（ST34）

【定位】屈膝，在大腿前面，膝（髕底）上 2 寸。

【主治】膝部腫痛，下肢不遂。胃痛，乳癰，乳腺腫塊。

【刺灸法】直刺 1.0～1.5 寸。可灸。

【附註】

（1）類屬：為足陽明經之郄穴。

（2）解剖：本穴下有旋股外側動脈降支；布有股前皮神經，股神經肌支。

14.足三里　Zúsānlǐ（ST36）

【定位】在小腿前外側，當犢鼻下 3 寸，距脛骨前緣一橫指（中指）。

【主治】胃脘痛，嘔吐，腸鳴腹脹，消化不良，泄瀉，痢疾，腸癰，乳癰，水腫，身體虛弱，小兒厭食，偏食，減肥，高脂血症，高黏滯血症，糖尿病，高血壓，中風及後遺症。

【刺灸法】直刺 l-2 寸。可灸。

【附註】

（1）類屬：五腧穴之一，為本經合穴。又為「下合穴」。

（2）解剖：本穴下有脛前動、靜脈；有腓腸外側皮神經及隱神經的皮支，深層有腓深神經（見圖1-23）。

（3）其他：本穴有全身強壯作用，為保健要穴。近年研究證明能增加各種消化酶的分泌，同時能增強人體免疫功能及調節平衡內分泌系統。

15.上巨虛　Shàngùxū（ST37）

【定位】在小腿前外側，當犢鼻下6寸，距脛骨前緣上一橫指（中指）。

【主治】腸鳴腹痛，便秘，泄瀉，痢疾，腸癰，下肢疼痛、痿痺證，小兒厭食症。

【刺灸法】直刺1.0～1.8寸。可灸。

【附註】

（1）類屬：下合穴之一，為手陽明大腸經的下

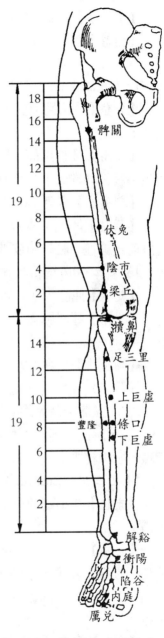

圖 1-23　胃經穴（下肢）

實用針灸經驗處方手冊

合穴。

（2）解剖：本穴下有脛前動、靜脈；布有腓腸外側皮神經及隱神經的皮支，深層為腓深神經。

（3）其他：本穴為治療腸癰特效穴。

16.條口　Tiáokǒu（ST38）

【定位】在小腿前外側，當犢鼻下8寸，距脛骨前緣一橫指（中指）。

【主治】脘腹疼痛，轉筋，跗腫，下肢痿痺證，肩臂疼痛活動受限。

【刺灸法】直刺1.0～1.8寸。可灸。

【附註】

（1）解剖：本穴下有脛前動、靜脈；布有腓腸外側皮神經，隱神經的皮支，深層當腓深神經。

（2）其他：為治療肩臂疼痛活動受限的經驗效穴。

17.下巨虛　Xiàjùxū（ST39）

【定位】在小腿前外側，當犢鼻下9寸，距脛骨前緣一橫指（中指）。

【主治】小腹痛、腹瀉、痢疾、乳痛、下肢痿痺證、腰脊痛引睪丸。

【刺灸法】直刺1.0～1.5寸。可灸。

【附註】

（1）類屬：下合穴之一，為手太陽小腸經的下合穴。

（2）同足三里與上巨虛穴。

18.豐隆　Fēnglóng（ST40）

【定位】在小腿外側，當外踝尖上8寸，條口外，距脛骨前緣二橫指。

【主治】痰多咳喘，胸悶，胸痛；頭痛，眩暈，大便不暢，水腫，癲狂癇，下肢痿痺證，嘔吐。

【刺灸法】直刺1.0～1.8寸。可灸。

【附註】

（1）類屬：為足陽明經絡穴。

（2）解剖：本穴下有脛前動脈分布；布有腓前神經，深層為腓深神經。

（3）其他：為化痰特效穴。

19.解谿　Jiěxī（ST41）

【定位】在足背與小腿交界處的橫紋中，當長伸肌腱與趾長伸肌腱之間。

【主治】頭痛，面赤，眩暈；胃脘痛，腹脹，便秘，癲狂，下肢痿痺證，踝扭傷。

【刺灸法】直刺 0.5～1.0 寸。可灸。

【附註】

（1）類屬：五腧穴之一，為足陽明經經穴。

（2）解剖：本穴下有脛前動、靜脈；布有腓淺神經，深部為腓深神經。

20.內庭　Nèitíng（ST44）

【定位】在足背第二、三趾間；趾蹼緣後方赤白肉際處。

【主治】齒痛，咽喉腫痛，鼻衄，胃脘痛，腹脹泄瀉，痢疾，便秘，熱病，足背腫痛，口歪，面痛。

【刺灸法】直刺或斜刺 0.3～0.8 寸。

【附註】

（1）類屬：五腧穴之一，為足陽明經滎穴。

（2）解剖：本穴下有趾背動脈，足背靜脈網；布有足背神經。

（四）足太陰脾經穴　Zútàiyīn Píjīngxué（Points of Spleen Meridian of foot-Taiying, SP.）

總穴名 21 個，起穴隱白；止穴大包。本經重點常用穴

9個。

1.隱白　Yǐnbái（SP1）

【定位】在足大趾末節內側，距趾甲角0.1寸（指寸）。

【主治】腹脹，泄瀉，便血，尿血，月經過多，崩漏，慢驚風，多夢易驚。

【刺灸法】直刺或斜刺1分。可三棱針點刺出血。可灸。

【附註】

（1）類屬：五腧穴之一，為本經井穴。

（2）解剖：本穴下有趾背動脈；有腓淺神經的足背支及足底內側神經（見圖1-24）。

2.太白　Tàibái（SP3）

【定位】在足內側緣，當足大趾本節（第1蹠趾關節）後下方赤白肉際凹陷處。

【主治】胃痛，腹脹腸鳴，泄瀉，便秘，痢疾，痔漏，腳氣，體重肢節痛。

【刺灸法】直刺0.5～0.8寸。可灸。

【附註】

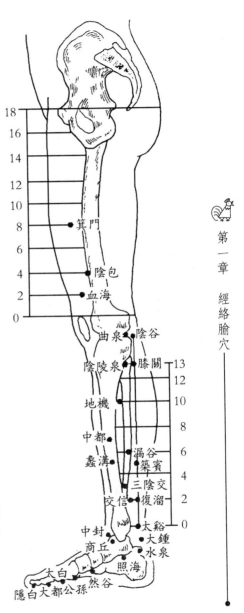

圖1-24　足三陰經穴（下肢）

（1）類屬：五腧穴之一，為足太陰經輸穴，原穴。

（2）解剖：本穴下有足背動脈，足底內側動脈，足背靜脈網；布有隱神經和腓淺神經的吻合支。

3.公孫　Gōngsūn（SP4）

【定位】在足內側緣，當第1跖骨基底的前下方。

【主治】胃脘痛，飲食不化，嘔吐，腹痛，泄瀉，痢疾。

【刺灸法】直刺0.5～1.0寸。可灸。

【附註】

（1）類屬：①為足太陰經絡穴。②八脈交會穴之一，通於沖脈。

（2）解剖：本穴下有足背動脈分支、足底內側動脈、足背靜脈網；布有隱神經及腓淺神經吻合支。

4.商丘　Shāngqiū（SP5）

【定位】在足內踝前下方凹陷中，當舟骨結節與內踝尖連線的中點處。

【主治】腹脹，泄瀉，便秘，黃疸，飲食不化，足踝疼痛。

【刺灸法】直刺0.5～0.8寸。可灸。

【附註】

（1）類屬：五腧穴之一，為足太陰經經穴。

（2）解剖：本穴下有內踝前動脈、大隱靜脈；布有隱神經及腓淺神經分支（見圖1–25）。

5.三陰交　Sānyīnjiāo（SP6）

【定位】在小腿內側，當足內踝尖上3寸，脛骨內側緣後方。

【主治】腸鳴腹脹，胃脘痛，泄瀉，月經不調，閉經，不孕，不育，滯產，帶下，陽痿，遺精，遺尿，失眠，水腫，小便不利，下肢痿痹證。

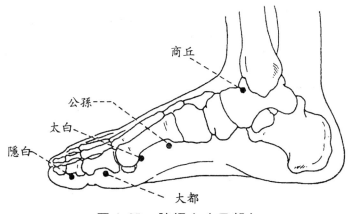

商丘

公孫

太白

隱白

大都

圖 1-25　脾經穴（足部）

【刺灸法】直刺 1.0～1.5 寸。可灸。孕婦慎針。

【附註】

（1）類屬：交會穴之一，為足太陰經與足厥陰經、足少陰經的交會穴。

（2）解剖：本穴下有大隱靜脈，脛後動、靜脈；布有小腿內側皮神經，深層後方有脛神經。

（3）其他：為治婦科病要穴。治男、女泌尿生育疾病主穴。

6.地機　Dìjī（SP8）

【定位】在小腿內側，當內踝尖與陰陵泉的連線上，陰陵泉下 3 寸。

【主治】腹痛，泄瀉，月經不調，痛經，小便不利，水腫，痢疾。

【刺灸法】直刺 1.0～1.8 寸。可灸。

【附註】

（1）類屬：為足太陰經郄穴。

（2）解剖：本穴下有大隱動脈，膝最上動脈末支，深層有脛後動、靜脈；布有小腿內側皮神經，深層後方有脛

神經（見圖 1-26）。

7. 陰陵泉　Yīnlíngquán
（SP9）

【定位】在小腿內側，當脛骨內側踝後下方凹陷處。

【主治】腹脹，腹瀉，水腫，小便不利或失禁，陰痛，黃疸，膝關節痛。

【刺灸法】直刺 1.0～2.0 寸。可灸。

【附註】

（1）類屬：五輸穴之一，為足太陰經合穴。

（2）解剖：本穴前方有大隱靜脈，膝最上動

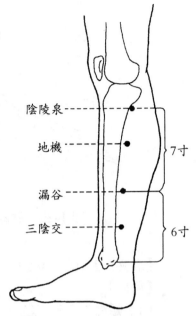

圖 1-26　脾經穴（小腿）

脈，深層有脛後動、靜脈；布有小腿內側皮神經本幹，深層有脛神經。

8. 血海　Xuèhǎi（SP10）

【定位】屈膝，在大腿內側，髕底內側端上 2 寸，當股四頭肌內側頭的隆起處。

【主治】月經不調，崩漏，經閉，痛經，皮膚濕疹、癮疹、瘙癢，膝痛，股內痛、帶狀疱疹。

【刺灸法】直刺 1.0～2.0 寸。可灸。

【附註】

（1）解剖：本穴下有股動、靜脈肌支；布有股前皮神經，股神經肌支（見圖 1-27）。

（2）其他：本穴為調經要穴。

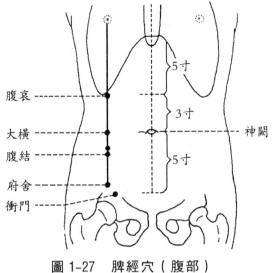

圖 1-27　脾經穴（腹部）

9.大橫　Dáhéng（SP15）

【定位】在腹中部，距臍中4寸。

【主治】泄瀉，便秘，腹痛，肥胖症。

【刺灸法】直刺1.0～2.0寸。可灸。

【附註】

（1）類屬：交會穴之一，為足太陰經與陰維脈之交會穴。

（2）解剖：本穴下有第十一肋間動、靜脈；布有第十二肋間神經（見圖1-28）。

（五）手少陰心經穴　Shǒushàoyīn Xīnjīngxué（Points of Heart Meridian of Hand-shaoyin, HT.）

總穴名9個，起穴極泉；止穴少衝。本經重點常用穴3個。

1.通里　Tōng lǐ（HT5）

【定位】在前臂掌側，當尺側腕屈肌腱的橈側緣，腕

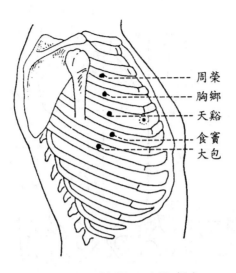

圖 1-28　脾經穴（胸部）

模紋上 1 寸。

【主治】心悸怔忡，暴喑，舌強不語，腕臂痛。

【刺灸法】直刺 0.3～0.5 寸。

【附註】

（1）類屬：為手少陰經絡穴。

（2）解剖：本穴下有尺動脈；布有前臂內側皮神經、尺神經（見圖 1-29）。

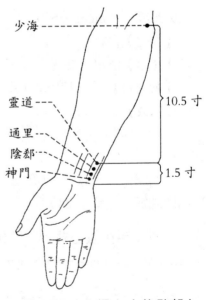

圖 1-29　心經穴（前臂部）

2.陰郄　Yīnxì（HT6）

【定位】在前臂掌側，當尺側腕屈肌腱的橈側緣，腕橫紋上 0.5 寸。

實用針灸經驗處方手冊

【主治】心痛，驚悸，骨蒸盜汗，吐血，衄血，暴喑。

【刺灸法】直刺 0.3～0.5 寸。

【附註】

（1）類屬：為手少陰經郄穴。

（2）解剖：本穴下有尺動脈；布有前臂內側皮神經和尺神經。

3.神門　Shénmén（HT7）

【定位】在腕部，腕掌側橫紋尺側端，尺側腕屈肌腱的橈側凹陷處。

【主治】心痛，心煩，驚悸怔忡，失眠健忘，胸中悶痛，癲狂癇。

【刺灸法】直刺 0.3～0.5 寸。

【附註】

（1）類屬：①五腧穴之一，為手少陰經輸穴；②為手少陰經原穴。

（2）解剖：本穴下有尺動脈；布有前臂內側皮神經和尺神經（見圖 1-30）。

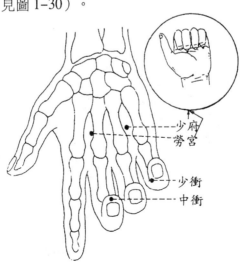

少府
勞宮

少衝

中衝

圖 1-30　少府、少衝、勞宮、中衝穴

（3）其他：為鎮靜安神要穴。

（六）手太陽小腸經穴　Shǒu tāi yāng Xiǎo chāng jīng xué（Points of Small Intestine Meridian of Hand-taiyang, SI.）

總穴名 19 個，起穴少澤；止穴聽宮。本經重點常用穴 9 個。

1.少澤　Shàozé（SI1）

【定位】在手小指末節尺側，距指甲角 0.1 寸（指寸）。

【主治】頭痛，目翳，咽喉腫痛，乳汁少，乳痛，熱病昏迷。

【刺灸法】斜刺 0.1 寸。或三棱針點刺出血。

【附註】

（1）類屬：五腧穴之一，為手太陽經井穴。

（2）解剖：本穴下有指掌側固有動脈，和指背動脈形成的動脈網；布有指掌側固有神經、指背神經（見圖 1-31）。

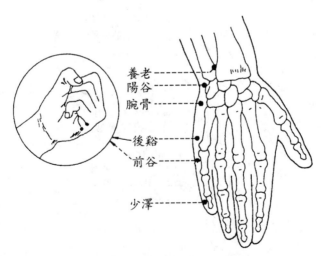

圖 1-31　小腸經穴（手部）

（3）其他：為通乳經驗有效穴。

2.後谿　Hòuxī（SI3）

【定位】在手掌尺側，微握拳，當小指本節（第5掌指關節）後的遠側掌橫紋頭赤白肉際。

【主治】頭項強痛，目赤，耳聾，咽喉腫痛，腰背痛，癲狂癇證，熱病，手指及肘臂攣痛。

【刺灸法】直刺0.5～0.8寸。可灸。

【附註】

（1）類屬：①五輸穴之一，為手太陽經輸穴；②八脈交會穴之一，通於督脈。

（2）解剖：本穴下有指背動、靜脈，手背靜脈網；布有掌背神經。

（3）其他：為治瘧疾有效穴；治癇證要穴。

3.腕骨　Wàngǔ（SI4）

【定位】在手掌尺側，當第5掌骨基底與鈎骨之間的凹陷處，赤白肉際。

【主治】頭痛，項強，耳鳴，目翳，黃疸，熱病，瘧疾；指攣臂痛。

【刺灸法】直刺0.3～0.5寸。可灸。

【附註】

（1）類屬：為手太陽經原穴。

（2）解剖：本穴下有腕背側動脈，手背靜脈網；布有掌背側神經。

4.天宗　Tiānzōng（SI11）

【定位】在肩胛部，當岡下窩中央凹陷處，與第四胸椎相平。

【主治】肩胛疼痛，氣喘，乳癰腫痛，乳腺增生症。

【刺灸法】直刺或斜刺0.5～1.5寸。可灸。

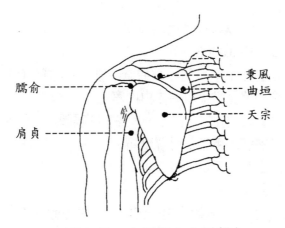

圖 1-32　小腸經穴（肩部）

【附註】

（1）解剖：本穴下有旋肩胛動、靜脈肌支；布有肩胛上神經（見圖 1-32）。

（2）其他：治乳腺病要穴。

5.肩外俞　Jiānwàishū（SI14）

【定位】在背部，當第 1 胸椎棘突下，旁開 3 寸。

【主治】肩背疼痛，頸項強急，上肢冷痛麻木。

【刺灸法】斜刺 0.5～0.8 寸。可灸。

【附註】解剖：本穴下有頸橫動、靜脈；布有第一胸神經後支內側皮支，肩胛背神經和副神經。

6.肩中俞　Jiānzhōngshū（SI15）

【定位】在背部，當第 7 頸椎棘突下，旁開 2 寸。

【主治】咳嗽氣喘，肩背疼痛，頸項強急，目神不清。

【刺灸法】斜刺 0.5～0.8 寸。可灸。

【附註】解剖：本穴下有頸橫動、靜脈；布有第一胸神經後支內側皮支，肩胛背神經和副神經。

7.天容　Tiānróng（ST17）

【定位】在頸外側部，當下頜角的後方，胸鎖乳突肌

的前緣凹陷中。

【主治】耳鳴耳聾，咽喉腫痛，頸項腫痛，瘰氣。

【刺灸法】直刺 0.5～1.0 寸。

【附註】解剖：本穴下有頸外淺靜脈，深層有頸內動、靜脈；布有頸神經絲的耳大神經前支，面神經的頸支、副神經，其深層為交感神經幹的頸上神經節。

8. 顴髎　Quánliáo（SI18）

【定位】在面部，當目外眥直下，顴骨下緣凹陷處。

【主治】口眼歪斜。眼瞼瞤動，面頰腫痛，齒痛，三叉神經痛。

【刺灸法】直刺 0.3～0.5 寸。

【附註】

（1）類屬：交會穴之一，為手太陽經與手少陽經交會穴。

（2）解剖：本穴下有面橫動、靜脈分支；布有面神經顴支、三叉神經、面神經分支。

9. 聽宮　Tinggōng（S19）

【定位】在面部，耳屏前，下頜骨髁狀突的後方，張口時呈凹陷處。

【主治】耳鳴，耳聾，耳，齒痛，癲狂，癇證。

【刺灸法】直刺 0.5～1.0 寸。

【附註】

（1）類屬：交會穴之一，為手太陽經與手少陽經、足少陽經之交會穴。

（2）解剖：本穴下有顳淺動、靜脈的耳前支；布有面神經及三叉神經第三支的耳顳神經。

（3）其他：為耳病要穴。

（七）足太陽膀胱經穴　Zútàiyáng Pángguāngjīngxué
（Points of Bladder Meridian of Foot－Taiyang, BL.）

總穴名67個，起穴睛明；止穴至陰。本經重點常用穴30個。

1.睛明　Jīngmíng（BL1）

【定位】在面部，目內眥角稍上方凹陷處。

【主治】目赤腫痛，迎風流淚，視物不清，目眩，近神，夜盲，色盲。

【刺灸法】囑病人閉目，醫者左手輕推眼球向外側固定，右手持針緊靠眶緣直刺緩慢進針0.3～1.0寸，不做大幅度提插、捻轉（或不提插、捻轉）。出針後按壓針孔片刻，以防出血。禁灸。

【附註】

（1）類屬：交會穴之一，為足太陽經與手太陽經、足陽明經、陰蹺脈、陽蹺脈之交會穴。

（2）解剖：本穴下有內眥動、靜脈和滑車上下動、靜脈，深層上方為眼的動、靜脈本幹；布有滑車上下神經，深層為眼神經分布，上方為鼻睫神經。

（3）其他：為治眼病要穴。

2.攢竹　Cuánzhú（BL2）

【定位】在面部，當眉頭陷中，眶上切跡處。

【主治】頭痛，眉棱骨痛，口眼歪斜，神物不明，迎風流淚，目赤腫痛，眼瞼瞤動，眼瞼下垂。

【刺灸法】平刺0.3～0.8寸。禁灸。

【附註】解剖：本穴下有額動、靜脈；布有額神經內側支。

3.通天　Tōngtiān（BL7）

【定位】在頭部，當前髮際正中直上4寸，旁開15寸。

【主治】頭痛，眩暈，鼻塞，鼻衄，鼻淵。

【刺灸法】平刺 0.3～0.5 寸。

【附註】解剖：本穴下有顳淺動、靜脈和枕動、靜脈吻合網；布有枕大神經分支。

4.天柱　Tiānzhù（BL10）

【定位】在項部，大筋（斜方肌）外緣之後髮際凹陷中，約當後髮際正中旁開 1.3 寸。

【主治】頭痛；頸項強痛，鼻塞不通，肩背疼痛。

【刺灸法】直刺 0.5～0.8 寸，不可向內上方深刺，以免傷及延髓。可灸。

【附註】解剖：本穴下有枕動、靜脈幹；布有枕大神經幹。

5.風門　Fēngmén（BL12）

【定位】在背部，當第 2 胸椎棘突下，旁開 1.5 寸。

【主治】傷風咳嗽，發熱頭痛，項強，胸背痛。

【刺灸法】斜刺 0.5～0.8 寸。可灸。

【附註】

（1）類屬：交會穴之一，為足太陽經與督脈交會穴。

（2）解剖：本穴下有第二肋間動、靜脈背側支的內側支；布有第二胸神經後支內側皮支，深層為第二胸神經後支外側皮支，上位 2～3 個胸神經後支外側皮支。

6.肺俞　Fèishū（BL13）

【定位】在背部，當第 3 胸椎棘突下，旁開 1.5 寸。

【主治】咳嗽，氣喘，骨蒸潮熱，盜汗。

【刺灸法】斜刺 0.5～0.8 寸。可灸。

【附註】

（1）類屬：背俞穴之一，為肺的背俞穴。

（2）解剖：本穴下有第三肋間動、靜脈背側支的內側支；布有第三胸神經後支內側皮支，深層為第三胸神經後

支外側皮支。

7.心俞　Xīnshū（BL15）

【定位】在背部，當第 5 胸椎棘突下，旁開 15 寸。

【主治】心痛，驚悸、失眠、健忘，盜汗，夢遺，癲癇，狂證，胸背痛。

【刺灸法】斜刺 0.5～0.8 寸。可灸。

【附註】

（1）類屬：背俞穴之一，為心的背俞穴。

（2）解剖：本穴下有第五肋間動、靜脈背側支的內側支；布有第五胸神經後文內側皮支，深層為第五胸神經後支外側皮支，上位 2～3 個胸神經的外側皮支。

8.膈俞　Géshū（BLI7）

【定位】在背部，當第 7 胸椎棘突下，旁開 1.5 寸。

【主治】嘔吐，呃逆，咳嗽氣喘，吐血，潮熱盜汗，脊背痛。

【刺灸法】斜刺 0.5～0.8 寸。可灸。

【附註】

（1）類屬：八會穴之一，為血會膈俞。

（2）解剖：本穴下有第七肋間動、靜脈背側支的內側支；布有第七胸神經後支內側皮支，深層為第七胸神經後支外側皮支，上位 2～3 個胸神經外側皮支。

9.肝俞　Gānshū（BL18）

【定位】在背部，當第 9 胸椎棘突下，旁開 1.5 寸。

【主治】黃疸，脇痛，吐血，目赤目眩，夜盲，癲狂癇證，脊背痛。

【刺灸法】斜刺 0.5～0.8 寸。可灸。

【附註】

（1）類屬：背俞穴之一，為肝的背俞穴。

（2）解剖：本穴下有第九肋間動、靜脈背側支的內側

支；布有第九胸神經後支內側皮支，深層為第九胸神經後支外側皮支，上位2～3個胸神經之外側皮支。

10.膽俞　Dǎnshū（BL19）

【定位】在背部，當第10胸椎棘突下，旁開1.5寸。

【主治】黃疸，口苦，嘔吐，脅肋痛，肺癆潮熱。

【刺灸法】斜刺0.5～0.8寸。可灸。

【附註】

（1）類屬：背俞穴之一，膽的背俞穴。

（2）解剖：本穴下有第十肋間動、靜脈背側支的內側支；布有第十胸神經後支內側皮支，深層為第十胸神經後支外側皮支。上位2～3個胸神經外側皮支。

（3）其他：為治療黃疸要穴。

11.脾俞　Píshū（BL20）

【定位】在背部，當第11胸椎棘突下，旁開1.5寸。

【主治】腹脹，黃疸，嘔吐，泄瀉，痢疾，便血，水腫，背痛。

【刺灸法】斜刺0.5～0.8寸。可灸。

【附註】

（1）類屬：背俞穴之一，為脾的背俞穴。

（2）解剖：本穴下有第十一肋間動、靜脈背側支的內側支；布有第十一胸神經後支內側皮支，深層為第十一胸神經後支外側皮支，上位2～3個胸神經外側皮支。

12.胃俞　Wèishū（BL21）

【定位】在背部，當第12胸椎棘突下，旁開1.5寸。

【主治】胃脘痛，嘔吐，腹脹腸鳴，胸脅痛，背痛。

【刺灸法】斜刺0.5～0.8寸。可灸。

【附註】

（1）類屬：背俞穴之一，為胃的背俞穴。

（2）解剖：本穴下有肋下動、靜脈背側支的內側支；

布有第十二胸神經後支的皮支，深層為第十二胸神經後支外側支。

13.三焦俞　Sānjiāoshū（BL22）

【定位】在腰部，當第1腰椎棘突下，旁開1.5寸。

【主治】腹脹，腸鳴，嘔吐，泄瀉，痢疾，水腫，小便不利，腰背強痛。

【刺灸法】直刺0.5～1.2寸。可灸。

【附註】

（1）類屬：背俞穴之一，為三焦的背俞穴。

（2）解剖：本穴下有第一腰椎動、靜脈背側支的內側支；布有第十二胸神經後支外側皮支末端，深層為第一腰神經後支外側皮支，上位2～3個胸神經後支外側皮支。

14.腎俞　Shènshū（BL23）

【定位】在腰部，當第2腰椎棘突下，旁開1.5寸。

【主治】遺精，陽痿，遺尿，小便頻數，月經不調，白帶，水腫，耳鳴耳聾，腰膝酸軟、疼痛。

【刺灸法】直刺0.8～1.2寸。可灸。

【附註】

（1）類屬：背俞穴之一，為腎的背俞穴。

（2）解剖：本穴下有第二腰動、靜脈背側支的內側支；布有第一腰神經的後支內側皮支，上位2～3個胸神經後支外側皮支。

15.大腸俞　Dàchángshū（BL25）

【定位】在腰部，當第4腰椎棘突下，旁開1.5寸。

【主治】腹脹，腸鳴，泄瀉，便秘，腰疼。

【刺灸法】直刺0.8～1.5寸。可灸。

【附註】

（1）類屬：背俞穴之一，為大腸的背俞穴。

（2）解剖：本穴下有第四腰動、靜脈背側支的內側

支；布有第三腰神經的後支，深層為腰叢。

16.小腸俞　Xiǎochángshū（BL27）

【定位】在骶部，當骶正中嵴旁 1.5 寸，平第一骶後孔。

【主治】泄瀉，痢疾，小便不利，尿血；白帶，痔瘡，遺精，腰骶痛。

【刺灸法】直刺 0.8～1.2 寸。可灸。

【附註】

（1）類屬：背俞穴之一，為小腸的背俞穴。

（2）解剖：本穴下有骶外側動、靜脈後支的外側支；布有第一骶神經後支外側支，上位第五腰神經後支。

17.膀胱俞　Pángguāngshū（BL28）

【定位】在骶部，當骶正中嵴旁 1.5 寸，平第二骶後孔。

【主治】小便不利，遺尿，泄瀉，腰骶疼痛。

【刺灸法】直刺 0.8～1.2 寸。可灸。

【附註】

（1）類屬：背俞穴之一，為膀胱的背俞穴。

（2）解剖：本穴下有骶外側動、靜脈後支的外側支；布有第一、第二骶神經後支外側支，並有交通支；還有第五腰神經後支。

18.白環俞　Báihuánshū（BL30）

【定位】在骶部，當骶正中嵴旁 1.5 寸，平第四骶後孔。

【主治】遺精，遺尿，白帶，月經不調，白濁，疝氣，腰髖痛，腿膝不利。

【刺灸法】直刺 0.8～1.2 寸。可灸。

【附註】解剖：本穴下有臀下動、靜脈，深部為陰部動、靜脈；布有臀下皮神經，第五腰神經末梢部及第三、

四骶神經後支及臀下神經，深層正當陰部神經。

19.次髎　Ciliáo（BL32）

【定位】在骶部，當髂後上棘內下方，適對第二骶後孔處。

【主治】月經不調，痛經，閉經，赤白帶下，疝氣，痔瘡，腰骶痛，下肢痿痹證。

【刺灸法】直刺 1.0～1.5 寸。可灸。

【附註】

（1）解剖：本穴下當骶外側動、靜脈後支處；布有第二骶神經後支。

（2）其他：為治療痛經的經驗穴。

20.會陽　Huìyàng（BL35）

【定位】在骶部，尾骨端旁開 0.5 寸。

【主治】痔疾，便血，泄瀉，陽痿，帶下，陰癢，尾骶痛。

【刺灸法】直刺 1.0～1.5 寸。可灸。

【附註】解剖：本穴下有臀下動、靜脈分支；布有骶骨神經，深層有陰部神經幹。

21.承扶　Chéngfú（BL36）

【定位】在大腿後面，臀下橫紋的中點。

【主治】腰、骶、臀、股部疼痛，痔疾。

【刺灸法】直刺 1.5～3.0 寸。可灸。

【附註】解剖：本穴下有坐骨神經平行動、靜脈；布有股後皮神經，深層為坐骨神經（見圖 1-33）。

22.委陽　Wěiyáng（BL39）

【定位】在膕橫紋外側端，當股二頭肌腱的內側。

【主治】小腹脹滿，小便不利，腰脊強痛，腿足攣急疼痛。

【刺灸法】直刺 1.0～1.5 寸。可灸。

【附註】

（1）類屬：下合穴之一，為三焦的下合穴。

（2）解剖：本穴下有膝上外側動、靜脈；布有股後神經，當腓總神經處。

23.委中　Wěizhōng（BL40）

【定位】在膕橫紋中點，當股二頭肌腱與半腱肌肌腱的中間。

【主治】腰痛，下肢痿痹，腹痛，吐瀉，小便不利，遺尿，丹毒，疔瘡，中暑，脊柱痛。

【刺灸法】直刺1.0～1.2寸。或用三棱針點刺出血。可灸。

【附註】

（1）類屬：五輸穴之一，為足太陽經合穴。

（2）解剖：本穴皮下有股膕靜脈，深層內側為膕靜脈，最深層為膕動脈；布有股後皮神經，正當脛神經處。

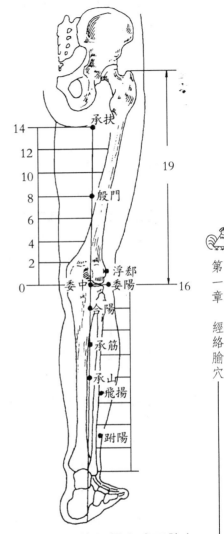

圖 1-33　膀胱經穴（下肢）

24.膏肓　Gāohuāng（BL43）

【定位】在背部，當第4胸椎棘突下，旁開3寸。

【主治】肺癆咳嗽、氣喘，咯血，盜汗，遺精，健忘，失眠，完穀不化，肩胛背痛。

【刺灸法】斜刺0.5～0.8寸。可灸。

【附註】

（1）解剖：本穴下有第四肋間動、靜脈背側支，頸橫動脈降支；布有第二胸神經後支內側支，深層為第三、四胸神經後支及外側支與上位1～2個胸神經後支外側支，還有肩胛背神經分布，最深層為第四肋間神經幹。

（2）其他：為治療肺癆要穴。強壯保健穴之一。

25.志室　Zhìshì（BL52）

【定位】在腰部，當第2腰椎棘突下，旁開3寸。

【主治】遺精，陽痿，小便不利，水腫，腰脊疼痛。

【刺灸法】直刺0.8～1.5寸。可灸。

【附註】解剖：本穴下有第二腰動、靜脈背側支；布有第十二胸神經後支外側支及第一腰神經外側支。

26.秩邊　Zhìbiān（BL54）

【定位】在臀部，平第4骶後孔，骶正中嵴旁開3寸。

【主治】腰骶疼痛，下肢痿痹，小便不昨，便秘，痔疾。

【刺灸法】直刺1.5～3.0寸。可灸。

【附註】解剖：本穴下有臀下動、靜脈；布有臀下神經及股後皮神經頂點，外側為坐骨神經。

27.承山　Chéngshān（BL57）

【定位】在小腿後面正中，委中與崑崙之間，當伸直小腿或足跟上提時腓腸肌肌腹下出現尖角凹陷處。

【主治】痔瘡，腳氣，便秘，腰背疼痛，小腿轉筋、拘攣。

【刺灸法】直刺1.0～2.0寸。可灸。

【附註】

（1）解剖：本穴下有小隱靜脈，深層為脛後動、靜脈；布有腓腸肌內側皮神經，深層為脛神經。

（2）其他：為治療小腿轉筋、拘攣的要穴。

28.崑崙　Kūnlún（BL60）

【定位】在足部外踝後方，當外踝尖與跟腱之間的凹陷處。

【主治】頭痛，項強，目眩，鼻衄，難產，癲癇，腰骶疼痛，腳跟腫痛。

【刺灸法】直刺 0.5～1.0 寸。可灸。

【附註】

（1）類屬：五輸穴之一，為足太陽經經穴。

（2）解剖：本穴下有小隱靜脈，外踝後動、靜脈；布有腓腸神經。

29.申脈　Shēnmài（BL62）

【定位】在足外側部，外踝直下方凹陷中。

【主治】癇證，癲狂，頭痛，眩暈，腰痛，小腿、足跟疼痛，目赤疼痛；失眠。

【刺灸法】直刺 0.3～0.5 寸。可灸。

【附註】

（1）類屬：八脈交會穴之一，為通陽蹻脈。

（2）解剖：本穴下有外踝動脈網；布有腓腸神經（見圖 1-34）。

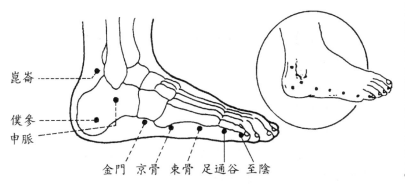

崑崙
僕參
申脈
金門　京骨　束骨　足通谷　至陰

圖1-34　膀胱經穴（足部）

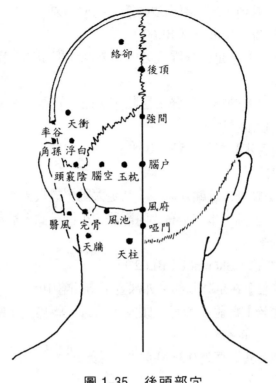

絡卻
後頂
強間
天衝
率谷
角孫 浮白
腦戶
頭竅陰 腦空 玉枕
風府
翳風 完骨 風池 啞門
天牖 天柱

圖 1-35　後頭部穴

30.至陰　Zhìyīn（BL67）

【定位】在足小趾末節外側，距趾甲角 0.1 寸（指寸）。

【主治】頭痛，目痛，鼻塞，鼻衄，胎位不正，難產，胞衣不下。

【刺灸法】斜刺 0.1～0.2 寸。可灸。

【附註】

（1）類屬：五輸穴之一，為足太陽經井穴。

（2）解剖：本穴下有趾背動脈及趾跖側固有動脈形成的動脈網；布有趾跖側固有神經及足背外側皮神經（見圖 1-35）。

（3）其他：為矯正胎位的要穴。

（八）足少陰腎經穴 Zúshàoyīn Shènjīngxué（Points of Kidney Meridian of Foot–Shaoyin, KI.）

總穴名 27 個，起穴湧泉；止穴俞府。本經重點常用穴 8 個。

1.湧泉 Yǒngquán（K11）

【定位】在足底部，捲足時足前部凹陷處，約當足底 2、3 趾趾縫紋頭端與足跟連線的前三分之一與後三分之二交點上。

【主治】頭痛，頭昏，目眩，咽喉腫痛，失音，便秘，小便不利，小兒驚風，癲狂，昏厥。

【刺灸法】直刺 0.5～1.0 寸。可灸。

【附註】

（1）類屬：五輸穴之一，為足少陰經井穴。

（2）解剖：本穴下深層有來自脛前動脈的足底弓，布有第二足底跖側總神經。

2.然谷 Rángǔ（K12）

【定位】在足內側緣，足舟骨粗隆下方，赤白肉際。

【主治】月經不調，帶下，遺精，消渴，泄瀉，小便不利，咳血，咽喉腫痛，小兒臍風。

【刺灸法】直刺 0.5～1.0 寸。可灸。

【附註】

（1）類屬：五輸穴之一，為足少陰經滎穴。

（2）解剖，本穴下有跖內側動脈及跗內側動脈分支；布有跗內側神經分支，足底內側神經（見圖 1–36）。

3.太谿 Tàixī（K13）

【定位】在足內側，內踝後方，當內踝尖與跟腱之間的凹陷處。

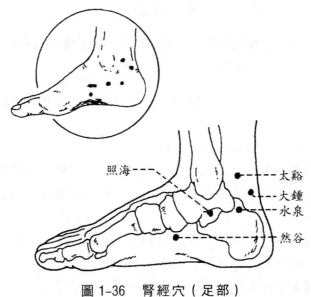

照海

太谿
大鍾
水泉
然谷

圖 1-36　腎經穴（足部）

【主治】頭痛，目眩，咽喉疼痛，牙痛，耳鳴耳聾，便秘，消渴，月經不調，失眠，健忘，遺精。

【刺灸法】直刺 0.5～0.8 寸。可灸

【附註】

（1）類屬：①五輸穴之一，為足少陰經腧穴。②為足少陰經原穴。

（2）解剖：本穴前方有脛後動、靜脈；布有小腿內側皮神經，脛神經。

（3）其他：為滋陰要穴。

4.水泉　Shuǐquán（K15）

【定位】在足內側，內踝後下方，當太谿直下 1 寸（指寸），跟骨結節的內側凹陷處。

【主治】月經不調，痛經，陰挺，小便不利。

【刺灸法】直刺 0.3～0.5 寸。可灸。

【附註】

（1）類屬：為足少陰經郄穴。

（2）解剖：本穴下有脛內動脈的跟內側支；布有小腿內側皮神經，脛神經。

5.照海　Zhàohǎi（K16）

【定位】在足內側，內踝尖下方凹陷處。

【主治】咽喉乾痛，失眠，月經不調，痛經，帶下赤白，陰挺，小便頻數，癲癇。

【刺灸法】直刺0.5～0.8寸。可灸。

【附註】

（1）類屬：八脈交會穴之一，通於陰蹺脈。

（2）解剖：本穴後下方有脛後動、靜脈；布有小腿內側皮神經，深層為脛神經本幹。

（3）其他：為滋陰要穴。

6.復溜　Fùliū（K17）

【定位】在小腿內側，太谿直上2寸。跟腱的前方。

【主治】水腫，泄瀉，腸鳴腹脹，熱病（傷寒）汗不出，盜汗，下肢痿痺。

【刺灸法】直刺0.8～1.2寸。可灸。

【附註】

（1）類屬：五輸穴之一，為足少陰經經穴。

（2）解剖：本穴下深層前方有脛後動、靜脈；布有腓腸肌內側皮神經，小腿內側皮神經，深層前方為脛神經。

7.陰谷　Yīnggǔ（KI10）

【定位】在膕窩內側，屈膝時，當半腱肌肌腱與半膜肌肌腱之間。

【主治】陽痿，疝氣，月經不調，小便不利，膝膕酸痛。

【刺灸法】直刺0.8～1.5寸。可灸。

【附註】

（1）類屬：五輸穴之一，為足少陰經合穴。

（2）解剖：本穴下有膝上內側動、靜脈；布有股內側皮神經（見圖1-37）。

8.大赫　Dàhè（KI12）

【定位】在下腹部，當臍中下4寸，前正中線旁開0.5寸。

【主治】遺精，陽痿，陰挺，帶下，痛經，陰部疼痛，不孕、不育症。

【刺灸法】直刺1.0～1.5寸。可灸。

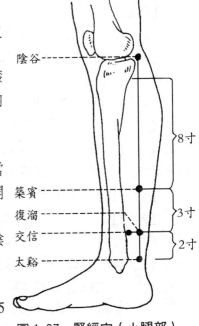

圖1-37　腎經穴（小腿部）

陰谷

築賓
復溜
交信
太谿

8寸
3寸
2寸

【附註】

（1）類屬：交會穴之一，為足少陰經與沖脈的交會穴。

（2）解剖：本穴下有腹壁下動、靜脈的肌支；布有第十二肋間神經，及髂腹下神經的分支（其內為小腸，膀胱充盈時，其底亦可到此位置）。

（九）手厥陰心包經穴　Shǒujuéyīn Xīnbāojīngxué（Points of Pericardium Meridian of Hand-Jueyin, PC.）

總穴名9個，起穴天池；止穴中衝。本經重點常用穴7個。

1.曲澤　Qǔzé（PC3）

【定位】在肘橫紋中，當肱二頭肌腱的尺側緣。

【主治】心痛，心悸，善驚，胃痛，嘔吐，泄瀉，熱病煩躁，肘臂攣痛。

實用針灸經驗處方手冊

【刺灸法】直刺
0.8～1.2寸；或用三棱
針點刺出血。可灸。

【附註】

（1）類屬：五輸
穴之一，為手厥陰心
包經合穴。

（2）解剖：本穴
下有肱動、靜脈；布
有正中神經本幹（見
圖1-38）。

2.郄門　Xìmén
（PC4）

【定位】在前臂
掌側，當曲澤與大陵
的連線上，腕橫紋上5寸。

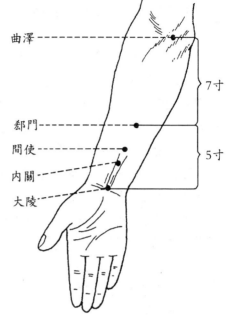

圖1-38　心包經穴（前臂部）

【主治】心痛，心悸，胸痛，心煩，嘔吐，咳血，疔
瘡，癲癇。

【刺灸法】直刺0.5～1.0寸。可灸。

【附註】

（1）類屬：為手厥陰經郄穴。

（2）解剖：本穴下有前臂正中動、靜脈，深層為前臂
掌側骨間動、靜脈；布有前臂內側皮神經，下為正中神
經，深層有前臂掌側骨間神經。

3.間使　Jiānshǐ（PC5）

【定位】在前臂掌側，當曲澤與大陵的連線上，腕橫
紋上3寸，掌長肌腱與橈側腕屈肌腱之間。

【主治】心痛，心悸，胃脘疼痛，嘔吐，熱病，瘧疾，
癲狂癇證。

【刺灸法】直刺0.5～1.0寸。可灸。

【附註】

（1）類屬：五輸穴之一，為手厥陰經經穴。

（2）解剖：本穴下有前臂正中動、靜脈，深層為前臂掌側骨間動、靜脈；布有前臂內側皮神經，前臂外側皮神經，下為正中神經掌側皮支，最深層有前臂掌側骨間神經。

4.內關　Nèiguān（PC6）

【定位】在前臂掌側，當曲澤與大陵的連線上，腕橫紋上2寸，掌長肌腱與橈側腕屈肌腱之間。

【主治】心痛，心悸，胸痛胸悶，胃脘疼痛，嘔吐，呃逆，失眠，眩暈，熱病心煩，上肢、手腕痺痛、咳嗽、中風、中暑。

【刺灸法】直刺0.5～1.0寸。可灸。

【附註】

（1）類屬：①八脈交會穴之一，通於陰維脈。②為手厥陰經絡穴。

（2）解剖：本穴下有前臂正中動、靜脈，深層為前臂掌側骨間動、靜脈；布有前臂內側皮神經、外側皮神經，下為正中神經掌皮支，最深層為前臂掌側骨間神經。

5.大陵　Dà líng（PC7）

【定位】在腕掌橫紋的中點處，當掌長肌腱與橈側腕屈肌腱之間。

【主治】心痛，心悸，胸悶，胸痛，胃脘痛，嘔吐，驚悸，癲狂癇證，腕關節疼痛。

【刺灸法】直刺0.3～0.5寸。可灸。

【附註】

（1）類屬：①五輸穴之一，為手厥陰經輸穴。②為手厥陰經原穴。

（2）解剖：本穴下有腕側動、靜脈網；布有正中神經

本幹，前臂內側皮神經，正中神經掌皮支。

6.勞宮　Láogōng（PC8）

【定位】在手掌心，當第2、3掌骨之間偏於第3掌骨，握拳屈指時中指尖處。

【主治】心痛，嘔吐，中風閉證，癲狂癇證，鵝掌風。

【刺灸法】直刺0.3～0.5寸。可灸。

【附註】

（1）類屬：五輸穴之一，為手厥陽經滎穴。

（2）解剖：本穴下有指掌側總動脈；布有正中神經第二指掌側總神經。

7.中衝　Zhōng chōng（PC9）

【定位】在手中指末節尖端中央。

【主治】心痛，昏迷，舌強不語，熱病，小兒驚風，中暑。

【刺灸法】直刺0.1寸，或三棱針點刺出血。可灸。

【附註】

（1）類屬：五輸穴之一，為手厥陰經井穴。

（2）解剖：本穴下有指掌側固有動、靜脈所形成的動、靜脈網；布有正中神經之指掌側固有神經。

（十）手少陽三焦經穴　Shǒushàoyáng Sānjiāojīngxué（Points of San jiao Meridian of Hand－Shaoyang, SJ.）

總穴名23個。起穴關衝；止穴絲竹空。本經重點常用穴10個。

1.關衝　Guān chōng（SJ1）

【定位】在手環指末節尺側，距指甲角0.1寸。

【主治】頭痛，目赤，耳鳴，耳聾，咽喉腫痛，熱病昏厥。

【刺灸法】針0.1寸，或三棱針點刺出血。可灸。

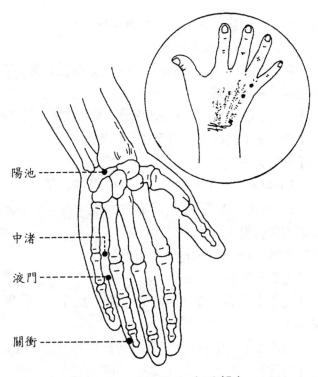

圖 1-39　三焦經穴（手部）

【附註】

（1）類屬：為五輸穴之一，是本經井穴。

（2）解剖：本穴下有指掌側固有動、靜脈形成的動、靜脈網；有尺神經的指掌側固有神經（見圖 1-39）。

2.中渚　Zhōngzhǔ（SJ3）

【定位】在手背部，當環指本節（掌指關節）的後方，第 4、5 掌骨間凹陷處。

【主治】頭痛，目赤，耳鳴，耳聾，咽喉腫痛，熱病，手指不能屈伸。

【刺灸法】直刺 0.3～0.5 寸。可灸。

【附註】

（1）類屬：五輸穴之一，為手少陽經輸穴。

（2）解剖：本穴下有手背靜脈網及第四骨間指背動脈；布有來自尺神經的掌背神經。

3.陽池　Yángchí（SJ4）

【定位】在腕背橫紋中，當指伸肌腱的尺側緣凹陷處。

【主治】耳鳴，耳聾，瘧疾，消渴，目赤腫痛，腕痛，肩臂疼痛，癃閉。

【刺灸法】直刺 0.3～0.5 寸。可灸。

【附註】

（1）類屬：為手少陽經原穴。

（2）解剖：本穴下有腕背靜脈網，腕背動、靜脈；布有來自尺神經手背支及前臂背側皮神經之末支。

4.外關　Wàiguān（SJ5）

【定位】在前臂背側，當陽池與肘尖的連線上，腕背橫紋上 2 寸，尺骨與橈骨之間。

【主治】熱病，頭痛，耳鳴，耳聾，面頰痛，目赤腫痛，脅肋疼痛，手顫，手指疼痛，上肢痹痛。

【刺灸法】直刺 0.5～1.0 寸。可灸。

【附註】

（1）類屬：①八脈交會穴之一，通於陽維脈。②為手少陽經絡穴。

（2）解剖：本穴下深層有前臂骨間背側動脈和前臂骨間掌側動脈本幹；布有前臂背側皮神經，深層有橈神經之前臂骨間背側神經，正中神經的骨間掌側神經。

5.支溝　Zhīgōu（SJ6）

【定位】在前臂背側，當陽池與肘尖的連線上，腕背橫紋上 3 寸，尺骨與橈骨之間。

【主治】耳鳴，耳聾，暴喑，脅肋疼痛，便秘，熱病，肩背痛。

【刺灸法】直刺 0.8～1.2 寸。可灸。

【附註】

（1）類屬：五輸穴之一，為手少陽經經穴。

（2）解剖：本穴下深層有前臂骨間背側動脈和前臂骨間掌側動脈本幹；布有前臂背側皮神經，深層有橈神經之前臂骨間背側神經，正中神經的骨間掌側神經（見圖1-40）

6.天井　Tiānjǐng（SJ10）

【定位】在臂外側，屈肘時，當肘尖直上1寸凹陷處。

【主治】偏頭痛，耳鳴，耳聾，瘰癧，癲癇，頸項疼痛，肩背疼痛。

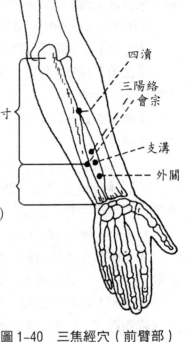

圖1-40　三焦經穴（前臂部）

【刺灸法】直刺0.5～1.0寸。可灸。

【附註】

（1）類屬：五輸穴之一，為手少陽經合穴。

（2）解剖：本穴下有肘關節動、靜脈網；布有前臂背側皮神經和橈神經的肌支（見圖1-41）。

7.肩髎　Jiānliáo（SJ14）

【定位】在肩部，肩髃後方，當臂外展時，於肩峰後下方呈現凹陷處。

【主治】肩重不能舉，上臂疼痛。

【刺灸法】直刺0.5～1.0寸，斜刺1.0～1.8寸。可灸。

【附註】解剖：本穴下有旋肱後動脈肌支；布有腋神經肌支（見圖1-42）。

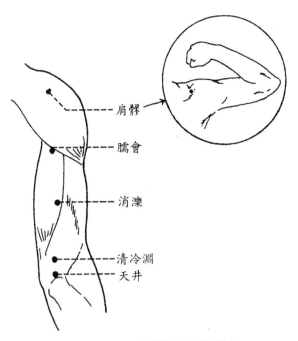

圖 1-41　三焦經穴（臂部）

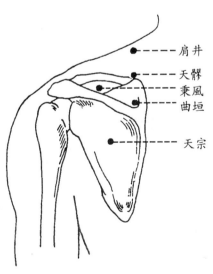

圖 1-42　三焦經穴（肩部）

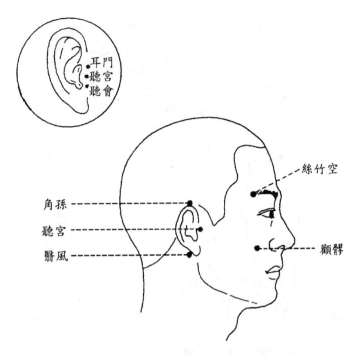

圖 1-43　三焦經、小腸經穴（頭面部）

8.翳風　Yìfēng（SJ17）

【定位】在耳垂後方，當乳突與下頜角之間的凹陷處。

【主治】耳鳴，耳聾，聤耳，目眼歪斜，牙關緊閉，齒痛，頰腫，瘰癧。

【刺灸法】直刺 0.8～1.2 寸。

【附註】

（1）類屬：交會穴之一，為手少陽經與足少陽經的交會穴。

（2）解剖：本穴下有耳後動脈，頸外淺靜脈；布有耳大神經，深層為面神經幹從莖乳突穿出處。

9.耳門　ěrmén（SJ21）

【定位】在面部，當耳屏上切跡的前方，下頜骨髁突

後緣，張口有凹陷處。

【主治】耳鳴，耳聾，聤耳，齒痛。

【刺灸法】直刺0.5～1.0寸。

【附註】解剖：本穴下有顳前動、靜脈；布有耳顳神經及面神經。

10.絲竹空　Sīzhúkōng（SJ23）

【定位】在面部，當眉梢凹陷處。

【主治】頭痛，目赤腫痛，眼瞼瞤動，齒痛，狂癲癇證。

【刺灸法】平刺0.5～1.0寸。

【附註】解剖：本穴下有顳淺動、靜脈的額支；布有面神經顴顳支及耳顳神經的分支、眶上神經（見圖1-43）。

（十一）足少陽膽經穴　Zúshàoyáng Dǎnjīngxué（Points of Gallbladder Meridian of Foot-Shaoyang, GB.）

總穴名44個，起穴瞳子髎；止穴足竅陰。本經重點常用穴20個。

1.瞳子髎　Tóngzǐliáo（GB1）

【定位】在面部，目外眥旁，當眶外側緣處。

【主治】頭痛，目赤腫痛，迎風流淚，目翳，青盲；

【刺灸法】直刺0.5～0.8寸，或三棱針點刺出血。

【附註】

（1）類屬：交會穴之一，為足少陽經與手少陽經、手太陽經的交會穴。

（2）解剖：本穴下有顴眶動、靜脈分布；布有顴面神經和顴顳神經，面神經的顳額分支。

2.聽會　Tīnghuì（GB2）

【定位】在面部，當耳屏間切跡的前方，下頜骨髁突的後緣，張口有凹陷處。

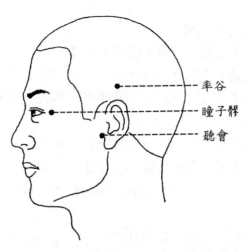

率谷

瞳子髎

聽會

圖 1-44　瞳子髎、聽會、率谷穴

【主治】耳鳴、耳聾、聤耳流膿，齒痛，口眼歪斜，面頰痛。

【刺灸法】直刺 0.5～1.0 寸。

【附註】解剖：本穴下有顳前動脈耳前支，深部為頸外動脈及面後靜脈；布有耳大神經，皮下為顏面神經分支（見圖 1-44）。

3.率谷　Shuàigǔ（GB8）

【定位】在頭部，當耳尖直上入髮際 1.5 寸，角孫直上方。

【主治】偏頭痛，眩暈，小兒急、慢驚風。

【刺灸法】平刺 0.5～0.8 寸。

【附註】

（1）類屬：交會穴之一，為足少陽經與足太陽經的交會穴。

（2）解剖：本穴下有顳淺動、靜脈頂支；布有耳顳神經，枕小神經。

4.完骨　Wāngǔ（GB12）

【定位】在頭部，當耳後乳突的後下方凹陷處。

【主治】頭痛，頸項強痛，頰腫，齒痛，口眼歪斜，癲癇，瘧疾。

【刺灸法】斜刺 0.5～0.8 寸。

【附註】

（1）類屬：交會穴之一，為足少陽經與足太陽經的交會穴。

（2）解剖：本穴下有耳後動、靜脈；布有枕小神經本幹。

5.陽白　Yángbái（GB14）

【定位】在前額部，當瞳孔直上，眉上 1 寸。

【主治】頭痛，目痛，視物模糊，眼瞼瞤動，口眼歪斜。

【刺灸法】平刺 0.3～0.5 寸。

【附註】

（1）類屬：交會穴之一，為足少陽經與陽維脈二經的交會穴。

（2）解剖：本穴下有額動、靜脈外側支；布有額神經外側支。

6.頭臨泣　Tóulínqì（GB15）

【定位】在頭部，當瞳孔直上入前髮際 0.5 寸，神庭與頭維連線的中點處。

【主治】頭痛，目眩，目赤腫痛，流淚，鼻淵，鼻塞，小兒驚癇，熱病。

【刺灸法】平刺 0.3～0.8 寸。

【附註】

（1）類屬：交會穴之一，為足少陽經與足太陽經、陽維脈的交會穴。

（2）解剖：本穴下有額動、靜脈；布有額神經內外側支會合支。

7.風池　Fēngchí（GB20）

【定位】在項部，當枕骨之下，與風府相平，胸鎖乳突肌與斜方肌上端之間的凹陷處。

【主治】頭痛，眩暈，頸項強痛，目赤腫痛，鼻淵，鼻衄，耳鳴，耳聾，感冒，熱病，瘧疾。

【刺灸法】向鼻尖方向斜刺 0.8～1.2 寸，或平刺透風府穴。

【附註】

（1）類屬：交會穴之一，為足少陽經與陽維脈的交會穴。

（2）解剖：本穴下有枕動、靜脈的分支；布有枕小神經分支。

8.肩井　Jiānjǐng（GB21）

【定位】在肩上，前直乳中，當大椎與肩峰端連線的中點上。

【主治】頭項強痛，肩背疼痛，上肢不遂，乳癰，難產，胞衣不下，瘰癧。

【刺灸法】直刺 0.5～0.8 寸。內為肺尖，不可深刺。可灸。

【附註】

（1）類屬：交會穴之一，為足少陽經與手少陽經、陽維脈的交會穴。

（2）解剖：本穴下有旋肩胛動、靜脈；布有腋神經分支，深層上方為橈神經。

（3）其他：為治乳癰的經驗效穴。孕婦禁針。

9.日月　Rìyuè（GB24）

【定位】在上腹部，當乳頭直下，第七肋間隙，前正

中線旁開 4 寸。

【主治】脅肋疼痛，胃脘痛，嘔吐，吞酸，呃逆，黃疸。

【刺灸法】斜刺或平刺 0.5～0.8 寸。可灸。

【附註】

（1）類屬：①交會穴之一，為足少陽經與足太陰經、陽維脈的交會穴。②募穴之一，為膽的募穴。

（2）解剖：本穴下有第八肋間動、靜脈；布有第八肋間神經。

10.帶脈　Dàimài（GB26）

【定位】在側腹部，章門下 1.8 寸，當第十一肋骨游離端下方垂線與臍水平線的交點上。

【主治】腹痛，帶下，經閉，月經不調，疝氣，腰脇疼痛。

【刺灸法】直刺 1.0～1.5 寸。可灸。

【附註】

（1）類屬：交會穴之一，為足少陽經與帶脈的交會穴。

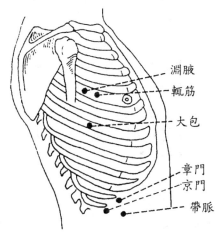

淵腋
輒筋
大包
章門
京門
帶脈

圖 1-45　淵腋、輒筋、京門、帶脈穴

（2）解剖：本穴下有第十二肋間動、靜脈；布有第十二肋間神經（見圖 1-45）。

（3）其他：為治療帶證的要穴。

11.居髎　Jūliáo（GB29）

【定位】在髖部，當髂前上棘與股骨大轉子最凸點連

線的中點處。

【主治】腹痛，帶下，經閉，月經不調，疝氣，腰脇疼痛。

【刺灸法】直刺1.0～1.5寸。可灸。

【附註】

（1）類屬：交會穴之一，為足少陽經與陽蹻脈的交會穴。

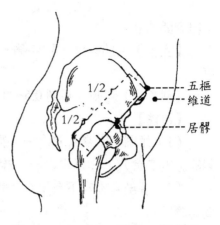

圖1-46　五樞、維道、居髎穴

（2）解剖：本穴下有旋髂淺動、靜脈的分支及旋股外側動、靜脈的升支；布有股外側皮神經（見圖1-46）。

12.環跳　Huántiào（GB30）

【定位】在股外側部，側臥屈股，當股骨大轉子最凸點與骶管裂孔連線的外三分之一與中三分之一交點處。

【主治】腰胯疼痛，下肢痿痛，中風偏癱。

【刺灸法】直刺1.5～3.0寸。可灸。

【附註】

（1）類屬：交會穴之一，為足少陽經與足太陽經的交會穴。

（2）解剖：本穴下有臀上、下動、靜脈；布有臀下神經，臀中皮神經，臀上神經，坐骨神經（見圖1-47）。

（3）其他：為治療下肢病的要穴。

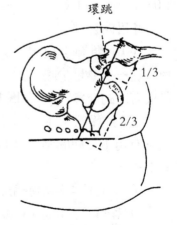

圖1-47　環跳穴

13.風市 Fēngshì（GB31）

【定位】在大腿外側部的中線上，當膕橫紋上 7 寸。或直立垂手時，中指尖處。

【主治】下肢痿痹，中風偏癱，遍身瘙癢，風疹，腳氣。

【刺灸法】直刺 1.0～2.0 寸。可灸。

【附註】解剖：本穴下有旋股外側動、靜脈肌支；布有外側皮神經，股神經肌支。

14.膝陽關 Xīyángguān（GB33）

【定位】在膝外側，當陽陵泉上 3 寸，股骨外上髁上方的凹陷處。

【主治】膝關節腫痛，膕筋攣急，小腿麻木，腳氣。

【刺灸法】直刺 1.0～1.5 寸。可灸。

【附註】解剖：本穴下有膝上外側動、靜脈；布有股外側皮神經，腓總神經末支（見圖 1-48）。

15.陽陵泉 Yāng líng quán（GB34）

【定位】在小腿外側，當腓骨頭前下方凹陷處。

【主治】脅肋痛，口苦，嘔吐，黃疸，半身不遂，下肢痿痹，腳氣，小兒驚風。

【刺灸法】直刺 1.0～1.5 寸。可灸。

【附註】

（1）類屬：①五輸穴之一，為足少陽經合穴。②八會穴之一，為筋會穴。

（2）解剖：本穴下有膝下外側動、靜脈；正當腓總神經分為腓淺神經及腓深神經處。

16.光明 Guāngmíng（GB37）

【定位】在小腿外側，當外踝尖上 5 寸。腓骨前緣。

【主治】目痛，夜盲，偏頭痛，乳房脹痛，下肢痿痹。

【刺灸法】直刺 1.0～1.5 寸。可灸。

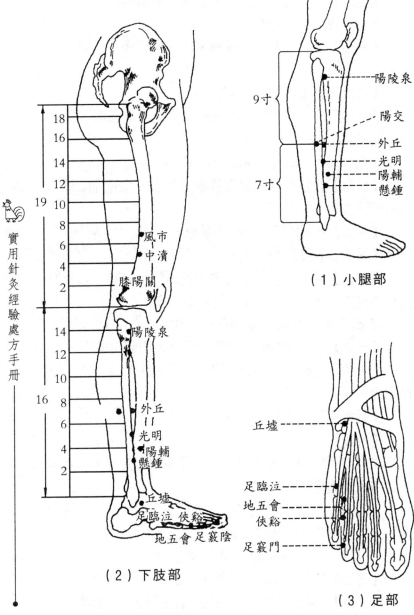

（1）小腿部

陽陵泉

9寸

陽交

外丘

光明

陽輔

懸鍾

7寸

風市

中瀆

膝陽關

陽陵泉

外丘

光明

陽輔

懸鍾

丘墟

足臨泣 俠谿

地五會足竅陰

（2）下肢部

丘墟

足臨泣

地五會

俠谿

足竅門

（3）足部

圖1-48 膽經穴

【附註】

（1）類屬：為足少陽經絡穴。

（2）解剖：本穴下有脛前動、靜脈分支；布有腓淺神經。

（3）其他：本穴為治療眼疾的要穴。

17.懸鍾　Xuánzhōng（GB39）

【定位】在小腿外側，當外踝尖上 3 寸，腓骨前緣。

【主治】頸項強痛，胸脅脹痛，下肢痿痹，小腿酸痛，腳氣。

【刺灸法】直刺 0.8～1.2 寸。可灸。

【附註】

（1）類屬：八會穴之一，為髓會絕骨。

（2）解剖：本穴下有脛前動、靜脈分支；布有腓深神經、腓淺神經。

18.丘墟　Qiūxū（GB40）

【定位】在足外踝的前下方，當趾長伸肌腱的外側凹陷處。

【主治】胸脅疼痛，頸項疼痛，耳鳴，耳聾，瘧疾，外踝腫痛。

【刺灸法】直刺 0.5～0.8 寸。可灸。

【附註】

（1）類屬：為足少陽經的原穴。

（2）解剖：本穴下有外踝前動脈分支；布有足背外側皮神經分支及腓淺神經分支。

19.足臨泣　Zúlíngqì（GB41）

【定位】在足背外側，當足 4 趾本節（第 4 距趾關節）的後方，小趾伸肌腱的外側凹陷處。

【主治】頭痛，目赤腫痛，脅肋疼痛，乳房脹痛，瘧疾，中風偏癱，足跗腫痛。

【刺灸法】直刺 0.5～0.8 寸。可灸。

【附註】

（1）類屬：①八脈交會穴之一，通於帶脈。②五輸穴之一，為足少陽經輸穴。

（2）解剖：本穴下有足背動脈分支；布有足背中間皮神經，足背外側皮神經。

20.俠谿　Xiá xī（GB43）

【定位】在足背外側，當第 4、5 趾間，趾蹼緣後方赤白肉際處。

【主治】頭痛，眩暈，耳鳴，耳聾，目赤腫痛，脅肋疼痛，足跗腫痛。

【刺灸法】直刺 0.3～0.5 寸。可灸。

【附註】

（1）類屬：五輸穴之一，為足少陽經滎穴。

（2）解剖：本穴下有趾背側動、靜脈；布有趾背神經。

（十二）足厥陰肝經穴　Zújuéyīn Gānjīngxué（Points of Liver Meridian of Foot-Jueyin, LR.）

總穴名 14 個。起穴大敦；止穴期門。本經重點常用穴 6 個。

1.大敦　Dàdūn（LR1）

【定位】在足大趾末節外側，距趾甲角 0.1 寸（指寸）。

【主治】疝氣，陰中痛，遺尿，經閉，崩漏，陰挺，癲狂癇證。

【刺灸法】斜刺 0.1～0.2 寸；或三棱針點刺出血。可灸。

【附註】

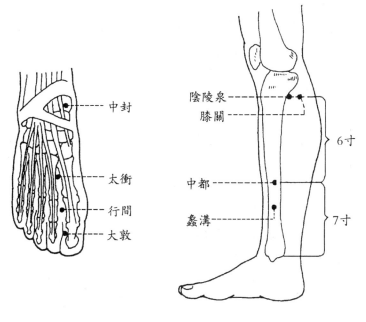

圖 1-49　肝經穴

（1）類屬：五輸穴之一，為足厥陰經井穴。

（2）解剖：本穴下有趾背動、靜脈；布有來自腓神經的趾背神經（見圖 1-49）。

2.行間　Xíngjiān（LR2）

【定位】在足背側，當第 1、2 趾間，趾蹼緣的後方赤白肉際處。

【主治】頭痛，目眩，目赤腫痛，脇肋脹痛，疝氣，小便不利，崩漏，月經不調，痛經，癲狂癇證。

【刺灸法】斜刺 0.5～0.8 寸。可灸。

【附註】

（1）類屬：五輸穴之一，為足厥陰經滎穴。

（2）解剖：本穴下有足背動脈網，第一跖背側動脈；正當腓深神經的跖背神經分為趾背神經的分支處。

3. 太衝　Tàichōng（LR3）

【定位】在足背側，當第1跖骨間隙的後方凹陷處。

【主治】頭痛，眩暈，目赤腫痛，脇肋疼痛，月經不調，小兒驚風，癲癇，下肢痿痺，足跗腫痛。

【刺灸法】直刺 0.5～0.8 寸。可灸。

【附註】

（1）類屬：①五輸輸穴之一，為足厥陰經輸穴。②為足厥陰經原穴。

（2）解剖：本穴下有足背靜脈網，第一跖骨側動脈；布有腓深神經的跖背神經。

4. 曲泉　Qūquán（LR8）

【定位】在膝內側，屈膝，當膝關節內側面橫紋內側端，股骨內側髁的後緣，半腱肌、半膜肌止端的前緣凹陷處。

【主治】腹痛，小便不利，陰癢，疝氣，月經不調，膝臏腫痛，下肢痿痺。

【刺灸法】直刺 1.0～1.5 寸。可灸。

【附註】

（1）類屬：五輸穴之一，為足厥陰經合穴。

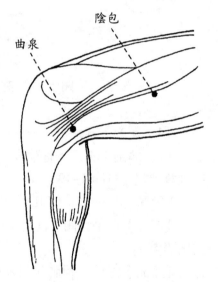

圖 1-50　曲泉、陰包穴

（2）解剖：本穴下前方為大隱靜脈，當膝最上動脈處；布有隱神經（見圖 1-50）。

5. 章門　Zhāngmén（LR13）

【定位】在側腹部，當第十一肋游離端的下方。

【主治】腹痛，腹脹腸鳴，泄瀉，脇肋疼痛，痞塊。

【刺灸法】直刺 0.5～0.8 寸；斜刺 0.5～1.0 寸。可灸。

【附註】

（1）類屬：①交會穴之一，為足厥陰經與足少陽經的交會穴。②八會穴之一，為臟會章門。③募穴之一，為脾的募穴。

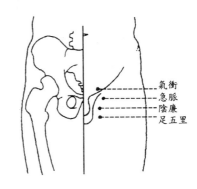

圖 1-51　足五里、陰廉、急脈穴

（2）解剖：本穴下有第十一肋間動脈末支；布有第十、十一肋間神經（右側當肝臟下緣，左側為脾臟下緣）（見圖 1-51）。

6.期門　Qīmén（LR14）

【定位】在胸部，當乳頭直下，第 6 肋間隙，前正中線旁開 4 寸。

【主治】胸脇脹滿、疼痛，胃脘疼痛，嘔吐，呃逆，吞酸，腹痛，泄瀉，奔豚。

【刺灸法】斜刺或平刺 0.5～0.8 寸。可灸。

【附註】

（1）類屬：①交會穴之一，為足厥陰經與足太陰經、陰維脈的交會穴。②募穴之一，為肝的募穴。

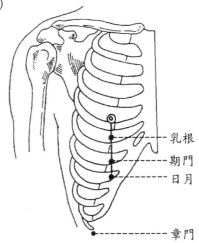

圖 1-52　章門、期門穴

（2）解剖：本穴下有第六肋間動、靜脈；布有第六肋間神經（見圖 1-52）。

(十三)督脈穴　Dūmàixué（Points of Du Meridian, DU. ）

總穴名 28 個。起穴長強；止穴齦交。本經重點常用穴 14 個。

1.長強　Chángqiàng（DU1）

【定位】在尾骨端下，當尾骨端與肛門連線的中點處。

【主治】痔疾，脫肛，泄瀉，便秘，便血，陰部濕癢。

【刺灸法】緊靠尾骨前面與骶骨平行刺入 0.8～1.0 寸，針尖不得向前刺穿直腸，以防感染。禁灸。

【附註】

（1）類屬：①交會穴之一，為督脈與足少陽經、足少陰經的交會穴。②為督脈的絡穴。

（2）解剖：本穴下在肛尾膈中，有肛門動、靜脈分支，有棘突間靜脈叢的延續部；布有尾骨神經後支，肛門神經（見圖 1-53）。

2.腰陽關　Yāoyángguān（DU3）

【定位】在腰部，當後正中線上，第 4 腰椎棘突下凹陷中。

【主治】腰骶疼痛，下肢痿痺，月經不調，陽痿，遺精。

【刺灸法】向上斜刺 0.5～1.0 寸。可灸。

【附註】解剖：本穴下有腰動脈後支，棘突間皮下靜脈叢；布有腰神經後支內側支。

3.命門　Mìngmén（DU4）

【定位】在腰部，當後正中線上，第 2 腰椎棘突下凹陷中。

【主治】虛損腰痛，陽痿，遺精，遺尿，赤白帶下，月經不調，腰脊強痛。

【刺灸法】向上斜刺 0.5～1.0 寸。可灸。

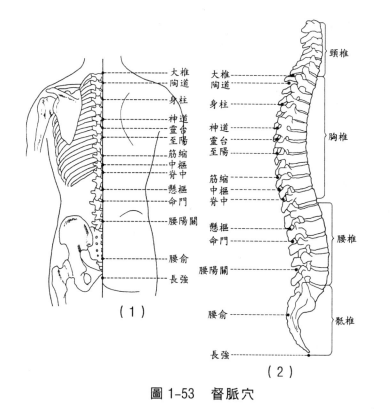

【附註】

（1）解剖：本穴下有腰動脈後支，棘突間皮下靜脈叢；布有腰神經後支，內側支。

（2）其他：為長壽穴之一。

4. 至陽　Zhìyáng（DU9）

【定位】在背部，當後正中線上，第 7 胸椎棘突下凹陷中。

【主治】黃疸，胸脇脹滿、疼痛，脊背強痛，咳喘。

【刺灸法】向上斜刺 0.5～1.0 寸。可灸。

【附註】

（1）解剖：本穴下有第七肋間動脈背側支，棘突間皮

圖 1-53　督脈穴

下靜脈叢分布；布有第七肋間神經後支的內側支。

（2）其他：為治療黃疸要穴。

5.靈台　Língtái（DU10）

【定位】在背部，當後正中線上，第6胸椎棘突下凹陷中。

【主治】咳嗽氣喘，疔瘡癰疽，脊背強痛，胸痛。

【刺灸法】向上斜刺0.5～1.0寸。可灸。

【附註】

（1）解剖：本穴下有第六肋間動脈背側支，棘突間皮下靜脈叢分布；布有第六肋間神經後支的內側支。

（2）其他：為治療疔瘡的經驗穴。

6.身柱　Shēnzhù（DU12）

【定位】在背部，當後正中線上，第3胸椎棘突下凹陷中。

【主治】咳喘，氣喘，身熱頭痛，脊背強痛，癲狂癇證，疔瘡，帶狀疱疹。

【刺灸法】向上斜刺0.5～1.0寸。可灸。

【附註】解剖：本穴下有第三肋間動脈背側支，棘突間皮下靜脈叢分布；布有第三肋間神經後支的內側支。

7.陶道　Táodào（DU13）

【定位】在背部，當後正中線上，第1胸椎棘突下凹陷中。

【主治】頭痛，瘧疾，咳嗽，氣喘，頸項強痛，脊背疼痛，癲狂，角弓反張。

【刺灸法】向上斜刺0.5～1.0寸。可灸。

【附註】

（1）類屬：交會穴之一，為督脈與足太陽經的交會穴。

（2）解剖：本穴下有第一肋間動脈背側支，棘突間皮

下靜脈叢分佈；布有第一肋間神經後支的內側支。

8.大椎　Dàzhuī（DU14）

【定位】在後正中線上，第7頸椎棘突下凹陷中。

【主治】感冒、熱病，瘧疾，咳嗽，氣喘，骨蒸盜汗，頭項強痛，肩背拘急疼痛，角弓反張，癲癇，風疹。

【刺灸法】向上斜刺0.5～1.0寸。可灸。

【附註】

（1）類屬：交會穴之一，為督脈與手、足三陽經的交會穴。

（2）解剖：本穴下有棘突間皮下靜脈叢；布有第八頸神經後支及第一胸神經後支的內側支。

9.風府　Fēngfǔ（DU16）

【定位】在項部，當後髮際正中直上1寸，枕外隆凸直下，兩側斜方肌之間凹陷中。

【主治】頭痛，項強，咽喉腫痛，失音，癲狂癇證，癭病。

【刺灸法】直刺或針尖向下（對準下頦）斜刺0.5～1.0寸。深部為延髓，切不可向上深刺，以免發生意外。

【附註】

（1）類屬：交會穴之一，為督脈與陽維脈的交會穴。

（2）解剖：本穴下在枕骨和第一頸椎之間有枕動脈分支及棘突間靜脈叢；布有第三枕神經與枕大神經的分支。

（3）其他：本穴為祛風要穴。

10.百會　Bǎihuì（DU20）

【定位】在頭部，當前髮際正中直上5寸，或兩耳尖連線的中點處。

簡便取法：於頭部正中線與兩耳尖連線的交會處取穴。

【主治】頭痛，眩暈，中風失語，癲狂癇證，脫肛，

癌病，動脈硬化症。

【刺灸法】平刺 0.5～0.8 寸。可灸。

【附註】

（1）類屬：交會穴之一，為督脈與足太陽經的交會穴。

（2）解剖：本穴下有左右淺動、靜脈及左右枕動、靜脈的吻合網；布有枕大神經的分支。

11.上星　Shàngxīng（DU23）

【定位】在頭部，當前髮際正中直上 1 寸。

【主治】頭痛，目痛，鼻炎，鼻衄，目赤腫痛，癲狂癇證，熱病，瘧疾。

【刺灸法】平刺 0.5～0.8 寸；或三棱針點刺出血。可灸。

【附註】解剖：本穴下有額動、靜脈分支及顳淺動、靜脈分支；布有額神經分支。

12.神庭　Shéntíng（DU24）

【定位】在頭部，當前發際正中直上 0.5 寸。

【主治】頭痛，眩暈，失眠，目赤腫痛，鼻炎，鼻衄，癲狂癇證。

【刺灸法】平刺 0.5～0.8 寸。可灸。

【附註】

（1）類屬：交會穴之一，為督脈與足太陽經、足陽明經的交會穴。

（2）解剖：本穴下有額動、靜脈分支；布有額神經分支。

13.素髎　Sùliáo（DU25）

【定位】在面部，當鼻尖的正中央。

【主治】鼻炎，鼻衄，酒糟鼻子，驚厥，昏迷，新生兒窒息。

【刺灸法】向上斜刺 0.3～0.5 寸；或三稜針點刺出血。不灸。

【附註】

（1）解剖：本穴下有面動、靜脈鼻背支；布有篩前神經的鼻外支。

（2）其他：此穴為提升血壓的要穴。

14.水溝　Shuǐgōu（DU26）

【定位】在面部，當人中溝的上三分之一與中三分之一交點處。

【主治】昏迷，暈厥，中暑，癲狂癇證，瘨病，小兒急驚風，霍亂，閃挫腰脊強痛，中風。

【刺灸法】向上斜刺 0.3～0.5 寸。或用指甲按掐。不灸。

【附註】

（1）類屬：交會穴之一，為督脈與手陽明經、足陽明經的交會穴。

（2）解剖：本穴下有上唇動、靜脈；布有面神經頰支及眶下神經分支。

（3）其他：本穴為急救要穴。

（十四）任脈穴　Rènmàixué（Points of Ren Meridian, RN.）

總穴名 24 個。起穴會陰；止穴承漿。本經重點常用穴12 個。

1.中極　Zhōngjí（RN3）

【定位】在下腹部，前正中線上，當臍中下 4 寸。

【主治】遺尿，小便頻數，尿閉，遺精，陽痿，早泄，疝氣，月經不調，痛經，崩漏，帶下，不孕、不育症，前列腺病。

【刺灸法】直刺 1.0～1.5 寸。可灸。

【附註】

（1）類屬：①任脈與足三陰經的交會穴。②募穴之一，為膀胱的募穴。

（2）解剖：本穴下有腹壁淺動、靜脈分支及腹壁下動、靜脈分支；布有髂腹下神經的分支。

2.關元　Guānyuán（RN4）

【定位】在下腹部，前正中線上，當臍中下 3 寸。

【主治】遺尿，小便頻數，尿閉，腹痛，泄瀉，痢疾，遺精，陽痿，喘氣，脫肛，月經不調，崩漏，帶下，不孕，不育，中風脫證。

【刺灸法】直刺 1.0～2.0 寸。可灸。

【附註】

（1）類屬：①交會穴之一，為任脈與足三陰經的交會穴。②募穴之一，為小腸的募穴。

（2）解剖：本穴下有腹壁淺動、靜脈分支及腹壁下動、靜脈分支；布有第十二肋間神經前支的內側皮支。

（3）其他：本穴為強壯要穴。

3.氣海　Qìhǎi（RN6）

【定位】在下腹部，前正中線上，當臍中下 1.5 寸。

【主治】腹痛，胃脘脹痛，泄瀉，便秘，遺精，遺尿，癃閉，月經不調，痛經，經閉，崩漏，帶下，陰挺，虛脫。

【刺灸法】直刺 1.0～2.0 寸。可灸。

【附註】

（1）解剖：本穴下有腹壁淺動、靜脈分支及腹壁下動、靜脈分支；布有髂腹下神經的分支。

（2）其他：本穴為強壯要穴。

4.神闕　Shénquè（RN8）

【定位】在腹中部，臍中央。

【主治】中風脫證，小便失禁，腹脹，腹痛，泄瀉，脫肛，水腫。

【刺灸法】禁針刺。可灸。

【附註】

（1）解剖：本穴下有腹壁下動、靜脈；布有第十肋間神經的前皮支（見圖1-54）。

（2）其他：本穴為急救虛脫、厥證的要穴。

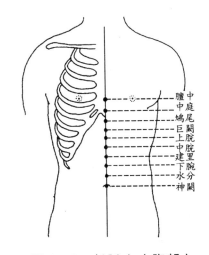

膻中
中庭
鳩尾
巨闕
上脘
中脘
建里
下脘
水分
神闕

圖1-54　任脈穴（腹部）

5.下脘　Xiàwǎn（RN10）。

【定位】在上腹部，前正中線上，當臍中上2寸。

【主治】胃脘疼痛，腹脹，泄瀉，嘔吐，呃逆，飲食不化，痞塊。

【刺灸法】直刺1.0～2.0寸。可灸。

【附註】

（1）類屬：交會穴之一，為任脈與足太陰經的交會穴。

（2）解剖：本穴下有腹壁上下動、靜脈；布有第八肋間神經的前皮支。

6.建里　Jiànlǐ（RN11）

【定位】在上腹部，前正中線上，當臍中上3寸。

【主治】胃脘疼痛，腹脹，嘔吐，食慾不振，水腫。

【刺灸法】直刺1.0～2.0寸。可灸。

【附註】解剖：本穴下有腹壁上、下動脈交界處的分支；布有第八肋間神經前支的內側皮支。

7. 中脘　Zhōngwǎn（RN12）

【定位】在上腹部，前正中線上，當臍中上 4 寸。

【主治】胃脘疼痛，腹脹，嘔吐，呃逆，吞酸，厭食，飲食不化，泄瀉，便秘，黃疸，癲狂。

【刺灸法】直刺 1.0～1.5 寸。可灸。

【附註】

（1）類屬：①交會穴之一，為任脈與手太陽經、手少陽經、足陽明經的交會穴。②募穴之一，為胃的募穴。③八會穴之一，為腑會中脘。

（2）解剖：本穴下有腹壁上動、靜脈；布有第七肋間神經前支的內側皮支（當胃幽門部）。

（3）其他：本穴為治療胃病的要穴。

8. 巨闕　Jùquè（RN14）

【定位】在上腹部，前正中線上，當臍中上 6 寸。

【主治】胸痛，心悸，心煩，嘔吐，呃逆，癲癇。

【刺灸法】直刺 0.5～1.0 寸。可灸。

【附註】

（1）類屬：募穴之一，為心的募穴。

（2）解剖：本穴下有腹壁上動、靜脈；布有第七肋間神經的前皮支。

9. 鳩尾　Jiūwěi（RN15）

【定位】在上腹部，前正中線上，當胸劍結合部下 1 寸。

【主治】胸痛，嘔吐，呃逆，腹脹，癲狂癇證。

【刺灸法】向下斜刺 0.5～1.0 寸。可灸。

【附註】

（1）類屬：為任脈的絡穴。

（2）解剖：本穴下有腹壁上動、靜脈；布有第七肋間神經的前皮支。

10.膻中　Dànzhōng（RN17）

【定位】在胸部，當前正中線上，平第4肋間，兩乳頭連線的中點。

【主治】咳嗽，哮喘，胸痹，心痛，乳少，乳汁不通，乳腺腫塊。

【刺灸法】平刺0.3～0.8寸。可灸。

【附註】

（1）類屬：①募穴之一，為心包的募穴。②八會穴之一，為氣會膻中。

（2）解剖：本穴下有胸廓內動、靜脈前穿支；布有第四肋間神經的前皮支。

（3）其他：本穴為治療氣病的要穴。

11.天突　Tiāntū（RN22）。

【定位】在頸部，當前正中線上，胸骨上窩中央。

【主治】咳嗽，哮喘，胸悶，胸痛，咽喉腫痛，暴喑，癭氣，梅核氣，噎膈。

【刺灸法】先直刺0.2～0.3寸，然後將針尖轉向直下，沿胸骨柄後緣、氣管前緣，向下緩緩刺入1.0～1.5寸。要嚴格掌握針刺方向和深度。

【附註】

（1）類屬：交會穴之一，為任脈與陰維脈的交會穴。

（2）解剖：本穴皮下有頸靜脈弓，甲狀腺下動脈分支，深部為氣管，向下胸骨柄後方為無名靜脈及主動脈弓；布有鎖骨上神經內側支深部神經（見圖1-55）。

12.廉泉　Liánquán（RN23）

【定位】在頸部，當前正中線上，結喉上方，舌骨上緣凹陷處。

【主治】舌下腫痛，舌強不語，舌緩流涎，暴喑，吞咽困難，舌體萎縮。

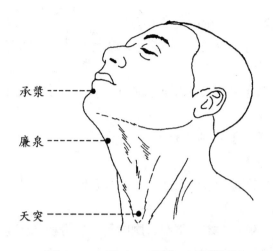

圖 1-55　天突、廉泉、承漿穴

【刺灸法】向舌根方向斜刺 0.5～1.2寸。可灸。

【附註】

（1）類屬：交會穴之一，為任脈與陰維脈的交會穴。

（2）解剖：本穴下有頸前淺靜脈；布有頸皮神經的分支，深層為舌根，有舌下神經及舌咽神經的分支（見圖 1-56）。

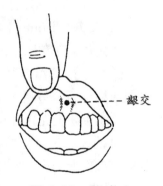

圖 1-56　齦交穴

六、常用奇穴　Extra Points, EX.

（一）頭頸部穴　Tóujìngbù Xué（Points of Head and Neck, EX-HN.）

1.四神聰　Sìshéncōng（EX-HN1）

【定位】在頭頂部，當百會前後左右各1寸，共四穴。

【主治】頭痛，眩暈，失眠，健忘，癲癇狂證，瘈病。

實用針灸經驗處方手冊

【刺灸法】針尖向百
會方向或向四周，平刺
0.5～0.8寸。可灸。

【附註】解剖：本穴下
有枕動、靜脈，顳淺動、
靜脈的頂支，和眶上動、
靜脈的吻合網；布有枕大
神經，耳顳神經及眶上神
經分支（見圖1-57）。

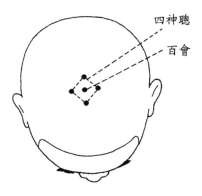

圖 1-57　四神聰穴

2.印堂　Yìntáng（EX-HN3）

【定位】在額部，
當兩眉頭之中間。

【主治】頭痛，眩
暈，鼻炎，鼻衄，目
赤腫痛，小兒驚風，
中風。

【刺灸法】平刺
0.3～0.5寸。可灸。

【附註】解剖：本
穴下有額內側動、靜
脈分支；布有滑車上
神經的瞼上支（見圖
1-58）。

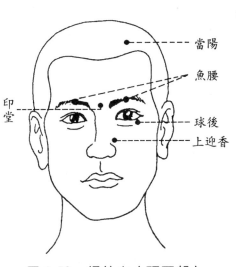

圖 1-58　經外穴（頭面部）

3.魚腰　Yúyāo（EX-HN4）

【定位】在額部，瞳孔直上，眉毛中。

【主治】眉棱骨痛，目赤腫痛，眼瞼瞤動，眼瞼下垂，
口眼歪斜。

【刺灸法】向內外平刺0.3～0.5寸。禁灸。

【附註】解剖：本穴下有眶上動、靜脈分布；布有眶

上神經，面神經的分支。

4.太陽　Tàiyáng（EX-HN5）

【定位】在顳部，當眉梢與目外眥之間，向後約一橫指的凹陷處。

【主治】頭痛，目赤腫痛，目眩，目澀，面痛。

【刺灸法】直刺0.5～1.0寸；斜刺或平刺透率谷、頰車等穴1～2寸。可用三棱針點刺出血。不用灸法。

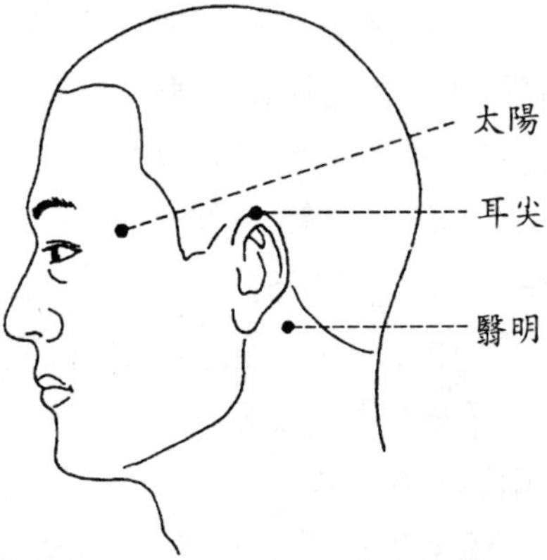

【附註】解剖：本穴下有顳淺動、

圖 1-59　太陽、耳尖、翳明穴

靜脈；布有三叉神經第二、三支分支，面神經顳支。（見圖1-59）

5.球後　Qiúhòu（EX-HN7）

【定位】在面部，當眶下緣外四分之一與內四分之三交界處。

【主治】目疾。如視神經炎，視神經萎縮，視網膜色素變性，青光眼，早期白內障，近視。

【刺灸法】直刺，囑病人眼向上看，醫生左手拇指輕推眼球向上，右手持針沿眶下緣略向內上方緩緩刺入0.5～1.5寸，不提插、捻轉，出針後輕壓局部2～3分鐘，以防出血。針刺不宜過深，並要嚴格掌握針刺方向，以免傷及視神經，或刺入顱腔、眼球。禁灸。

【附註】解剖：本穴下有眶下動、靜脈分支，眼動、靜脈的分支；布有眶下神經，面神經顳支，結狀神經結和

實用針灸經驗處方手冊

視神經，深層為眼神經。

6.上迎香　Shàngyíngxiāng（EX-HN8）

【定位】在面部，當鼻翼軟骨與鼻甲的交界處，近鼻唇溝上端處。

【主治】鼻塞，鼻淵，鼻衄，鼻部瘡癤，頭痛，迎風流淚。

【刺灸法】針尖向內上方斜刺 0.3～0.5 寸。可灸。

【附註】解剖：本穴下有面動、靜脈分支；布有篩前神經，眶下神經分支及滑車下神經。

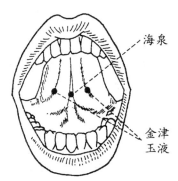

圖1-60　海泉、金津、玉液穴

7.金津　Jīnjīn（EX-HN12）

【定位】在口腔內，當舌下系帶左側的靜脈上（見圖1-60）。

8.玉液　Yùyè（EX-HN13）

【定位】在口腔內，當舌下系帶右側的靜脈上。

【主治】舌強，舌腫，口瘡，喉炎，嘔吐，消渴。

【刺灸法】三棱針點刺出血。禁灸。

【附註】解剖：本穴下有舌下靜脈；布有舌下神經，舌神經。

9.翳明　Yìmíng（EX-HN14）

【定位】在項部，當翳風後 1 寸。

【主治】雀目，白內障，青光眼，目翳，頭痛，眩暈，耳鳴，失眠。

【刺灸法】直刺 0.5～1.0 寸。可灸。

【附註】解剖：本穴下有耳後動、靜脈；布有耳大神

經和枕小神經。

（二）胸腹部穴　Xiōngfùbù Xué（Points of Chest and Abdomen, EX-CA.）

1.子宮　Zǐgōng（EX-CA1）

【定位】在下腹部，當臍中下 4 寸，中極旁開 3 寸。

【主治】痛經、月經不調、子宮出血、附件炎、不孕。

【刺灸法】直刺 0.8～1.5 寸，可灸。

【附註】解剖：有髂腹下神經和腹壁淺動脈、腹壁下動脈（見圖 1-61）。

（三）背部穴　Bèibù Xuè（Points of Back, EX-B.）

1.定喘　Dìngchuǎn（EX-B1）

【定位】在背部，當第 7 頸椎棘突下，旁開 0.5 寸。

【主治】哮喘，咳嗽，肩背強痛。

【刺灸法】直刺 0.5～0.8 寸。可灸。

【附註】解剖：本穴下有頸橫動脈和頸深動脈分支；布有第七、八頸神經後支（見圖 1-62）。

2.夾脊　Jiájǐ（EX-B2）

【定位】在背腰部，當第一胸椎至第 5 腰椎棘突下兩側，後正中線旁開 0.5 寸，一側 1.7 穴（見圖 1-63）。

【主治】該穴適應範圍較廣。胸 1～3 椎治療上肢疾病；胸 1～8 椎主治胸廓及胸腔內臟疾病；胸 6～腰 5 椎主治腹腔內臟疾患；胸 11～腰 5 椎主治腰骶部疾患；腰 2～5 椎主治下肢疾患，見表 11。

【刺灸法】直刺 0.3～0.5 寸，斜刺 0.5～1.5 寸；平刺由上向下透穴 2.0～4.0 寸。可灸。

【附註】解剖：每穴下都有相應椎體下方發出的脊神經後支及與其伴行的動、靜脈叢分布。

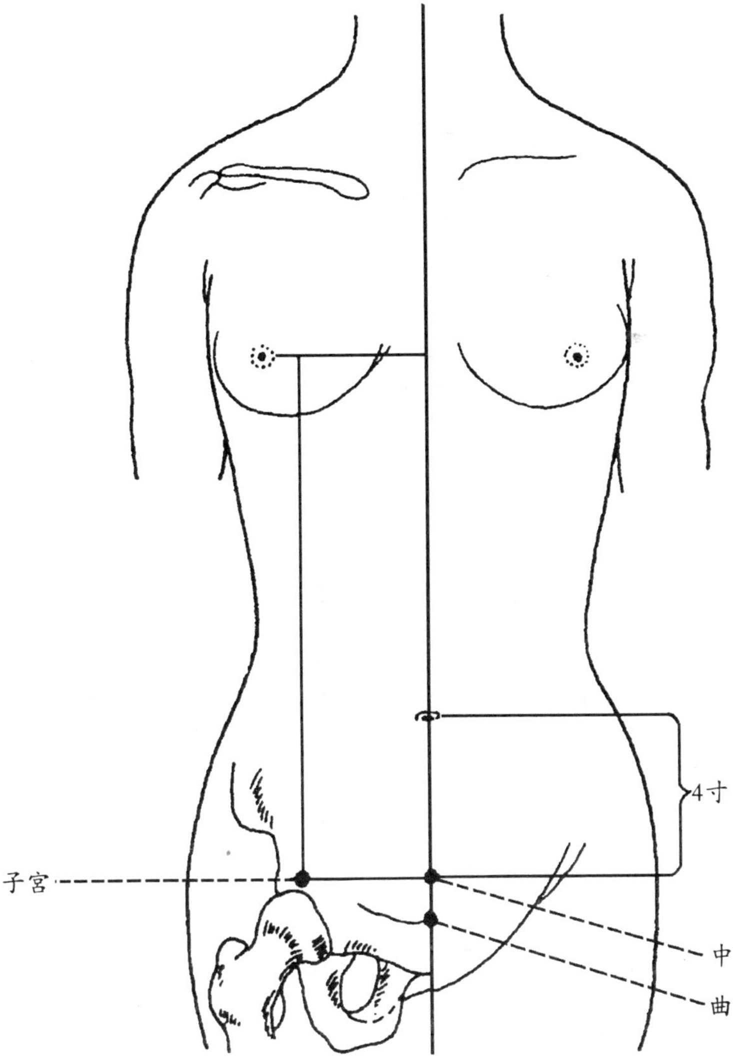

圖 1-61　子宮穴

子宮

4寸

中極

曲骨

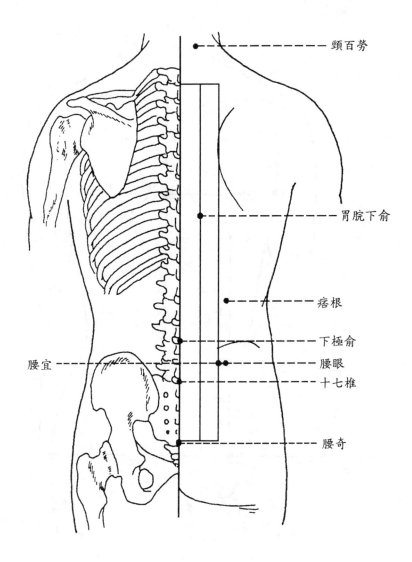

頸百勞

胃脘下俞

痞根

下極俞

腰宜

腰眼

十七椎

腰奇

圖 1-62　經外穴（背部）

實用針灸經驗處方手冊

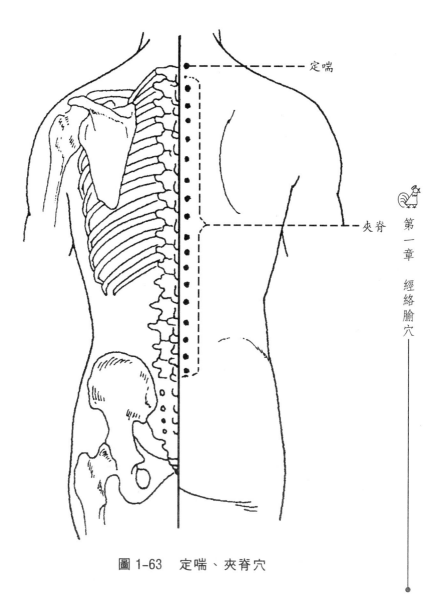

定喘

夾脊

圖 1-63　定喘、夾脊穴

表 11　夾脊穴主治範圍表

夾脊穴	主　治
胸 1 　2 　3	上肢疾患
4 　5	胸廓及胸腔 內臟疾患
6 　7 　8	
9 　10	腹腔內臟疾患
11 　12 腰 1	腰骶部疾患
2 　3 　4 　5	下肢疾患

3.痞根　Pǐgēn（EX－B4）

【定位】在腰部，當 1 腰椎棘突下，旁開 3.5 寸。

【主治】腹內痞塊（肝脾腫大），腰痛。

【刺灸法】直刺 1.0～1.5 寸。可灸。

【附註】解剖：本穴下有第一腰動、靜脈的背側支；布有第十二胸神經後支外側支，最深層為第一腰神經後支。

4.腰眼　Yāoyǎn（EX－B7）

【定位】在腰部，當第 4 腰椎棘突下，旁開約 35 寸凹陷中。

【主治】腰痛，尿頻，虛勞，婦科疾患（月經不調，

帶下）。

【刺灸法】直刺 1.0～1.5 寸。可灸。

【附註】解剖：本穴下有第四腰動、靜脈背側支；布有第三腰神經後支，深層為腰叢。

（四）上肢穴　ShàngzhīXué（Points of Upper Extremities, EX-UE.）

1.二白　Erbāi（EX-UE2）

【定位】在前臂掌側，腕橫紋上 4 寸，橈側腕屈肌腱的兩側，一側二穴。

【主治】肛腸病證：痔瘡，脫肛，痔漏疼痛或下血或癢。

【刺灸法】直刺 0.5～1.0 寸。可灸。

【附註】解剖：本穴下有橈動、靜脈，骨間掌側動、靜脈；布有前臂內側皮神經，前臂外側皮神經，正中神經和橈神經（見圖 1-64）。

2.八邪　Bāxié（EX-UE9）

【定位】在手背側，微握拳，第 1～5 指間，指蹼緣後方赤白肉際處，左右共八穴。

【主治】手背腫痛，手指麻木，手指關節疾患，煩熱，頭痛，目痛，咽喉疼痛，毒蛇咬傷。

【刺灸法】斜刺 0.5～0.8寸；三棱針點刺出血。可灸。

【附註】解剖：本穴下有手背靜脈網，掌背動脈；布

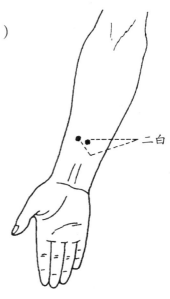

圖 1-64　二白穴

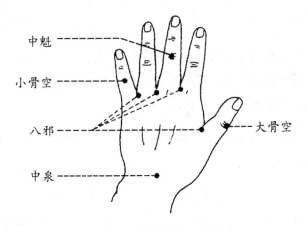

圖 1-65　經外穴（手背）

有尺神經手背支和橈神經手背支（見圖 1-65）。

3.四縫　Sìfèng（EX-UE10）

【定位】在第 2～5 指掌側，近端指關節的中央，一側四穴。

【主治】小兒疳積，百日咳，小兒腹瀉，手指疼痛。

【刺灸法】用三棱針點刺 0.1～0.2 寸，擠出少量黃白色透明黏液或刺出血。一般不灸。

【附註】解剖：本穴下有指掌側固有動、靜脈分支；布有指掌側固有神經（見圖 1-66）。

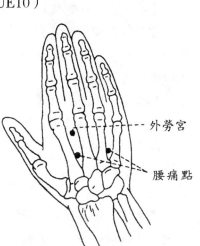

外勞宮

腰痛點

圖 1-66　腰痛點、外勞宮穴

4.十宣　Shíxuān（EX-UE11）

【定位】在手十指尖端，距指甲游離緣 0.1 寸（指寸），左右共十穴。

【主治】昏迷，暈厥，中暑，高熱，癲癇，小兒急驚風，咽喉腫痛。

【刺灸法】直刺0.1～0.2寸；或三棱針點刺出血。一般不灸。

【附註】解剖：本穴下有指掌側固有動、靜脈形成的動、靜脈網；布有指掌側固有神經和豐富的痛覺感受器（見圖1-67）。

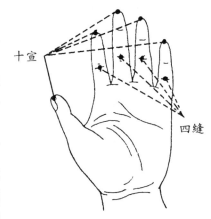

圖1-67　四縫、十宣穴

（五）下肢穴　Xiàzhī Xué（Points of Lower Extrenities, EX-LE.）

1.百蟲窩　Bǎichōngwō（EX-LE3）

【定位】屈膝，在大腿內側，髕底內側端3寸，即血海上1寸。

【主治】皮膚瘙癢，風疹，濕疹，蛔蟲病。

【刺灸法】直刺1.0～1.5寸。可灸。

【附註】解剖：本穴下有股動、靜脈；布有股神經前皮支，深層有股神經肌支（見圖1-68）。

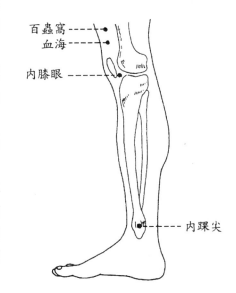

圖1-68　百蟲窩、內膝眼、內踝尖穴

2.膝眼　Xīyǎn（EX-LE5）。

【定位】屈膝，在髕韌帶兩側凹陷處，在內側的稱內膝眼，在外側的稱外膝眼。

【主治】膝關節酸痛，鶴膝風，腿腳重痛，腳氣，下肢痠軟無力。

【刺灸法】向膝中斜刺 0.5～1.0 寸，或向對側膝眼透刺，或直刺。可灸。

【附註】解剖：本穴下有膝關節動、靜脈網；布有隱神經分支，股外側皮神經分支，深層有脛腓總神經分支（見圖 1-69）。

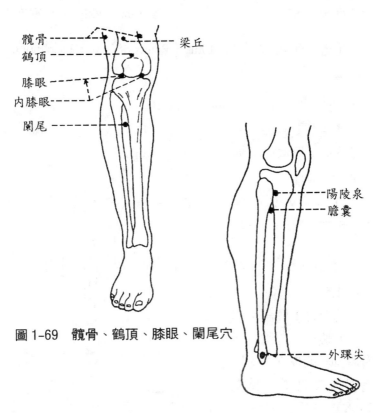

圖 1-69　髕骨、鶴頂、膝眼、闌尾穴

圖 1-70　膽囊、外踝尖穴

3.膽囊　Dǎnnáng（EX-LE6）

【定位】在小腿外側上部，當腓骨小頭前下方凹陷處（陽陵泉）直下2寸。

【主治】急、慢性膽囊炎，膽石症，膽道蛔蟲症，膽絞痛，脇肋痛。

【刺灸法】直刺1.0～1.5寸。可灸。

【附註】解剖：本穴下有脛前動、靜脈分支；布有腓腸外側皮神經，深層有腓深神經（見圖1-70）。

4.闌尾　Lánwěi（EX-LE7）

【定位】在小腿前側上部，當犢鼻下5寸，脛骨前緣旁開一橫指。

【主治】急、慢性闌尾炎，消化不良，下肢萎痹。

【刺灸法】直刺1.0～2.0寸。可灸。

【附註】解剖：本穴下有脛前動、靜脈；布有腓腸外側皮神經，腓深神經。

5.八風　Bāfēng（EX-LE10）

【定位】在足背側，第1～5趾間，趾蹼緣後方赤白肉際處，一側四穴，左右共八穴。

【主治】足跗腫痛，腳氣，足趾疼痛，牙痛，胃痛，毒蛇咬傷。

【刺灸法】斜刺0.5～0.8寸；或三棱針點刺出血。可灸。

【附註】解剖：本穴下有趾背動、靜脈；布有腓淺、腓深神經（見圖1-71）。

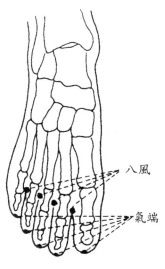

圖1-71　八風、氣端穴

6.獨陰　Dúyīn（EX−LE11）

【定位】在足第二趾的跖側遠側趾間關節的中點。

【主治】心痛，死胎，胞衣不下，滯產，月經不調，疝氣。

【刺灸法】直刺 0.1～0.2 寸。可灸。

【附註】解剖：本穴下有足底內側動、靜脈；布有足底內側神經，趾底固有神經（見圖 1−72）。

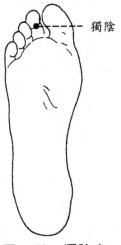
獨陰

圖 1−72　獨陰穴

第二章　刺灸法知要

第一節　毫針刺法

毫針刺法是針灸中最主要的一種刺灸法，學習毫針刺法須先進行練針，掌握各種針刺手法。

一、針刺練習

為了達到針刺治療的目的，又不增加病人疼痛，就要熟練地掌握進針和各種手法的操作。由於毫針針身細軟，要把毫針刺入肌膚內，沒有一定的指力是不行的。而這種指力只有透過練習才能掌握，所以，初學針刺前首先要有一個練習指力的過程。

練針必須循序漸進。開始練針時，可先在紙墊或棉團上進行（見圖2-1）。用鬆軟的紙張折成長約8公分、寬約5公分、厚約2公分的紙塊，周圍用線紮緊，做成紙墊；或用布將棉花包裹，用線封口紮緊，做成直徑6～7公分的棉團（見圖2-2）；先用較短的

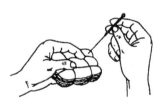

圖 2-1　紙墊練針

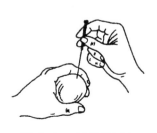

圖 2-2　棉團練針

毫針在紙墊或棉團上練習進針、出針、上下提插、左右捻轉等基本操作方法，待短針運用自如以後，再改用長針練習，以便達到進針靈活、力量均勻、自如輕巧的效果。

有了一定的指力和行針手法基礎，還要自身試針。即在自己身上選一些比較安全的穴位如下肢的足三里、三陰交、豐隆試針，以體會針刺後的各種感覺。待針刺技術達到一定熟練程度後，才能進行治病練習。

二、針刺前的準備

（一）選擇針具

毫針為古代的「九針」之一。毫針是針刺治病的主要針具，臨床上應用最廣。目前應用最普遍的毫針是以不銹鋼為原料製成的，具有硬度強，緊韌而富有彈性，不易銹蝕等特點。

毫針的結構，分為針尖、針身、針根、針柄、針尾五個部分（見圖2-3）。

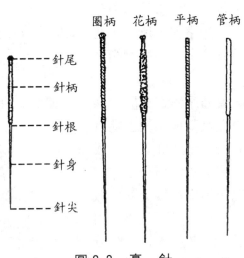
圖2-3 毫 針

選擇毫針時應注意：針尖應圓而不鈍，以形如松針者為佳，既不宜過尖，也不應有鈎曲；針身必須光滑挺直，堅韌而富有彈性，上下勻稱，凡針身有斑剝銹痕及彎曲者應棄之不用；針根必須牢固，不能有剝蝕或鬆動現象；針柄不宜過長或過短，以金屬絲纏繞緊密均勻為佳。

臨床上應根據病人的性別、年齡、形體肥瘦、體質強弱、病情虛實、病變部位的表裡淺深和所取腧穴的具體部位，選擇長短、粗細適宜的針具。

如體壯、形胖、實證、病變部位較深者，可選取較粗、較長的毫針；反之，體弱、形瘦、病變部位較淺者，可選較細、較短的毫針。

根據腧穴所在部位進行選針時，一般皮薄肉少、頭面部的腧穴，宜選用短細針；肌肉豐厚處、針刺較深的腧穴，宜選長粗針。臨床上選針常以將針刺入腧穴應至深度，而針身還應露在皮膚外稍許為宜。

毫針的規格

長度	寸	0.5	1.0	1.5	2.0	2.5	3.0	3.5	4.0
	毫米	15	25	40	50	65	75	90	100
粗細（直徑）	號數	26	27	28	29	30	31	32	33
	毫米	0.45	0.42	0.38	0.34	0.32	0.30	0.28	0.26

可見，針的號數越大，針越細。

一般頭面部穴位多淺刺，用 0.5～1 寸細針；肌膚豐滿處用長針，如環跳穴用 3.0～4.0 寸；四肢軀幹多用長 1.5～2.5 寸針。

練針時要用粗針，如 1.5 寸（28 號）針，有指力後可改用 30 號或更細的針，以減少疼痛。

（二）選擇體位

臨床針刺時主要有以下幾種體位：

1.仰臥位

適用於取頭面、胸腹以及上下肢部位的腧穴（見圖2-4）。

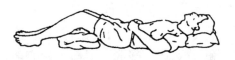

圖 2-4　仰臥位

2.側臥位

適用於取身體側面和上下肢的腧穴。（見圖2-5）

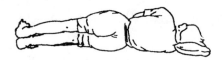

圖 2-5　側臥位

3.俯臥位

適用於取頭項、脊背、腰臀和下肢後側、上肢等部位的腧穴。（見圖2-6）

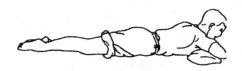

圖 2-6　俯臥位

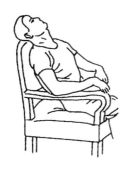

圖 2-7　仰靠坐位

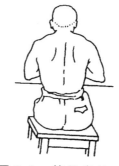

圖 2-8　俯伏坐位

4.仰靠坐位

適用於取頭面、頸、胸和四肢的腧穴。（見圖 2-7）

5.俯伏坐位

適用於取頭項、背腰部腧穴（見圖 2-8）。

6.側伏坐位

適用於取頭面一側、面頰、耳前後的腧穴。（見圖 2-9）

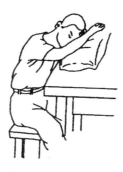

圖 2-9　側伏坐位

（三）消毒

1.針具消毒

（1）**高壓蒸氣消毒**：將所用針具用紗布包好，置於高壓蒸氣鍋內 120℃ 高溫下消毒 15 分鐘，即可達到消毒滅菌的目的。

（2）**煮沸消毒**：將針具和用具用紗布包好，放入清水鍋中煮沸 10～20 分鐘。

（3）**藥液浸泡消毒**：將針具洗淨後放入 75%乙醇中浸泡 30～60 分鐘，或用 10%新潔爾滅加 0.5%亞硝酸鈉溶液浸泡 30～60 分鐘，取出擦乾後使用。

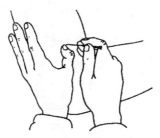 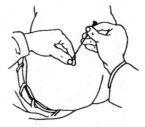

圖 2-10　指切進針法　　　圖 2-11　夾持進針法

　　針灸時提倡一人一針，對某些傳染病患者使用過的針具，必須另行放置，嚴格消毒，或使用滅菌的一次性毫針。

　　2.醫者手指的消毒

　　醫生的手指在施術前應用肥皂洗刷乾淨，或用 75%乙醇棉球拭擦兩次。

　　3.施術部位消毒

　　施術的腧穴（或部位）用 75%乙醇棉球或棉簽拭擦。有些部位如耳穴等，可先用 2%碘酒消毒，待碘酒稍乾後再用 75%乙醇棉球塗擦。

三、針刺方法

（一）常用進針方法

　　1.指切進針法

　　又稱爪切進針法，用左手拇指或示指指端切按在腧穴位置的旁邊，右手持針，緊靠左手指甲面將針刺入腧穴。此法適宜於短針的進針（見圖 2-10）。

　　2.夾持進針法

　　又稱駢指進針法，即用左手拇、食兩指持捏消毒乾棉球，夾住針身下端，將針尖固定在所刺腧穴的皮膚表面位置，右手捻動針柄，將針刺入腧穴。此法適宜於長針的進針（見圖 2-11）。

實用針灸經驗處方手冊

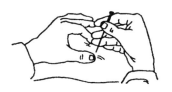

圖 2-12　舒張進針法

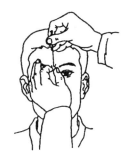

圖 2-13　提捏進針法

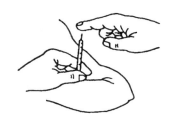

圖 2-14　針管進針法

3.舒張進針法

　　用左手拇、食兩指將所刺腧穴部位的皮膚向兩側撐開，使皮膚繃緊，右手持針，讓針從左手拇、食兩指中間刺入。此法主要用於皮膚鬆弛部位的腧穴（見圖2-12）。

4.提捏進針法

　　用左手拇、食兩指將針刺腧穴部位的皮膚捏起，右手持針，從捏起的上端將針刺入。此法主要用於皮肉淺薄部位的腧穴進針，如印堂穴等（見圖2-13）。

5.針管進針法

　　備好塑料或金屬製成的針管，針管的長度約比毫針短2～3分，以便露出針柄，針管的直徑以能順利通過針尾為宜。針刺時左手持針管，將針裝入管內，針尖與針管下端平齊，置於應刺的腧穴上，用右手示指叩打針尾或用中指彈擊針尾，即可將針刺入，然後退出針管，再運用行針手法（見圖2-14）。

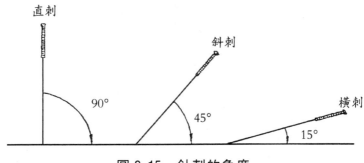

直刺

斜刺

90°

45°

横刺

15°

圖 2-15　針刺的角度

實用針灸經驗處方手冊

（二）針刺的角度和深度

1.針刺的角度

針刺角度是進針時針身與皮膚表面所構成的夾角。針刺角度的大小，應根據腧穴所在部位的解剖特點和治療要求等情況而定。

一般可分為直刺、斜刺和橫刺三種：

（1）**直刺**：針身與皮膚表面呈 90°角左右垂直刺入。此法適用於人體全身大部分腧穴。深刺或淺刺均可適用，尤其是肌肉豐厚部位的腧穴，如四肢、腹部、腰部等。

（2）**斜刺**：針身與皮膚表面呈 45°角左右傾斜刺入。此法適用於肌肉較淺薄的部位、骨骼邊緣部位、內有重要臟器不宜深刺的部位、為避開血管及瘢痕部位的腧穴，如胸、背部等。

（3）**橫刺**：又稱平刺、沿皮刺，針身與皮膚表面呈 15°角左右沿皮膚刺入。此法適用於皮膚肌肉淺薄部位的腧穴，如頭部等（見圖 2-15）。

2.針刺的深度

針刺深度是指針身刺入腧穴皮肉的深淺度數。掌握針刺的深度，應以既要有針刺感應而又不傷及重要臟腑組織

為原則。每個腧穴的針刺深度，在臨床實際操作時，還必須結合患者的年齡、體質、病情、腧穴部位、經脈循行深淺、季節時令、醫生手法經驗和得氣的需要等諸多因素綜合考慮，靈活掌握。

怎樣正確掌握針刺深度，必須注意以下幾個方面：

（1）**年齡**：年老體弱者及小兒宜淺刺；中青年身強體壯者可深刺。

（2）**體質**：形瘦體弱者宜淺刺；形壯體強者可深刺。

（3）**部位**：頭面、胸、背部及皮肉淺薄之處宜淺刺；四肢、臀、腹部及肌肉豐滿處可深刺。

（4）**經絡**：循行於手指、足趾、手腕、踝部位的經脈較淺宜淺刺；循行於肘、臂、腿、膝部位的經脈較深可深刺。另外，一般陽經屬表宜淺刺；陰經屬裡可深刺。

（5）**病情**：陽證、表證、新病宜淺刺；陰證、裡證、久病可深刺。

（6）**時令**：春、夏季陽氣浮於上，腠理開疏、氣淺宜淺刺；秋、冬季陽氣潛於下，腠理固密、氣深可深刺。

（7）**針感**：施針時針下酸、麻、重、脹感應強、出現快的，以及精神緊張、懼怕針刺的患者，針刺應當淺些；感應遲鈍或感應弱的患者，針刺應當深些。

（三）行針與得氣

1.得氣

得氣又稱針感，即針刺感應的簡稱，是指毫針刺入腧穴一定深度後，施以提插或捻轉等行針手法，使針刺部位產生的一種特殊反應，亦即經氣感應。

得氣的標誌主要有兩方面：

一是患者對針刺的感覺和反應。當針刺腧穴得氣時，患者的針刺部位有酸、麻、脹、重等自覺反應，或出現

熱、涼、癢、痛、抽搐、蟻行等感覺，這種感覺可沿著一定部位、向一定方向擴散、傳導，少數患者還會出現循經性肌膚跳動、震顫等反應，有的還會見到受刺腧穴部位循經性皮疹帶或紅、白線狀現象。二是醫生對刺手指下的感覺。當患者有自覺反應的同時，醫生的刺手亦能體會到針下沉緊、澀滯或顫動等反應。

得氣與否以及氣至的速遲，不僅直接關係到針刺的治療效果，而且可以借此判斷疾病的預後。臨床上一般是得氣迅速時療效較好，得氣較慢時療效就差，不得氣時就可能療效緩慢或無效。

2.行針

亦名運針，是將針刺入腧穴後，為了使之得氣、調節針感以及進行補瀉而施行的各種針刺手法。行針可分為基本手法和輔助手法兩種。

（1）**基本手法**

常用的有以下兩種：

①提插法：是將針刺入腧穴的一定深度後，使針在穴內進行上、下、進、退的操作方法。使針從淺層向下刺入深層為插；由深層向上退到淺層為提。提插幅度的大小、層次的有無、頻率的快慢以及操作時間的長短，應根據病人的體質、病情和腧穴的部位以及醫者所要達到的目的靈活掌握（見圖2-16）。

②捻轉法：是將針刺入腧穴的一定深度後，以右手拇指和食指、中指持住針柄進行一前一後的來回旋轉捻動的操作方法。捻轉角度的大小、頻率的快慢、操作時間的長短等，應根據病人的體質、病情和腧穴的部位以及醫者所要達到的目的靈活掌握（見圖2-17）。

以上兩種基本手法，既可單獨應用，也可相互配合運用，在臨床上必須根據患者的具體情況靈活掌握，才能發

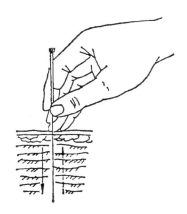

圖 2-16　提插法

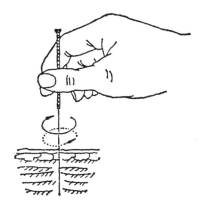

圖 2-17　捻轉法

揮其應有的作用。

（2）**輔助手法**

是輔助行針的操作方法。常用的有以下幾種：

①**循法**：是以左手或右手於所刺腧穴的四周或沿著經脈的循行部位進行

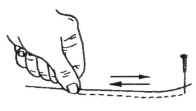

圖 2-18　循法

循按或循攝的方法。此法在未得氣時用之可以通氣活血，有行氣、催氣之功；若針下過於沉緊時，用之可宣散氣血，使針下徐和（見圖 1-18）。

②**刮柄法**：是將針刺入腧穴一定深度後，拇指或食指的指腹抵住針尾，用拇指、食指或中指指甲由下而上地頻頻刮動針柄的方法。此法在不得氣時用之可激發經氣，促使得氣（見圖 2-19）。

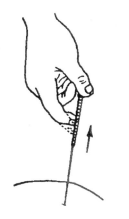

圖 2-19　刮柄法

165

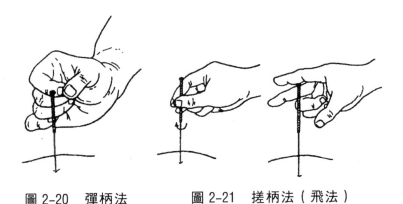

圖 2-20　彈柄法　　　圖 2-21　搓柄法（飛法）

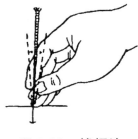

圖 2-22　搖柄法

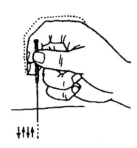

圖 2-23　震顫法

③彈柄法：針刺入腧穴的一定深度後，以手指輕輕叩彈針柄，使針體產生輕微的振動。此法可使經氣速行（見圖 2-20）。

④搓柄法：針刺入腧穴的一定深度後，以右手拇、食、中三指持針柄向單向捻轉，如搓線狀。搓時應與提插法同時配合應用。此法有行氣、催氣和補虛瀉實的作用（見圖 2-21）。

⑤搖柄法：針刺入腧穴一定深度後，手持針柄進行搖動、如搖櫓或搖轆轤狀。此法有行氣的作用（見圖 2-22）。

⑥震顫法：針刺入腧穴一定深度後，右手持針柄，用

實用針灸經驗處方手冊

小幅度、快頻率的提插捻轉動作，使針體產生輕微的震顫，以促使得氣（見圖 2-23）。

四、針刺補瀉

針刺補瀉是針刺治病的一個重要環節，也是毫針刺法的核心內容。補法是泛指能鼓舞人體正氣，使低下的功能恢復旺盛的方法。瀉法是泛指疏泄病邪，使亢進的功能恢復正常的方法。

（一）臨床上常用的單式補瀉方法

1.捻轉補瀉

針下得氣後，捻轉角度小，用力輕，頻率慢，操作時間短為補法；捻轉角度大，用力重，頻率快，操作時間長為瀉法。拇、食指捻轉時，補法須以拇指向前，食指向後，左轉為主；瀉法需以拇指向後，食指向前，右轉為主。

2.提插補瀉

針下得氣後，先淺後深，重插輕提，提插幅度小，頻率慢，操作時間短為補法；先深後淺，輕插重提，提插幅度大，頻率快，操作時間長為瀉法。

3.疾徐補瀉

進針時徐徐刺入，疾速出針為補法；進針時疾速刺入，徐徐出針為瀉法。

4.迎隨補瀉

進針時針尖隨著經脈循行去的方向刺入為補法；針尖迎著經脈來的方向刺入為瀉法。

5.呼吸補瀉

病人呼氣時進針，吸氣時出針為補法；吸氣時進針，呼氣時出針為瀉法。

6.開闔補瀉

出針後迅速揉按針孔為補法；出針時搖大針孔，出針後不立即揉按針孔為瀉法。

7.平補平瀉

平為均意。也就是說對於虛實不太顯著或虛實兼有的病症，得氣後可施以均勻地提插、捻轉手法即為平補平瀉。

（二）臨床常用的復式補瀉手法

復式補瀉手法是單式補瀉手法的綜合應用，也可以說是單式補瀉手法進一步組合，即將操作形式不同，而其作用相同的手法結合在一起，來達到補瀉目的的操作方法。燒山火、透天涼是常用的復式補瀉手法。

其操作方法是：

（1）**燒山火**：將針刺入腧穴應刺深度的上 1／3（天部），得氣後行捻轉補法，再將針刺入中 1／3（人部），得氣後行捻轉補法，然後將針刺入下 1／3（地部），得氣後行捻轉補法，再慢慢地將針提到上 1／3。如此反覆操作 3 次，即將針緊按至地部留針。

在操作過程中，或配合呼吸補瀉法中的補法，即為燒山火法，多用於冷痺頑麻等虛寒性疾病等。

（2）**透天涼**：將針刺入腧穴應刺深度的下 1／3（地部），得氣後行捻轉瀉法，將針緊提至中 1／3（人部），得氣後行捻轉瀉法，然後將針緊提至上 1／3（天部），得氣後行捻轉瀉法，再將針緩慢按至下 1／3。如此反覆操作 3 次，將針緊提至上 1／3 留針。

在操作過程中，或配合呼吸補瀉法中的瀉法，即為透天涼法，多用於治療熱痺、急性癰腫等實熱性疾病。

五、留針與出針

（一）留　針

當毫針刺入腧穴，行針得氣並施以或補或瀉手法後，將針留置在穴內稱為留針。留針是毫針刺法的一個重要環節，對提高針刺治療效果具有重要意義。留針的目的是為了加強針刺感應，延長刺激時間，便於繼續行針施術，還可以起到候氣與調氣的作用。

針刺得氣後留針與否，留針時間的長短，應根據患者的體質、病情和腧穴所在位置而定。一般有以下幾種情況：

1.不留針

有些病症，只要針下得氣，施術完畢即可出針，如感冒、發熱等。小兒及精神病患者一般不便留針，點刺放血也無須留針。還有一些腧穴常用快速針刺法，也不必留針。

2.短時間留針

適用於一般性疾病，針下得氣後，施行補瀉手法，然後酌情留針 10～20 分鐘。

3.長時間留針

適用於慢性、頑固性、疼痛性、痙攣性疾病，如急性腹痛、三叉神經痛、痛經等，有時留針時間長達 1 小時左右。埋針也屬於長時間留針，如耳針、皮內針的留針 1～7 日不等。

臨床常用的留針方法主要有兩種：

（1）**靜留針法**：針下得氣施行補瀉手法後，讓其自然地留置在穴內，不再行針，至時出針。臨床上多用於對針感耐受性較差的慢性、虛弱性患者。

（2）**動留針法**：在留針過程中，由於病情的需要，反覆施用行針手法，或為加強針感，或為達到補瀉目的而施以針刺手法，稱為動留針法，亦稱間歇行針法。

（二）出　針

出針又稱起針、退針。在施行針刺手法或留針達到針刺治療目的後，即可出針。出針是整個毫針刺法過程中的最後一個操作程序，預示針刺結束。出針時應注意以下幾點：

（1）出針的方法，一般是以左手拇、食指持消毒乾棉球輕輕按壓在針刺部位，固定被刺腧穴周圍皮膚，右手持針作輕微的小幅度捻轉，並隨勢將針緩慢提至皮下，然後迅速拔出。動作要輕巧，應隨勢提出，不能妄用強力，粗心大意。

（2）出針時，可依補瀉手法的不同要求，分別採用疾速出針或徐徐出針，以及迅速揉按針孔或搖大針孔的方法出針。

（3）出針後，除特殊需要外，都要用消毒乾棉球輕壓針孔片刻，以防出血或針孔疼痛。

（4）出針後，應注意休息片刻，不宜做劇烈運動，觀察有無暈針延遲反應現象。

（5）注意檢查核對針數，避免遺漏。

六、異常情況的處理與預防

（一）暈　針

暈針是在針刺過程中患者發生的暈厥現象。輕度暈針，表現為精神疲倦、頭暈目眩、噁心欲嘔；重度暈針，表現為心慌氣短、面色蒼白、出冷汗、脈象細弱，甚則神

志昏迷、唇甲紫紺、血壓下降、大小便失禁、脈微欲絕等症狀。

1.暈針的原因

多見於初次接受針刺治療的患者，其他可因精神緊張、體質虛弱、過度勞累、饑餓空腹、大汗後、大瀉後、大出血後等。也有因體位不適，或施術手法過重，而致針刺時或留針過程中發生暈針。

2.暈針的處理

立即停止針刺，並將已刺入的針全部拔出，扶患者平臥，頭部放低，鬆開衣帶，注意保暖。輕者靜臥片刻，給飲溫茶水或糖水，一般可逐漸恢復。重者在行上述處理後，可選取水溝、合谷、內關、足三里、湧泉等穴指掐或針刺急救，即可恢復。若仍不省人事、呼吸細微、脈微細弱，可考慮配合現代急救措施。

3.暈針的預防

主要根據暈針發生的原因加以預防。對於初次接受針刺治療和精神緊張患者，應先做好解釋工作，消除恐懼、疑慮心理。注意患者的體質，盡量採取臥位，並正確選擇舒適自然且能持久的體位。選穴宜適當，不宜過多，手法宜輕，切勿過重。對於饑餓、過度疲勞的，應囑其進食、休息，待其體力恢復後再進行針刺。醫生在針刺過程中，應隨時注意觀察患者的神態變化，詢問針刺感覺等情況，一有不適等暈針先兆，要及時採取處理措施。只要做好預防，暈針現象完全可以避免。

（二）滯　針

滯針是指在行針時或留針後醫生感覺針下澀滯，捻轉不動、提插、出針均感困難，若勉強捻轉、提插，則患者出現痛不可忍的現象。

1.滯針的原因

患者精神緊張，針刺入腧穴後，患者局部肌肉強烈收縮，或行針手法不當，向單一方向捻針太過，以致肌肉纖維組織纏繞針身而成滯針。若留針時間過長，有時也可出現滯針。

2.滯針的處理

因患者精神緊張，或局部肌肉痙攣而引起的滯針，可囑其不要緊張，醫生用手指在所刺腧穴的鄰近部位作循按動作，或彈動針柄，或在附近再刺1針，以宣散氣血，緩解肌肉痙攣。因單向捻轉而致的滯針，需向相反方向將針捻回，並用刮柄、彈柄法，使纏繞的肌纖維回釋，即可消除滯針。

3.滯針的預防

對於初診和精神緊張患者，應先做好解釋工作，消除不必要的顧慮。進針時應避開肌腱，行針手法宜輕巧，不可捻轉角度過大，避免單向捻轉。若用搓法時，應注意與提插法的配合，則可避免肌纖維纏繞針身而發生滯針。

（三）彎　針

彎針是指進針時或將針刺入腧穴後，針身在體內形成彎曲的現象。彎針是針柄改變了進針或刺入留針時的方向和角度，提插、捻轉和出針困難，患者感到針處疼痛。

1.彎針的原因

醫生進針手法不熟練，用力過猛過速，以致針尖碰到堅硬組織器官；或因患者體位不舒適，在留針時改變了體位；或因針柄受到某種外力壓迫、碰擊等，均可造成彎針。

2.彎針的處理

出現彎針後，就不能再行提插、捻轉等手法。如係針

身輕度彎曲，可慢慢將針起出；若針身彎曲角度過大時，應順著彎曲方向將針退出；如彎曲不止一處，需視針柄扭轉傾斜的方向，逐漸分段退出，切勿急拔猛抽，以防斷針；如因患者體位改變所致的彎針，則應囑其慢慢恢復原來的體位，使局部肌肉放鬆後，再將針緩緩起出。

3.彎針的預防

醫生進針手法要熟練，指力要輕巧，避免進針過猛過速。患者的體位選擇要適當，在留針過程中，應囑其不要隨意變換體位。注意保護針刺部位，針柄不得受外物碰撞和壓迫。

（四）斷　針

斷針又稱折針，是指針身折斷在人體內。表現為行針時或出針時針身折斷，其斷端部分針身露於皮膚之外，或斷端全部在皮膚內。

1.斷針的原因

多由針具質量不佳，針身或針根有損傷剝蝕，進針前失於檢查；針刺時將針身全部刺入腧穴；行針時強力提插、捻轉，致使肌肉強力收縮；留針時患者隨意變換體位；彎針、滯針未能進行及時的正確處理等，均可造成斷針。

2.斷針的處理

發現斷針後，醫生必須鎮靜，囑患者保持原來體位，切勿驚慌亂動，以防斷針向肌肉深層陷入。如折斷處針身尚有部分顯露於體表皮膚外面時，可用手指或鑷子夾住斷端針身取出。如斷針殘端已完全陷入皮下或肌肉層，應在X線下定位，手術取出。

3.斷針的預防

為了防止斷針，針前必須認真仔細檢查針具，對不符

合質量要求的針具，應剔除不用。選針時，針身的長度必須比預計刺入的深度要長些。

針刺時，不要將針身全部刺入，應留一部分在體外，因為斷針容易發生在針根部位。避免行針過猛過強。在行針或留針時，應囑患者不可隨意變換體位。如發現彎針時，應立即出針，切不可強行刺入。

（五）血 腫

血腫是指針刺部位出現皮下出血而導致腫痛的現象。表現為出針後，針刺部位腫脹疼痛、局部皮膚呈現青紫色。

1.血腫的原因

針刺時刺傷血管，尤其是針尖彎曲帶鈎時，更易使皮肉、血管受損而出現血腫。

2.血腫的處理

若微量的皮下出血所致局部小塊青紫時，一般不必處理，可自行消退。若局部青紫面積大、腫脹疼痛較重而且影響到活動功能時，可先作冷敷止血，再做熱敷，或在局部輕輕揉按，以促使局部淤血消散吸收。

3.血腫的預防

仔細檢查針具，熟悉人體解剖部位，避開血管針刺。針刺手法要輕巧，切忌猛烈提插行針，患者不可隨便移動體位。出針後立即用消毒乾棉球揉按壓迫針孔。

（六）創傷性氣胸

凡刺鎖骨上窩、胸骨切跡上緣，以及第 11 胸椎兩側、側胸（腋中線）第 8 肋間、前胸（鎖骨中線）第 6 肋間以上的腧穴，如針刺方向、角度和深度不當，都有刺傷肺臟的可能。

另外，在掌握針刺深度時忽視了年齡、性別、胖瘦不同等因素，未因人而異或取穴不準，如背部第 7 頸椎～第 11 胸椎之間的夾脊穴，應離脊柱正中線半個同身寸以上；或針刺胸、背部的穴位，針刺穴位的位置、方向、深度都是正確的，但因毛巾或被子壓在針柄上，使針刺深度隨著呼吸運動的活動而不斷加深，皆可刺穿臟層胸膜，肺泡破裂，導致創傷性氣胸的發生。

發生創傷性氣胸的常見穴位有定喘、天突、肩井、肺俞、膏肓等穴。

1.創傷性氣胸的臨床表現

一般在行針 20～30 分鐘，患者突然出現胸痛、胸悶、心慌、氣短，同時伴有咳嗽、呼吸不暢，嚴重者則有呼吸困難、心跳加快、紫紺、出汗、虛脫、血壓下降等休克現象。體檢時，患側肋間隙變寬，氣管向健側移位，叩診呈高清音，肺泡呼吸音明顯減弱或消失，如氣竄至皮下，可於患側頸部或胸部出現捻雪音。

X 線胸透檢查可進一步確診，並可觀察漏出的空氣多少和肺組織的壓縮情況。有的患者針刺當時並無明顯異常現象，隔幾小時後，才逐漸出現胸痛、胸悶、呼吸困難等症狀，對此應更加注意。

2.創傷性氣胸的處理

一旦發生氣胸，應立即起針，並讓患者採取半臥位休息，要求患者心情平靜，切勿恐懼而反轉體位。一般少量漏氣者，可自然吸收。

醫生要密切觀察，隨時對症處理，如給予鎮咳、消炎類藥物，以防止肺組織因咳嗽擴大傷口，加重漏氣和感染。發現呼吸困難、紫紺、休克等現象，應立即搶救，如胸腔穿刺抽氣減壓、少量慢速輸氧、抗休克等。

3.創傷性氣胸的預防

針刺時，醫生必須思想集中，選好適當體位，根據患者體形胖瘦，掌握進針深度，施行提插手法的幅度不宜過大，胸、背部腧穴應斜刺、橫刺，不宜長時間留針。

（七）刺傷內臟

1.刺傷內臟的症狀

刺傷肝、脾臟時，可引起內出血，肝區或脾區疼痛，有的可向背部放射，如出血不止、腹腔積血過多、腹痛、腹肌緊張，並有壓痛和反跳痛等急腹症症狀；刺傷心臟時，輕者可出現強烈刺痛，重者有劇烈撕裂痛，引起心外射血，即刻導致休克等危重情況；刺傷腎臟時，可出現腰痛、腎區叩擊痛、血尿，嚴重時血壓下降、休克。刺傷膽囊、膀胱、胃、腸等空腔臟器時，可引起疼痛、腹膜刺激征或急腹症等症狀。

2.刺傷內臟的原因

主要是施術者缺乏解剖學、腧穴學知識，對腧穴和臟器的部位不熟悉，加之針刺過深，或提插幅度過大，造成相應的內臟受損傷。

3.刺傷內臟的處理

損傷輕者經臥床休息一段時間後，一般即可自癒。如損傷較重，或繼續有出血傾向，應加用止血藥，或局部進行冷敷止血處理，並加強觀察，注意病情及血壓變化。若損傷嚴重，出血較多，出現休克時，則必順迅速採取輸血等急救措施。

4.損傷內臟的預防

施術者要有一定的解剖學、腧穴學知識，掌握腧穴結構，明瞭腧穴深層的臟器組織。針刺腹部腧穴以前，必須注意相應臟器的叩診。對肝、脾、膽、腎腫大的病人，嚴

禁刺其相應部位的腧穴；對膀胱尿瀦留的病人及食後過飽的病人，其相應部位的腧穴不可刺之過深。

（八）刺傷腦脊髓

1.刺傷腦脊髓的症狀

如誤傷延髓時，可出現頭痛、噁心、嘔吐、呼吸困難、休克和神志昏迷等。如刺傷脊髓，可出現觸電樣感覺向肢端放射，甚至引起暫時性肢體癱瘓，有時可能危及生命。

2.刺傷腦脊髓的原因

腦脊髓是中樞神經統帥周身各種機體組織的總樞紐、總通道，在它的鄰近分布有督脈和華佗夾脊穴等一些重要腧穴，如風府、啞門、大椎、風池，以及背部正中線第 1 腰椎以上棘突間腧穴。

若針刺過深，或針刺方向、角度不當，均可傷及腦脊髓，造成嚴重後果。

3.刺傷腦脊髓的處理

當出現上述症狀時，應及時出針。輕者需安靜休息，經過一段時間後，可自行恢復。重者則應及時到醫院神經外科進行搶救。

4.刺傷腦脊髓的預防

凡針刺第 12 胸椎以上的督脈腧穴及華佗夾脊穴，都要認真掌握針刺深度、方向和角度。如針刺風府、啞門穴，針尖方向不可上斜，不可過深；懸樞穴以上的督脈腧穴及華佗夾脊穴，均不可深刺。

上述腧穴在行針時只宜捻轉手法，避免提插手法，禁用搗刺手法。

第二節 灸 法

一、灸法的意義與作用

（一）灸法的意義

灸法是用艾絨或其他藥物放置於體表穴位或病變部位上薰灼、溫熨，借灸火的溫和熱力及藥物的作用，通過經絡的傳導，起到溫通氣血，扶正祛邪，達到防治疾病和保健目的的一種外治方法。

針刺、艾灸、藥物療法各具特點，也各有其局限性。而灸法的特點就在於彌補針、藥之所不及，對於使用針、藥等方法治療無效或效果不顯著的病症或用於保健方面，往往奏效或療效神奇。

（二）灸法的作用

1.溫經散寒

艾葉的藥性生溫熟熱，艾火的熱力能深透肌層，溫經行氣，所以，灸法具有很好的溫經通絡、祛濕散寒的作用。適用於治療寒凝血滯、經絡痺阻引起的各種病症，如風寒濕痺、痛經、經閉、寒疝、胃脘痛、腹痛、泄瀉、少乳等。

2.回陽固脫

適用於治療中氣不足、陽氣下陷的久泄、遺尿、遺精、陽痿、崩漏、帶下、脫肛，以及內臟下垂等病症。還可用於治療元陽虛脫而出現的大汗淋漓、四肢厥冷、脈微欲絕的脫證等。

3.消淤散結

適用於治療外科的乳癰初起、瘰癧、癰腫未化膿、瘡

瘍久潰不癒、寒性瘰腫等。用灸法能使氣機通暢，營衛和調，故淤結自散。

4.防病保健

灸法可預防高血壓中風、流感等。灸法還可以保健強身，如灸命門、關元、氣海、中脘、足三里等穴。因為命門是人體真火所在，關元是男子藏精、女子蓄血之所，氣海為生氣之海；中脘、足三里為強壯後天之本，胃氣常盛，陰氣充足，精血不虧，自然使人精力充沛，健康長壽。

二、灸法種類

（一）灸用材料

灸用材料，古今均以艾為主。艾又稱醫草、灸草，為菊科多年生草本植物，我國各地均有生長。艾葉有芳香性氣味，在5～6月間，當葉盛花未開時採收，曬乾或陰乾後備用。艾葉經過加工，製成細軟的艾絨，有其他材料不可比擬的優點：

其一，便於搓捏成大小不同的艾炷，易於燃燒。其二，燃燒時熱力溫和，氣味芳香，能竄透皮膚，直達深部。加之艾葉各地均產，便於採集，價格低廉，所以幾千年來，一直為針灸臨床所應用。

從艾葉的性能功用上，也可理解為在臨床以艾絨為主要灸用材料。《本草綱目》中記載：「艾葉能灸百病。」《本草從新》說：「艾葉苦辛，生溫，熟熱，純陽之性，能回重絕之陽，通十二經，走三陰，理氣血，逐寒濕，暖子宮……以之灸火，能透諸經而除百病。」說明用艾葉作施灸材料，有通經活絡、祛除寒濕、回陽救逆等多方面的作用。

現代醫學研究結果表明，艾灸對調動一切內在的積極因素，增強機體的防衛及抗病能力，具有十分重要意義。它具有溫養細胞、促進循環、增加抗體、改變血液成分、調整組織器官的功能。

根據中藥的藥理測定，艾葉含 0.02% 揮發油（俗稱艾葉油），並含艾醇和苦味酮等主要成分，以及維生素（A，B，C，D）和鉀、鈉、鈣、鎂等離子成分，具有解熱、抑菌、抗過敏、興奮中樞神經等作用。

（二）灸法的分類

灸法治療疾病有悠久的歷史。先是單純的艾灸，以後衍化為多種灸法，一般可分為艾灸和非艾灸兩大類。

艾灸類，如艾炷灸、艾條灸、溫針灸等，臨床上以艾炷灸和艾條灸最為常用，是灸法的主體部分。在使用艾炷灸時，根據艾炷是否直接置於皮膚穴位上燃灼的不同，又分為直接灸和間接灸兩法。

非艾灸類，如燈火灸、藥物灸、電熱灸等，臨床亦較常用。灸法分類如下：

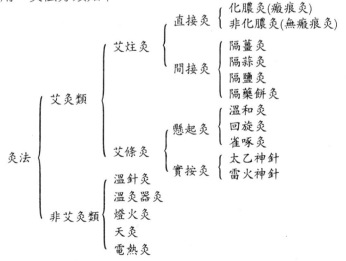

（三）天灸的臨床應用

1.天灸的意義

天灸是用對皮膚有刺激性的藥物敷貼於穴位或患處，使其局部皮膚自然充血、潮紅或起泡的治療方法。因其不用艾火而局部皮膚有類似艾灸的反應，並且作用也非常相似，故名為天灸，又名自灸、敷灸。

2.天灸的臨床應用方法

（1）**白芥子灸**：將白芥子研末，醋調為糊膏狀，取5～10克敷貼穴位上，用油紙覆蓋，膠布固定；或將白芥子細末1克，放置5公分直徑的圓形膠布中央，直接敷貼在穴位上。敷灸時間為2～4小時，以局部充血、潮紅或皮膚起泡為度。適用於風寒濕痺痛、肺結核、哮喘、口眼歪斜等病症。

（2）**蒜泥灸**：將大蒜（以紫皮蒜為優）搗爛如泥，取3～5克塗敷於穴位上，敷灸時間為1～3小時，以局部皮膚發癢、變紅或起泡為度。

如敷灸湧泉穴治療咯血、衄血；敷灸合谷穴治療扁桃體炎；敷灸魚際穴治療喉痺等。

（3）**斑蝥灸**：取斑蝥適量研為細末。使用時先取膠布一塊，中間剪一小孔如黃豆大，貼在施灸穴位上，以暴露穴位並保護周圍皮膚，將斑蝥粉少許置於孔中，上面再貼膠布固定，以局部發癢、變紅、起泡為度，去除膠布與藥粉；也可用適量斑蝥粉，以甘油調和外敷；或將斑蝥浸於醋或95%乙醇中，10日後擦抹患處。

適用於牛皮癬、神經性皮炎、關節疼痛、黃疸、胃痛等病症。本品對皮膚有強烈的刺激作用，故孕婦及年老體弱、腎病患者禁用。

（4）**貼敷法**：取甘遂粉敷貼中極穴治療尿瀦留；馬錢

子粉敷貼頰車、地倉穴治療面神經麻痺；吳茱萸粉用醋調敷貼湧泉穴治療高血壓、口腔潰瘍、小兒水腫等；蔥白搗爛敷貼患處治療急性乳腺炎；五倍子、何首烏各等分研末用醋調成膏狀，每晚睡前敷於臍中，次日晨取下，治療小兒遺尿症等。

三、灸法的注意事項

在施灸時必須注意以下幾點：

（1）根據體質和病情選用合適的灸法，耐心解釋，以取得患者的合作。如選用化膿灸時，一定要取得患者的同意。

（2）施灸前根據病情選穴位，施灸時體位要平正舒適，且能持久固定，也要便於操作。

（3）施化膿灸和天灸後，局部注意護理，避免感染，如感染發炎時要及時處理。

（4）施灸後皮膚出現紅暈是正常現象，若艾火熱力過強，施灸過重，皮膚發生水泡時，水泡小者，可待其自行吸收；水泡較大者，可用消毒針沿皮穿刺，放出水液，塗以龍膽紫液，覆蓋消毒紗布保護，數日內即可痊癒。

（5）顏面部、頭部、心前區、大血管部位和肌腱處，不可用化膿灸；對睛明、絲竹空、瞳子髎、人迎、曲澤、委中等穴，一般禁灸或慎灸。婦女妊娠期、月經期，腰骶部和少腹部不宜用化膿灸及刺激較強的天灸（如斑蝥灸等）。

（6）對小兒及昏迷、肢體麻木、感覺遲純的患者，切勿施灸過量，避免燒、燙傷。

（7）用灸法治病出現暈灸比較少見，但發生暈灸和暈針一樣，也會出現突然頭暈、眼花、噁心、面色蒼白、四肢厥冷、血壓下降、心慌出汗，甚至暈倒等症狀。多因初

次施灸精神緊張，或空腹疲勞、恐懼、灸量過大。處理方法同暈針。因此，在施灸時要細心觀察患者的表情，急取早發現、早處理，防止發生意外。

（8）施灸過程中，防止艾火燒壞患者衣服、被褥等物。施灸完畢，必須把艾條和艾炷徹底熄滅，以防復燃發生火災。

第三節　拔罐法

拔罐法俗稱拔火罐。它是一種以罐為工具，借助熱力排除罐內空氣，造成負壓，使之吸附於穴位或患處體表，產生刺激作用，使局部皮膚充血、淤血，以達到防治疾病目的的方法。

拔罐法的特點是由罐內的負壓和溫熱而對人體功能產生調節，拔罐後引起局部組織充血或皮下輕度的淤血，使機體氣血活動旺盛，經絡通暢。

現代科學研究表明，拔罐時的負壓、溫熱刺激，能使血管擴張，毛細血管通透性改變，調節以局部為主的微循環狀態，加強新陳代謝，增強機體的抵抗力，在生理、病理方面都有重要意義。

一、罐的種類

拔罐法所用罐具種類很多，它的質料及式樣隨著社會的發展而不斷改進。最早用獸角，後來用竹罐、陶罐及金屬罐，現在有玻璃罐。現將臨床常用的罐具及優缺點介紹如下：

1.竹　罐

用直徑 3～5 公分堅固無損的毛竹，截成長 6～10 公分的竹筒，一端留節做底，另一端做罐口。經鋸段、去皮、

取圓、銼底、做細、見光、磨口、煮管、取膜等工藝，製成腰鼓型的竹罐。它的優點是取材容易，製作簡便，輕巧價廉，不易摔碎；缺點是容易燥裂、漏氣，吸附力不大，不易觀察到內部皮膚的變化情況。

2.陶　罐

用陶土燒製而成，罐的兩端較小，中間較粗，狀似腰鼓，口徑大小不一，口徑小者較短，口徑大者較長。其優點是吸力強；缺點是笨重，落地易碎，施術時亦不能看到內部皮膚的變化情況。

3.玻璃罐

採用耐熱質硬的透明玻璃製成，形如球狀，肚大口小，口邊微厚而略向外翻，分大、中、小三種型號。其優點是質地透明，使用時可以觀察罐內所吸拔部位皮膚的充血、淤血程度，便於隨時掌握施術的輕重程度和時間；缺點是容易摔碎。

4.抽氣罐

帶有活塞嘴透明塑料罐，配有一抽氣唧筒。抽氣罐容易操作，可避免燙傷，但無火罐的溫熱刺激感。

二、拔罐法的臨床應用

臨床拔罐時，可根據不同病情和病變部位，分別採用以下幾種拔罐方法：

1.單罐法

適用於病變範圍較小的部位或壓痛點，可按病變或壓痛範圍大小，選擇適當口徑的火罐，如頭痛在太陽穴拔罐；岡上肌腱炎在肩髃穴拔罐；胃痛在中脘穴拔罐。

2.留罐法

拔罐後將罐留置 10～15 分鐘。適用於一般病症，單罐、多罐皆宜。罐子大吸拔力強要適當縮短留罐時間。夏

季及肌膚薄處，留罐時間也不宜過長，以免起泡損傷皮膚。

3.閃罐法

適用於肌肉比較鬆弛、吸拔不緊或留罐有困難處，以及局部皮膚麻木或功能減退的虛證患者。用閃火法將罐子拔上後立即取下，如此反覆吸拔 5～7 次，至皮膚潮紅、充血為度。

4.多罐法

適用於病變範圍較廣泛的疾病，可按病變部位的解剖形態等情況吸拔數罐，如某肌束勞損時，可按肌束的體表位置成行排列吸拔多個罐，稱為排罐法。如腰肌勞損可在腎俞、大腸俞、腰眼和疼痛明顯的部位並列吸拔幾個罐。

5.走罐法

又稱推罐、飛罐法。適用於面積較大，肌肉豐厚的部位，如腰背部、大腿等處。需選用口徑較大、罐口平滑厚實的玻璃罐，先在罐口及走罐所經皮膚上塗以潤滑油脂，便於滑動，用閃火法將罐吸拔在皮膚上（注意吸拔力要適中，如過強則罐子推不動或易損傷皮膚），以手握住罐底，稍傾斜，向推動方向的後邊著力，前邊略抬起，慢慢向前推動，這樣在皮膚表面上下或左右或循經，來回推拉移動數次，至皮膚潮紅、充血為度。適用於神經麻痹、肌肉萎縮、失眠、脈絡阻滯竄痛等病症。

6.針罐法

首先在穴位等處施行針刺，留針時以針刺處為中心，拔上火罐。針罐結合並用。適用於風寒濕痹及疼痛性病症，療效比單純拔罐為好。

7.刺絡拔罐法

先用三棱針點刺絡脈、穴位處出血，然後將火罐吸拔於點刺部位上，加強刺絡放血的作用。適用於各種急慢性

軟組織損傷、神經性皮炎、痤瘡、皮膚瘙癢症、丹毒、神經衰弱及氣血淤滯等病症。

三、拔罐法的作用與適應症

拔罐法最初多採用獸角做罐具，故古稱角法，主要是治療外科瘡瘍，用於吸毒排膿放血。隨著醫療實踐的不斷增加，不僅火罐的質料和拔罐的方法不斷地得到改進和發展，而且治療範圍和適應證也逐漸擴大，現在已廣泛用於內、外、婦、兒、皮膚、五官等科病症。

拔罐法具有行氣活血，舒筋活絡，溫經散寒，祛風除濕，消腫散結，清熱拔毒等作用。臨床適應證主要有風寒濕痺疼痛、腰痛、扭傷、背痛、落枕、胸脇痛、皮膚瘙癢、肢體麻木、面癱、目赤腫痛、頭痛、發熱、感冒、咳喘、胃痛、消化不良、腹痛、腹瀉、月經痛、瘡瘍初起未潰、排除毒蛇咬傷毒液等。

禁忌拔罐的病症主要有：皮膚高度過敏、受術部位皮膚破損潰爛、外傷骨折部位、靜脈曲張處、惡性腫瘤部位、全身高度水腫、高熱、抽搐、痙攣及有出血傾向的疾病，如血友病、血小板減少性紫癜、白血病等。

四、拔罐的注意事項

（1）拔罐時要選擇適當體位和肌肉豐滿、皮下組織充實及毛髮較少的部位。體位不當、移動或骨骼凸凹不平、毛髮較多的部位均不宜吸拔。

（2）初次治療及體弱、緊張、年老、兒童與易發生意外反應的患者，宜選小罐且拔罐數要少，選臥位並隨時注意觀察。不合作者不宜拔罐。

（3）要根據所拔部位的面積大小，選擇適宜的罐具。操作要做到穩、準、輕、快，才能使罐拔緊，吸附有力。

若吸拔力過大，吸拔時間過久，有時可使拔罐部位的皮膚起泡。

（4）用火罐時應防止灼傷或燙傷皮膚。若燙傷或留罐時間太久而皮膚起水泡時，水泡較小，可敷以消毒紗布，防止擦破感染；水泡較大，用消毒針將水放出，塗以龍膽紫液，或用消毒紗布包敷。

拔罐處局部呈現紅暈或瘀血造成的紫紺為正常現象，數日後可自行消退。

（5）拔罐時，患者不要移動體位，以免罐具脫落。拔罐數目多時，罐具之間距離不宜太近，以免罐具互相牽拉皮膚而產生疼痛，或因罐具間互相擠壓而脫落。

（6）五官、肛門及心尖搏動處、大血管分布部位及孕婦的腹部、腰骶部均不宜拔罐。

（7）起罐時，一般先用一手持火罐，另一手將火罐口邊緣的皮膚輕壓一下，使空氣徐徐進入罐內，即可將罐取下。若起罐太快，易造成空氣快速進入罐內，則負壓驟減，易使患者產生疼痛。假如罐吸附過緊時，切不可硬拔或旋轉提拔，以免損傷皮肢。

第四節　舌　針

舌針是近十多年應用於臨床治療疾病的一種方法。它可以單獨應用、亦可配合毫針或其他針法應用。

凡是針刺舌體上穴位為主的一種治療疾病的方法，稱為舌針療法。

《內經》已有了舌針的記載，如《靈樞·終始》篇云：「重舌，刺舌柱以鈹針也。」《素問.刺禁論》云：「刺舌下中脈太過，血出不止，為喑。」可見古代醫家，不僅運用了舌針，而且已積累了一定的臨床經驗。

一、舌與臟腑經絡的聯繫

舌為心之苗，又為脾之外侯。舌直接或間接地與許多臟腑經絡相聯繫，如《靈樞‧經脈》篇說：「手少陰之別，……繫舌本。」又說：「肝者，筋之合也，筋者聚於陰器，而脈絡於舌本也。」《靈樞‧經脈》篇也說：「足太陰之脈……上膈，挾咽，連舌本，散舌下。」《靈樞‧經別》篇說：「足太陽之正……，上結於咽，貫舌中。」《素問‧奇病論》也有：「少陰之脈，貫腎繫舌本。」的記載。《靈樞‧經筋》篇亦說：「足太陽之筋，……其支別者，別入結於舌本。手太陽之筋，……入繫舌本。」這些說明臟腑經脈、經別、經筋均與舌有聯繫。

另外，臟腑與舌的關係，在《內經》中也有許多記載，如《素問‧陰陽應象大論》說：「心主舌，……在竅為舌。」《靈樞‧脈度》篇也說：「心氣通於舌，心和則舌能知五味矣。」

此外，《靈樞‧五閱五使》篇也有：「舌者，心之官也。」的記載。《靈樞‧經脈篇》云：「唇舌者，肌肉之本也。」因此，臟腑經脈氣血上營於舌，臟腑經脈的病變亦可以從舌反映出來，通過針刺舌上的穴位，可以治療全身疾病。

二、舌部解剖

舌位於口腔底，屬肌性器官，由舌肉肌和舌外肌構成。兩組舌肌的肌腹在舌內呈不同方向分布，互相交織，使舌運動靈活。在舌的上下面被覆有舌黏膜，其深部含有很多小的舌腺。在舌體的上面，有很多小的舌乳頭，內有味蕾存在，有味覺作用，分布於舌的神經有：舌下神經、三叉神經、面神經和舌咽神經。

舌的動脈來自頸外動脈的分支舌動脈。舌的靜脈，吻合成靜脈叢而匯集成舌靜脈，注入頸內靜脈。

三、舌穴定位與主治

1.心穴　位於舌尖部。主治心經相應疾病。

2.肺穴　位於心穴兩旁 3 分。主治肺經相應疾病。

3.胃穴　位於舌面中央，心穴後一寸。主治胃經相應疾病。

4.脾穴　位於胃穴旁開 4 分。主治脾經相應疾病。

5.膽穴　位於胃穴旁開 8 分。主治膽經相應疾病。

6.肝穴　位於膽穴後 5 分。主治肝經相應疾病。

7.小腸穴　位於胃穴後 3 分。主治小腸經相應疾病。

8.膀胱穴　位於小腸穴後 3 分。主治膀胱經相應疾病。

9.腎穴　位於膀胱穴旁開 4 分。主治腎經相應疾病。

10.大腸穴　位於膀胱穴後 2 分。主治大腸相應疾病。

11.陰穴　位於大腸穴後 2 分，舌根部。主治前後陰疾病。

12.聚泉　位於舌面中央，胃穴前 2 分。主治消渴、舌強不語。

13.上肢穴　位於肺穴與膽穴之間，舌邊緣。主治上肢病痛，癱瘓。

14.下肢穴　位於陰穴旁開 1 寸，近舌邊緣。主治癱瘓。

15.三焦穴　從聚泉穴引一橫線，舌尖部分統稱上焦穴。通過小腸穴引第二橫線，一、二橫線之間為中焦穴。通過大腸穴引第三條橫線，小腸穴與大腸穴橫線之間為下焦穴。上、中、下焦三穴分別各主治上、中、下焦相應疾病（見圖 2-24，圖 2-25）。

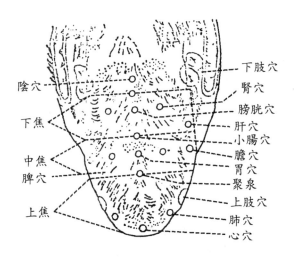

圖 2-24　舌面穴位

舌面穴位標記（由上而下、左右兩側）：

左側：陰穴、下焦、中焦、脾穴、上焦

右側：下肢穴、腎穴、膀胱穴、肝穴、小腸穴、膽穴、胃穴、聚泉、上肢穴、肺穴、心穴

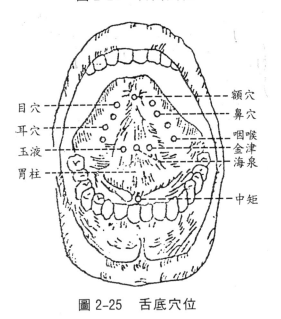

圖 2-25　舌底穴位

舌底穴位標記：

左側：目穴、耳穴、玉液、胃柱

右側：額穴、鼻穴、咽喉、金津、海泉、中矩

16.**額穴**　將舌向上捲起，舌尖抵上門齒舌尖正下 3 分即為額穴。主治頭痛、眩暈。

17.**目穴**　位於額穴斜下 3 分。主治目赤腫痛。

18.鼻穴　位於舌邊緣與舌下靜脈之間，目穴下二分。主治鼻塞、鼻炎等多種鼻病。

19.耳穴　位於鼻穴斜下 2 分。主治耳鳴、耳聾。

20.咽喉穴　位於耳穴正下 2 分。主治咽喉腫痛。

21.海泉　將舌捲起，位於舌下中央系帶上。主治呃逆、消渴。

22.金津玉液　舌尖向上反捲，上下門齒夾住舌，使舌固定，舌下系帶兩側靜脈上，左名金津、右名玉液。主治口瘡、舌炎、咽喉炎、嘔吐。

23.舌柱　舌上舉，在舌下之筋如柱上。主治重舌、舌腫。

24.中矩　舌上舉，位於舌底與齒齦交界處。主治舌燥、中風舌強不語。

25.神根穴　舌底舌下系帶根部凹陷中。主治高血壓、腦血管病及後遺症。

26.佐泉穴　舌底舌下系帶兩側肉阜近舌下腺導管開口處。主治中風後遺症。

四、配穴方法

舌針配穴的基本原則是：「經脈所過，主治所及，體舌相應，循經定穴。」主要配穴方法有：

1.單獨配穴法

即只用舌穴的方法。根據臟腑經絡學說，按病症與舌穴相應的原理，辨證取穴。用於治療局部或全身病症，如針心穴、脾穴、金津玉液，治口知糜爛，針心穴、腎穴、額穴、治不寐健忘；針肝穴、腎穴、陰穴，治月經不調等。

2.內外配穴法

主要是舌穴與鄰近俞穴相配。如膽穴配風池治偏頭痛；中矩配廉泉治中風舌強不語；肺穴、聚泉配天突治哮

喘等。

3.上下配穴法

主要是舌穴與任督及下肢經穴相配。如膀胱穴配中極治尿急、尿痛；陰穴配命門、關元治遺精、陽痿；胃穴配足三里治胃痛、嘔吐等。

4.左右配穴法

①同側的舌穴與經穴相配，例如：右側肺穴、咽喉穴配右側少商穴，治右側咽喉腫痛。

②舌穴與對側經穴相配，如右上肢穴、脾穴配左側曲池，合谷治左上肢癱瘓、手臂腫痛；左下肢穴、腎穴配右側陽陵泉、絕骨，治療下肢痿痺、膝腿腫痛等。

五、適應症及禁忌症

1.適應症

舌體及肢體運動功能障礙的有關病症，如舌麻、舌體歪斜、木舌重舌、口內異味感和肢體癱瘓、麻木、咽痛等。臟腑經絡病症，如高血壓、肩周炎、心腦血管病及後遺症、小兒腦癱、腦萎縮、震顫麻痺症。

2.禁忌症

有自發性出血凝血機能較差的患者，不易針刺。

六、操作方法與注意事項

1.操作方法：

（1）舌針前，一般給予患者 3%過氧化氫液嗽口，以清潔口腔。

（2）針舌面穴位，患者自然伸舌於口外；針舌底穴位，患者將舌捲起，舌尖抵住上門齒，將舌固定；將舌尖向上反捲，用上下門齒夾住舌，使舌固定；亦可由醫者左手墊紗布敷料，固定舌體於口外，進行針刺。

（3）針刺時採用快速點刺進針，進針 1 寸左右，手法採用提插與捻轉相結合的方法。留針 5 分鐘或不留針。

（4）舌穴刺血法：一般採用 26 號 15 寸長毫針，在選用穴位上，快速淺刺放血。需嚴格掌握「針不宜過粗，刺不宜過深，血不宜過多。」

2.注意事項

（1）嚴格消毒，避免針刺感染，或口腔污染。

（2）體弱急重病患者禁忌，防止暈針。

（3）注意掌握針刺深度及手法。

第五節　頭　針

一、頭針療法的意義

頭針療法又稱頭皮針療法，是以針刺頭皮上的特定區、線，達到治療疾病的一種方法。根據經絡理論，頭為諸陽之會，足太陽膀胱經、足陽明胃經、足少陽膽經、足厥陰肝經、手少陽三焦經及督脈、陽維脈、陽蹻脈都循行至頭皮部位，十二經別的脈氣也上達頭面。

古代醫家早就認識到頭皮通過經脈循行而與全身各部密切相關，針刺頭皮上的腧穴，可以治療全身相關部位的疾病。自 20 世紀 70 年代以來，不少針灸工作者，對頭皮某些腧穴和穴區深入進行研究探索，發現針刺頭皮某些特定部位，可對腦及身體其他部位的疾病有治療作用，尤其是對腦源性疾病具有特殊的療效。

20 世紀 80 年代在中國針灸學會領導下制定的《中國頭皮針施術部位標準化方案》，是根據傳統的臟腑、經絡理論，按區定穴，聯穴劃線，以線歸經，與傳統經穴保持一致的 14 條刺激線。該方案被 1984 年在日本召開的世界

衛生組織西太平洋地區的穴名工作會議上正式通過。

二、標準頭穴的定位與主治

按《中國頭皮針施術部位標準化方案》，頭皮針施術部位是按區定穴，聯穴劃線，以線歸經。分額區、頂區、顳區、枕區四個區，現將 14 條頭皮針刺激線的定位和主治介紹如下：

1.額中線

在額部正中，屬督脈。自神庭穴向前，透過前髮際，沿皮刺 1 寸。主治神志病和鼻病等。

2.額旁 1 線

在額中線外側，直對目內眥，屬足太陽膀胱經。自眉沖穴向前，透過前髮際，沿皮刺 1 寸。主治胸部疾病和鼻病等。

3.額旁 2 線

在額旁 1 線的外側，直對瞳孔，屬足少陽膽經。自頭臨泣穴向前，透過前髮際，沿皮刺 1 寸。主治腹部疾病和眼病等。

4.額旁 3 線

在額旁 2 線的外側，直對目外眥，屬足少陽膽經和足陽明胃經。自頭維穴內側 0.75 寸處，向前透過前髮際，沿皮刺 1 寸。主治功能性子宮出血、陽痿、早泄、子宮脫垂、眼病等。

5.頂中線

在頂部正中，屬督脈。自前頂穴向百會穴，沿皮刺 1.5 寸。主治腰腿足癱瘓、麻木和疼痛等。

6.頂顳前斜線

在頭部側面，自前頂穴沿皮刺向顳部的厘穴，貫穿督脈、足太陽膀胱經和足少陽膽經。自上而下，分別主治下

肢、上肢及面部癱瘓等。

7.頂顳後斜線

在頭部側面，自百會穴沿皮刺向顳部的曲鬢穴，貫穿督脈、足太陽膀胱經和足少陽膽經。自上而下，分別主治下肢、上肢及頭面部感覺異常等。

8.頂旁 1 線

在頂中線旁開 1.5 寸，屬足太陽膀胱經。自通天穴沿皮向後刺 15 寸。主治腰腿癱瘓、麻木和疼痛等。

9.頂旁 2 線

在頂旁 1 線的外側，頂中線旁開 2.25 寸處，屬足少陽膽經。自正營穴沿皮向後刺 1.5 寸。主治肩臂手癱瘓、麻木和疼痛等。

10.顳前線

在顳部鬢角內，屬足少陽膽經。自頷厭穴向下，沿皮刺向懸厘穴。主治偏頭痛、運動性失語、周圍性面神經麻痺等。

11.顳後線

在顳部耳上方，屬足少陽膽經。自率谷穴向前下方，沿皮刺向曲鬢穴。主治偏頭痛、耳鳴、耳聾、眩暈等。

12.枕上正中線

為枕外粗隆上方正中的垂下線，屬督脈。自強間穴向下，沿皮刺 1.5 寸，達腦戶穴。主治眼病等。

13.枕上旁線

與枕上正中線平行往外 0.5 寸，屬足太陽膀胱經。主治皮層性視力障礙、白內障和近視眼等。

14.枕下旁線

為枕外粗隆兩側向下的垂直線，屬足太陽膀胱經。自玉枕穴向下，沿皮刺 2 寸。主治小腦疾病引起的平衡障礙、後頭痛等。（見圖 2-26）

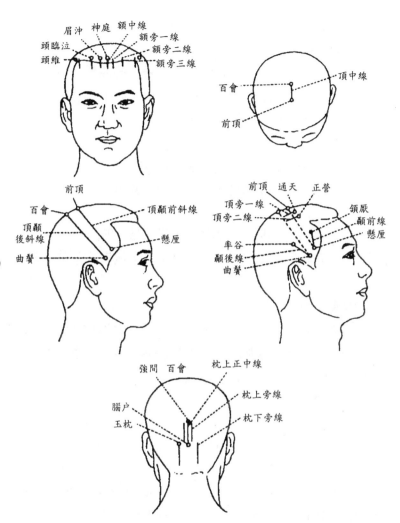

圖 2-26 標準化頭皮針刺激線定位示意

三、頭針的操作方法

1.選穴

單側肢體疾病，選對側刺激區；雙側肢體疾病，選雙側刺激區；內臟、全身性疾病或不易區分左右的疾病，可

實用針灸經驗處方手冊

雙側取穴。一般根據疾病選用相應的刺激區，並可選用有關刺激區配合治療，如下肢癱瘓，可選頂顳前斜線。

2.體位

根據患者病情、治療要求和施術部位，可分別取站位、坐位或臥位。如治療急性腰扭傷時，可取站位，在針刺頂中線的同時，患者可活動腰部；治療偏癱，既可取坐位，也可取臥位。

3.進針

一般選用 28-30 號的 1.5-2.5 寸長的毫針，在選定的刺激區（線）進行常規消毒後，針與頭皮呈 30° 夾角快速刺入頭皮下，當針尖抵達帽狀腱膜下層時，指下感到阻力減小，然後使針與頭皮平行，沿刺激區（線）繼續刺入相應的深度。若進針角度不當，使針尖抵達顱骨或僅達皮下層，患者有疼痛感且醫者手下有抵抗感，此時應改變進針角度，重新刺入。

4.行針

頭針的行針只捻轉不提插。一般以拇指掌面和食指橈側面夾持針柄，以食指的掌指關節連續屈伸，使針身左右旋轉，捻針速度應保持在 200 次／分左右，捻針角度則取決於患者的病情和耐受程度，一般在 180°～ 720° 的範圍內。每次可連續捻轉 2～3 分鐘，留針 20～30 分鐘，留針期間，每隔 5 分鐘，重複捻針 1 次。

偏癱患者在留針期間可主動或被動活動患肢，有助於提高療效。一般經 3～5 分鐘刺激後，部分患者在病變部位會出現熱、麻、脹、抽動等感應。也可使用電針代替手法捻針治療。

5.出針

刺手夾持針柄輕輕捻轉鬆動針身，押手固定穴區周圍頭皮，如針下無緊澀感，可快速拔出毫針，也可緩慢出

針。出針後要用消毒乾棉球按壓針孔片刻，以防止出血。

6.療程

一般每日或隔日針治 1 次，10 次為 1 療程，療程問間隔 5～7 日。

四、注意事項

（1）中風急性期及血壓過高時，暫不宜用頭針治療，待血壓穩定後再行針刺治療；如因腦血栓形成引起偏癱者，則宜及早採用頭針及體針結合治療；對有高熱、急性炎症及心力衰竭等，一般慎用頭針。

（2）治療時需掌握適當的刺激量，注意防止暈針。

（3）頭皮血管豐富，針刺時容易出血。因此起針時，需用乾棉球按壓針孔片刻。如有出血及皮下血腫，可在局部輕輕揉按，以促使其消散。

（4）囟門未閉的患兒一般不宜採用頭針。

（5）頭皮不易清潔與消毒，因此，更應注意針刺前的局部嚴格消毒，以防感染。

第六節　耳　針

一、耳針療法的意義

耳針療法是指用針刺或其他方法刺激耳廓上的穴位，以達到防治疾病目的的一種方法。其治療較廣，操作方便，且對疾病的診斷也有一定的參考意義。

現代醫學認為，耳是聽器官，耳廓在收集聲波和辨別音源方位上起著重要的作用。中醫學特徵之一是整體觀念，由經絡將人體各部組織器官聯繫成一個有機的整體。《內經》說：「耳者宗脈之所聚也。」並闡述了耳與臟

腑、經絡之間，在生理、病理上有密切的聯繫，這奠定了用耳診斷和治療疾病的理論基礎。

透過望耳、觸耳，對某些病症進行輔助診斷和刺激耳激耳廓以防治疾病，在我國有著悠久的歷史，到了明代已達到一定發展水準，且有耳穴圖的記載。

20 世紀 50 年代以後進入快速發展期，診斷和治療方法增多，適應範圍擴大，理論體系形成。由中國針灸學會主持制定的《耳穴國際標準化方案（草案）》，於 1987 年在韓國漢城召開的世界衛生組織西太平洋地區穴名工作會議上基本通過，說明耳針療法是一種比較系統、完整和成熟的治療方法。1993 年 5 月 1 日，國家技術監督局發布了《中華人民共和國國家標準·耳穴名稱與部位》。這是中醫針灸界繼針灸腧穴國家標準後的第二個國家標準（見圖 2-27）。

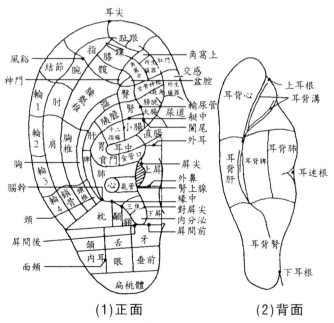

(1)正面　　　　(2)背面

圖 2-27 標準耳穴定位示意

二、常用耳穴的定位與主治

按國家標準的《耳穴名稱與部位》。耳廓上有 91 個穴位，現將臨床常用的 51 個穴列表分述如下（見表 12）。

表 12　常用耳穴的定位與主治

分　部	穴　名	定　位	主　治
耳輪腳	耳中	在耳輪腳上	呃逆、皮膚病、黃膽
耳輪	直腸下段 尿道 外生殖器 耳尖	在與大腸穴同水平的耳輪處 在與膀胱穴同水平的耳輪處 在對耳輪下腳前方的耳輪處 將耳輪向耳屏對折時耳廓上尖端處尖端處	便秘、脫肛、裡急後重 遺尿、尿頻、尿瀦留 睪丸炎、陰道炎、陽痿 紅眼病、發熱、高血壓
耳舟	腕 肩 肩關節	平耳輪結節突起處的耳舟部 與屏上切跡同水平的耳舟部 在肩穴與鎖骨穴之間	相應部位疾病
對耳輪	坐骨	在對耳輪下腳內1/2處	坐骨神經痛
下腳	下腳端 （交感）	在對耳輪下腳與耳輪內側交界處	消化、循環系統疾病
三角窩	子宮(精宮) 神門 盆腔	在三角窩耳輪內側緣的中點 在三角窩的外1/3處，對耳輪上下腳交叉之前 在對耳輪上、下腳分叉處	陽痿、遺精、婦科病等 失眠、多夢、煩躁、炎症 腰痛、盆腔炎
耳屏	外鼻 咽喉 內鼻 上屏尖 下屏尖	在耳屏外側面中央 在耳屏內側面的上1/2 在耳屏內側面的下1/2，咽喉的下方 在耳屏上部隆起的尖端 在耳屏下部隆起的尖端	鼻瘡、鼻炎 咽喉腫痛、扁桃體炎 鼻炎、上頜竇炎、感冒 炎症、疼痛性疾病 低血壓、昏厥、哮喘等
對耳屏	平喘(腮腺) 腦 睪丸（卵巢）	在對耳屏的尖端 在對耳屏內側面 在對耳屏的內側前下方，是皮質下穴的一部分	哮喘、咳嗽、疝腮 失眠、多夢、炎症、疼痛性疾病 生殖系統疾病
屏間切跡 耳輪腳周圍	目 1 目 2 屏間 食道 賁門 胃	在屏間切跡前下方 在屏間切跡後下方 在屏間切跡底部 在耳輪腳下方2/3處 在耳輪腳下方1/3處 在耳輪腳消失處	青光眼 近視 生殖系統疾病、婦科病 噁心、嘔吐、吞嚥困難 噁心、嘔吐 胃痛、嘔吐、消化不良

分 部	穴 名	定 位	主 治
	十二指腸	在耳輪腳上方後1/3處	十二指腸潰瘍、幽門痙攣
	小腸	在耳輪腳上方中1/3處	心悸、消化不良
	大腸	在耳輪腳上方內1/3處	痢疾、腹瀉、便秘
闌尾		在大腸與小腸穴之間	腸癰
耳甲艇	膀胱	在對耳輪下腳下緣，大腸穴直上方	膀胱炎、尿閉、遺尿
	腎	在對耳輪下腳的下緣，小腸穴直上方	泌尿、生殖、婦科疾病、腰痛
	胰（膽）	在肝、腎穴之間，左耳爲胰，右耳爲膽	胰腺炎、糖尿病、膽道疾病
	肝	胃、十二指腸穴的後方	眼病、脇痛
	脾	肝穴的下方	消化系統疾病、血液病
耳甲腔	口	在耳甲腔，緊靠外耳道口的後壁	面癱、口腔潰瘍
	心	在耳甲腔中心最凹陷處	癲病、心悸
	肺	在心穴的上下外三面	呼吸系統疾病、皮膚病
	氣管	在口與心穴之間	咳嗽
	三焦	在外耳道口，屏間、腦穴和肺穴之間	便秘、浮腫
耳垂	牙痛點1	在耳垂1區的外下角	牙痛、拔牙
	牙痛點2	在耳垂4區的中央	
	上頜	在耳垂3區的正中央	牙痛、下頜關節炎
	下頜	在耳垂3區上部橫線之中點	
	眼	在耳垂5區的中央	眼病
	面頰	在耳垂5、6區交界線之周圍	三叉神經痛面癱
	內耳	在耳垂6區正中稍上方	耳鳴、聽力減退中耳炎
	扁桃體	在耳垂8區正中	扁桃體炎
耳廓背面	降壓溝	在耳廓背面，由內上方斜向外下方行走的凹溝處	高血壓
	耳迷根	在耳廓背面與乳突交界處（當耳輪腳同水平）的耳根部	胃痛、膽道蛔蟲症、腹瀉、氣喘、鼻塞

三、耳穴的臨床應用

（一）耳穴的適應症

　　耳針療法在臨床上的應用很廣，尤以對各種疼痛性疾病和功能紊亂性疾病療效比較好，如各種扭挫傷、頭痛、

目赤腫痛、脘腹痛、痺痛、術後傷口痛、神經性疼痛，以及眩暈、高血壓、心律失常、神經衰弱等。

　　另外，對一些炎症性疾病、變態反應性病症、部分傳染病、慢性病，如牙周炎、咽喉炎、變應性鼻炎、蕁麻疹、更年期綜合症、青年扁平疣、菌痢、肩周炎等均可以治療。

　　耳針除治療上述病症外，還可用於針刺麻醉、催產、催乳、預防感冒、暈車、暈船，以及預防和處理輸血、輸液反應。其他還可用於美容、減肥、抗衰老、防病保健和戒菸、戒毒等。

（二）尋找耳穴準確定位

　　在應用耳針治病時，除可按照耳穴分布圖在耳廓上尋找穴位外，還應結合探查法來確定耳穴刺激點的位置，以提高療效。常用的探查法有以下三種：

1.肉眼觀察法

　　就是直接由肉眼或借助放大鏡在自然光線下，對耳廓由上而下、由內而外，分區觀察，仔細查找與疾病有關的變色、變形、丘疹、充血、脫屑等陽性反應。

　　（1）**變色**：耳穴部位的顏色不同於周圍耳廓皮膚的顏色。常見的變色有點狀、片狀或環狀紅暈、暗紅、暗灰、蒼白、褐色、中央白色邊緣紅暈等。這一陽性反應在各種疾病中約占 45%。多見於胃炎、消化性潰瘍、消化道出血、腸炎、闌尾炎、肝炎、肺炎、腎炎、心臟病、關節炎、高血壓、低血壓及婦科病等。

　　（2）**變形**：常見的變形有點狀凹陷、條索狀或結節狀隆起等。這一陽性反應在各種疾病中約占 20%。多見於器質性病變，如結核病、肝脾腫大、腫瘤、心臟病、骨質增生、脊椎肥大、截癱、膽石症等。

（3）**丘疹**：指耳穴部位點狀隆起高於周圍皮膚，有水泡樣、紅色、白色丘疹。這一陽性反應在各類疾病中約占15%。多見於婦科病、腸道病、慢性胃炎、膀胱炎、心肌炎、氣管炎、闌尾炎等。

（4）**充血**：耳穴部位的血管過於充盈或擴張。這一陽性反應在各類疾病中約占10%。多見於冠心病、心肌梗死、高血壓、血管瘤、支氣管擴張等。

（5）**脫屑**：呈白色片狀糠皮樣皮屑，不易擦去。這一陽性反應在各種疾病中約占10%。多見於皮膚病、肺病、便秘、代謝功能不良、內分泌紊亂等。

2.壓痛點探查法

用彈簧探棒等在與疾病有關的部位由周圍向中心，以均勻的壓力仔細探查，或自上而下、自外而內對整個耳廓進行普查。探壓時在取得病人密切配合的情況下，探找出壓痛最敏感的部位作為耳穴刺激點。

3.電測定法

採用一定的儀器，測定耳穴電阻、電容及電位的變化，以電陰值降低，導電量增加，形成良導點作為耳穴刺激點。

（三）選穴處方

耳針的選穴處方一般有以下原則：

1.**按疾病的相應部位選穴**

如闌尾炎選闌尾穴，肝病選肝穴。

2.**按臟腑辨證選穴**

如耳鳴選腎穴，因「腎開竅於耳」；目疾選肝穴。

3.**按經絡辨證選穴**

依據經絡循行和其病症選穴。如牙痛選「大腸」穴，坐骨神經痛選「膀胱」穴。

4.按現代醫學知識選穴

如高血壓選降壓溝，月經不調選子宮穴。

5.根據臨床經驗選穴

如目赤腫痛選耳尖穴，牙痛選牙痛點等。選穴需注意精練，一般選 2～3 穴。

（四）操作方法

1.定穴消毒

找準耳穴後，進行嚴密消毒，用 75% 乙醇，或先用 2% 碘酒，然後用 75% 乙醇脫碘。

2.針刺或壓籽

根據疾病治療需要選用短毫針、電針等。毫針針刺時左手固定耳廓，右手進針，深度以穿入軟骨但不透過對側皮膚為度。此外也有用壓籽法，即用磁珠、植物種子、藥物種子（最常用的是王不留行籽）按壓，用時先將耳部消毒，壓籽的材料黏在 0.5 公分×0.5 公分的膠布中央，然後貼敷在耳穴上，並適當按壓，使耳廓有發熱、脹痛感。一般每次貼一側穴位，兩耳輪流。

3.留針

毫針一般留針 10～30 分鐘，痛證可留針 1～2 小時或更長。壓籽法春秋季可留 2～3 天，冬季可留 7 天，夏季氣候炎熱，不宜久留，須防感染。

四、注意事項

臨床應用耳針療法，有下列注意事項：

（1）要嚴格消毒，防止感染。因耳廓暴露在外，表面凹凸不平，結構特殊，針刺前必須嚴格消毒。針刺後如針孔發紅、腫脹，應及時塗 25% 碘酒，或塗擦消炎抗菌類軟膏，嚴重者加服抗生素，防止化膿性軟骨膜炎的發生。

（2）耳廓上有濕疹、潰瘍、凍瘡破潰等，不宜用耳針治療。

（3）有習慣性流產的孕婦禁用耳針治療；婦女懷孕期間也應慎用，尤其不宜用子宮、盆腔、內分泌、腎等耳穴。

（4）對年老體弱、有嚴重器質性疾病、高血壓患者，治療前應適當休息，治療時手法要輕柔，刺激量不宜過大，以防意外。

（5）應防止發生暈針，萬一發生了應及時處理。

（6）對肢體活動障礙及扭、挫傷的患者，在耳針留針期間，應配合適量的肢體活動和功能鍛鍊，可有助於提高療效。

第七節　其他針法

一、三棱針

（一）針　具

三棱針一般用不銹鋼製成，針長約 6 公分，針柄較粗呈圓柱形，針身呈三棱形，尖端三面有刃，針尖鋒利。三棱針刺法是用三棱針刺破患者身體上的一定穴位或淺表血絡，放出少量血液以治療疾病的方法，亦稱刺絡。

（二）操作方法

1.點刺法

先在針刺部位上下推按，使血液積聚於針刺部位，將皮膚常規消毒後，手持針對準穴位迅速刺入 1～2 分，隨即出針，輕輕按壓針孔周圍，使之出血數滴，再用消毒乾棉

球按壓針孔片刻。此法多用於十宣、十二井穴或頭面部的一些穴位。

2.散刺法

是對病變局部或其周圍在嚴密消毒後進行多針點刺出血的一種方法，消毒後在病變周圍由外向內環形圍刺或行多針淺刺出血。多用於局部瘀血、腫痛、頑癬。

3.瀉血法

先用帶子或橡皮管結扎針刺部位的上端，消毒後，左手拇指壓在被針刺部位的下端，右手持三棱針對準被針刺部位的靜脈，刺入靜脈中 0.5～1 分，迅速將針退出，使其流出少量血液。多用於曲澤、委中、治急性吐瀉、中暑。

4.挑刺法

三棱針挑刺法是以三棱法挑斷皮下白色纖維組織，用以治療某些疾病的方法。

挑刺的部位以病理反應點為基礎，選取相應的穴位或部位。臨床上有如下規律：

①以背俞、夾脊穴為主要選擇點：可觀察背俞穴皮下組織有無隆起、凹陷、鬆弛和皮膚溫度的變異等反應現象，以此尋找有關穴位鄰近的陽性反應點作為取穴依據。

②以痛為腧找痛點挑刺：在病變體表局部區域內，尋找最明顯的壓痛點進行挑刺，如肩痛多在肩胛岡上表面和三角肌前緣等處找到痛點；腿痛多在腰骶關節表面找到痛點。

③選疹點挑刺：選用某些疾病在體表有關部位出現的疹點，疹點的特徵似丘疹，稍突出於皮膚，似針帽大小，多為灰白色或暗紅色、棕褐色或淺紅色，壓之不退色。選點時要注意與痣、毛囊炎、色素斑相鑒別。尋找困難時，可用手摩擦相應部位皮膚後，再仔細尋找。如急性乳腺炎在膏肓穴周圍尋找疹點；癤腫或毛囊炎在脊柱兩側找疹點；痔疾在腰骶部找疹點。

挑刺部位確定後，對局部常規消毒，左手固定挑刺點皮膚，右手持三棱針將針橫向刺入穴位皮膚，挑破皮膚 0.2公分～0.3 公分，然後將針深入表皮下挑刺，挑斷皮下白色纖維樣組織數根，以挑盡為止。術後用碘酒消毒，敷上無菌紗布，用膠布固定。

（三）適用範圍

　　三棱針刺法具有通經活絡，醒腦開竅，泄熱消腫，祛淤止痛等作用，適用於急證、熱證、實證、瘀證、痛證等。如點刺十宣、十二井穴，可治療中風閉證、昏迷、暈厥、高熱抽搐等；點刺太陽穴，可治療頭痛、目赤腫痛；點刺耳尖，可治療感染性發熱；點刺少商穴，可治療急性扁桃體炎；點刺四縫穴，可治療小兒疳積及消化不良；在病變周圍點刺，可治療神經性皮炎、過敏性皮炎、蕁麻疹等皮膚病；在病變部位散刺，可治療軟組織扭、挫傷引起的瘀血、腫痛；點刺人中、素髎或湧泉穴，可急救休克；點刺尺澤或曲澤穴，可急救中暑、急性吐瀉；點刺八風、八邪穴，分別可治療足部或手部的麻木、腫痛；點刺委中穴，可治療急性腰扭傷、腓腸肌痙攣等。

（四）注意事項

　　①三棱針刺激較強，治療時注意患者體位舒適，並應與醫生配合，還應注意預防暈針。
　　②由於三棱針刺後針孔較大，必須嚴格消毒，防止感染。
　　③點刺、散刺必須做到淺而快，出血不宜過多，以數滴為宜，注意勿刺傷深部動脈。
　　④病後體弱、明顯貧血、孕婦和有自發性出血傾向患者不宜使用。

⑤每日或隔日針刺 1 次，3～5 次為 1 療程，急症也可每日針刺 2 次，如治療需出血較多者，每週治療 1～2 次為宜。

二、皮膚針

皮膚針為叢針淺刺法，是一種以多支短針淺刺人體一定部位（或腧穴）的針刺方法。皮膚針叩刺皮膚能激發調節臟腑經絡的功能，從而達到防治疾病的目的。該法具有安全、簡便、適應證廣泛等優點。

（一）針　具

皮膚針是針頭呈小錘形的一種針具，一般針柄長 15～19 公分，一端附有蓮蓬狀的針盤，針盤上規則地裝嵌著不銹鋼短針。根據所有針具裝嵌針支數目的不同，又分別稱之為梅花針（五支針）、七星針（七支針）、羅漢針（十八支針）等。檢查針具時應注意針尖不宜太尖銳（宜呈鬆針形），針柄要堅固具有彈性，全束針尖應平齊，防止偏斜、鉤曲、蝕和缺損。

（二）操作方法

1.叩刺方法

針具與皮膚常規消毒後，針尖對準叩刺部位，使用手腕之力進行彈刺（針尖刺到皮膚後，由於反作用力而乘回彈之際立即提起），如此反覆進行。

2.刺激強度

刺激強度根據病人體質、年齡、病情、叩刺部位的不同，分弱、中、強三種。

（1）弱刺激：用較輕的腕力進行叩刺，以局部皮膚略有潮紅、病人無疼痛為度。適用於老弱婦兒、虛證，及頭

面、眼、耳、口、鼻等肌肉淺薄處。

（2）強刺激：用較重腕力進行叩刺，以局部皮膚可見隱隱出血，患者有疼痛感覺為宜。適用於年輕體壯、實證，及肩、背、腰、臀等肌肉豐厚處。

（3）中等刺激：介於強弱兩種刺激之間，以局部皮膚潮紅，但無滲血，患者稍感疼痛為宜。適用於一般疾病和多數患者，除頭面等肌肉淺薄處外，大多部位均可應用。

3.叩刺部位

（1）循經叩刺：是一種循經絡路線進行叩刺的方法。最常用的是項背腰骶的督脈和膀胱經，其次是四肢肘膝以下的經絡。

（2）局部叩刺：即患部叩刺。如扭傷後的局部淤腫疼痛、頑癬等，可在局部進行散刺或圍刺。

（3）穴位叩刺：根據穴位主治進行選穴叩刺的一種方法。臨床常用的有阿是穴、夾脊穴、特定穴。

（三）適用範圍

皮膚針的適應範圍較廣，臨床各科病症均可應用。如叩刺後項部、痛側頭部及有關經脈，治療頭痛、偏頭痛；叩刺頭、項部及夾脊、印堂、太陽、百會等穴，治療失眠、眩暈；叩刺患側面部及大腸經，治療口眼歪斜；叩刺眼周，治療目疾；叩刺鼻周，治療鼻疾；叩刺上腹部、背俞、胃經，治療胃痛、嘔吐、呃逆；叩刺下腹部、腰骶部、足三陰經，治療陽痿、遺精、遺尿、痛經；患處叩刺加拔火罐，可治肩周炎、急性腰扭傷；患處叩刺加艾條懸起灸，可治神經性皮炎、斑禿。

（四）注意事項

（1）皮膚針針尖必須平齊無鈎，叩刺時針尖須垂直而

下，避免斜、鈎、挑，以免給患者帶來不必要的痛苦。

（2）叩刺局部皮膚有出血者，可用擠乾的酒精棉球擦一遍，以防感染。

（3）叩刺順序一般應由上到下、由內到外進行，但對皮膚病應由外到內進行，以防病灶擴散。

（4）對易引起交叉傳染的疾病如皮膚病、肝炎等，皮膚針的針具應專列單獨使用。

三、電　針

電針是在針刺腧穴得氣後，在針上通以接近人體生物電的微量電流以防治疾病一種方法。由於是針與電兩種刺激結合的協同作用，故提高了療效，並能較滿意地代替手法持續運針而節省人力。

（一）操作方法

1.選穴處方

與毫針刺法治療大致相同，但須選用兩個以上的穴位，一般以取同側肢體 1～3 對穴位（即用 1～3 對導線）為宜，不可過多，過多則刺激太強，患者難以接受。選穴可結合神經的分布，選取有神經於通過的穴位及肌肉神經運動點。如聽會、翳風（面神經），下關、四白、陽白、承漿（三叉神經），青靈、小海（尺神經），環跳、殷門（坐骨神經），腰骶部、氣海俞（腰神經），八髎（骶神經）等。配對處方時一般根據受損部位的神經支配來考慮。如面神經麻痺取聽會或翳風為主穴，下肢癱瘓取環跳為主穴。

2.波型的選擇

臨床使用電針時應據病情選擇適當的波型，以提高療效。常用的波型有：

（1）**密波**：能降低神經應激功能，常用於止痛、鎮靜、緩解肌肉及血管的痙攣、針刺麻醉等。

（2）**疏波**：能引起肌肉收縮，提高肌肉韌帶的張力，用於治療痿證和各種肌肉、關節、韌帶的損傷等。

（3）**疏密波**：是一種疏波、密波自動交替出現的波型，疏、密交替持續的時間各約 15 秒。該波能克服單一波型易產生適應的缺點，促進氣血循環、改善組織營養、消除炎性水腫。常用於疼痛、扭挫傷、面癱、肌無力等。

（4）**斷續波**：是一種有節律的時斷時續自動出現的疏波。斷時在 15 秒時間內無脈沖電輸出；續時疏波連續工作 15 秒。斷續波機體不易產生適應，其作用頗強，能提高肌肉組織的興奮性，常用於治療痿證、弛緩性癱瘓。

（二）適用範圍

電針刺法有調整人體生理功能，加強止痛、鎮靜，促進血液循環；調整肌張力等作用。其適應範圍基本和毫針刺法相同。臨床上常用於各種痛證、痹證和心、胃、腸、膽、膀胱、子宮等器官的功能失調，以及癲狂和肌肉、韌帶、關節的損傷性疾病等，並可用於針刺麻醉。

（三）注意事項

（1）電針儀器在使用前必須檢查其性能是否良好，電流輸出是否正常。如電流輸出時斷時續，應檢查導線接觸是否良好，如有問題應修好再用。

（2）電針儀器最大輸出電壓在 40 伏以上時，最大輸出電流應控制在 1 毫安以內，防止發生觸電。

（3）調節輸出電流量時，應逐漸從小到大，切勿突然增強，以防止引起肌肉強烈收縮，使患者不能耐受，或造成彎針、斷針、暈針等意外。

（4）心臟病患者要避免電流回路通過心臟。近延髓、脊髓部位使用電針時，電流輸出量宜小，切勿通電太強，以免發生意外。孕婦慎用電針刺法。

（5）年老、體弱、醉酒、過饑、過勞等不宜電針。

四、穴位注射法

（一）穴位注射法的意義

穴位注射法又稱水針療法，以中醫經絡理論為指導，選用肌內注射藥物，用注射器將藥液注入相關穴位，透過針刺及藥液對穴位的刺激和藥理作用，調整機體功能，改善病理狀態，達到防治疾病目的的一種方法。

穴位注射法除有針刺的機械性刺激外，還有藥液的化學性刺激及藥理作用，藥液在一定時間內滯留於穴位，使針刺感應得以加強和持續，從而延長了針刺效應和藥液對機體的作用，所以，穴位注射法的作用是綜合性的，對某些疾病能提高療效。同時，穴位注射法由於用藥量較肌內注射少，相應減少了用藥的毒副作用。如鹽酸哌替啶（度冷丁）常規注射，一般 25～50 毫克，有的患者可發生頭暈、噁心，而小劑量（10 毫克左右）穴位注射，效果相同，副作用則很輕微。

（二）操作方法

1.選穴處方

一般可根據針灸治療時的處方原則進行辨證選穴，但作為本法的特點，常結合經絡、穴位的觸診法選取陽性反應點進行治療。

如在背部、胸腹部或四肢部的俞募穴、郄穴、原穴、合穴等特定穴部位出現變形、變色及壓痛處，或選擇阿是

穴，如較長肌肉的肌腹或肌腱損傷時，可取肌肉的起止點；腰椎間盤突出症，可將藥液注入到神經根附近。宜選擇肌肉豐滿處的穴位，還可選用耳穴等。選穴以精為要，一般每次2～4穴，不宜過多。

2.注射劑量

穴位注射的用藥劑量差異較大，決定於注射部位及藥物的性質和濃度。做小劑量穴位注射時，可用原藥物劑量的1／5～1／2。一般以腧穴部位來分，耳部每穴注射0.1毫升，頭面部每穴注射0.3～0.5毫升，四肢部每穴注射1～2毫升，胸、背部每穴注射0.5～1毫升，腰、臀部每穴注射2～5毫升。

刺激性較小的藥物，如5％～10％葡萄糖液、生理鹽水等用量較大，每次可注射10～20毫升；而刺激性較大的藥物，如乙醇及特異性藥物，如抗生素、激素、阿托品等一般用量較小，每次用量多為常規用量的1／5～1／2。中草藥注射液的穴位注射常規劑量為每穴1～2毫升。

3.操作程序

首先使患者取舒適體位，選用適宜的無菌注射器和針頭，抽取適量的藥液，在穴位局部消毒後，右手持注射器對準穴位或陽性反應點，快速刺入皮下，然後將針緩慢推進，達到一定深度產生得氣感應時，回抽無血，便可將藥液注入。

凡急性病、體強者可用強刺激，快速將藥液推入；慢性病、體弱者宜用弱刺激，將藥液緩慢推入；一般疾病則用中等邊退邊推藥，或將注射針向幾個方向注射藥液。

4.療程

急症患者每日1～2次，慢性病一般每日或隔日1次，6～10次為1個療程。反應強烈者，可隔2～3日1次，穴位可左右交替使用。每個療程間可休息3～5日。

（三）常用藥物

供肌內注射的藥物，多可選為穴位注射藥。常用藥液有以下四類：

1.中草藥製劑

當歸、紅花、復方當歸、板藍根、補骨脂、柴胡、魚腥草、復方丹參、川芎等注射液。臨床可根據病情選擇使用，如用於活血祛瘀、止痛，可選用復方當歸注射液、丹參注射液；用於清熱解毒、消炎，可選用雙黃連注射液、板藍根注射液、魚腥草注射液、銀黃注射液；用於祛風通絡、活血止痛，可選用復方丹參注射液、丁公藤注射液、威靈仙注射液。

2.維生素類製劑

對於神經炎、食慾不振等症，可選用維生素 B_1 注射液、維生素 B_6 注射液，或復合維生素 B 注射液；對於各種神經痛、偏頭痛，可選用維生素 B_{12} 注射液；治療佝僂病、骨軟化症、支氣管炎，可選用維丁膠性鈣注射液。

3.其他常用藥物

治療冠心病、肝炎、腎功能減退、肌營養不良，可選用輔酶A、三磷酸腺苷，以促進機體代謝；治療精神分裂症，可選用 2.5％氯丙嗪，以起鎮靜作用；治療高血壓及狂躁型精神病，可選用利血平注射液，以降壓、抑制中樞神經系統功能。

4.維持針感

可選用 5％～10％葡萄糖液或生理鹽水、注射用水等。可以加強穴位的刺激、誘發得氣、保持針感。

（四）注意事項

（1）對患者說明治療特點和注射後的正常反應。如注

射後局部可能有酸、脹感，甚或發熱，暫時局部症狀加重等現象，但數小時或 1 日後可逐漸消失。

（2）嚴格無菌操作，防止感染。如因消毒不嚴而引起局部紅腫、發熱等，應及時處理。

（3）必須注意藥物的性能、藥理作用、劑量、配伍禁忌、毒副作用、變態反應、藥物的有效期、藥液有無沉澱變質等情況。凡能引起變態反應的藥物，如青霉素、普魯卡因等，必須先做皮試，陽性反應者不可應用。副作用較嚴重的藥物，使用時應謹慎。刺激作用較強的藥物，亦應慎用。

（4）一般藥液不能注入關節腔、脊髓腔和血管內，否則會導致不良後果。如藥液誤注入關節腔，可引起關節紅腫、發熱、疼痛等反應；誤注入脊髓腔，有損害脊髓的可能，嚴重者可導致癱瘓。

（5）在主要神經幹通過的部位做穴位注射時，應注意避開神經幹，或淺刺以不達神經幹所在的深度；若神經幹較淺，可超過神經幹的深度。如針尖觸到神經幹，患者有觸電樣感覺，應及時退針，更不可盲目地反覆提插，可改換角度，避開神經幹後再注射，以免損傷神經。

（6）內有重要臟器的部位不宜針刺過深，以免刺傷內臟。頸項、胸、背部注射時，切勿過深，藥液也必須控制劑量，注射宜緩慢。

（7）孕婦的下腹部、腰骶部和三陰交、合谷穴等不宜用穴位注射法，以免引起流產。年老體弱、小兒、初次治療者，選穴宜少，藥液劑量應酌減。

（8）在注射過程中，如出現頭暈、心慌、出冷汗、面色蒼白、噁心等暈針表現時，應及時出針，並按一般暈針處理。

第三章　刺灸處方總論

第一節　常用辨證知要

　　針灸治病就是根據陰陽、臟腑、經絡學說，運用「四診」診察病情，通過「八綱」、臟腑、氣血、經絡等辨證，對臨床上的各種證候進行分析、歸納，以明確疾病的病因病機，以及疾病所在的部位是在臟、在腑、在表、在裡；疾病的性質是屬寒、屬熱、屬虛、屬實。然後根據辨證診斷，確立治法，依治法配穴處方，依方施治，或針或灸，或針灸併用；或補或瀉，或補瀉兼施，以通其經脈，調其氣血，使陰陽趨於相對平衡，使臟腑、經絡功能趨於正常，從而達到治療目的。

一、八綱辨證

（一）表裡辨證

1.表證

　　表證即六淫之邪侵犯肌表所致的疾病。最常見的有以下兩種：

　　（1）**外感風寒**：風寒之邪束於肌表，使衛陽被鬱，肺氣不宣。常見惡寒發熱，無汗，頭痛、身痛，四肢酸楚，鼻塞流涕，喉癢，咳嗽聲重，舌苔薄白，脈浮緊。以取手

太陰經、手陽明經、足太陽經、督脈腧穴為主。針用瀉法。

（2）**外感風熱**：風熱之邪束於肌表，侵犯肺臟，使衛外失固，肺失清肅。常見發熱微惡風，汗出，頭痛，咳嗽，咽部紅或兼痛抑或兼口渴，舌苔薄白或微黃，脈象浮數。以取督脈、手少陽經、手陽明經、手太陰經腧穴為主。針用瀉法。

2.裡證

裡證即病邪已深入體內，病及臟腑所致的疾病。其範圍很廣，但就其病因而論不外三種：

①表證不解，外邪內傳入裡侵犯臟腑而成；

②外邪直接侵犯臟腑而發病；

③情志內傷、飲食、勞倦等因素直接影響臟腑而發病。治當根據具體病因、部位及所病功能選取有關經脈、腧穴。針用所需的手法。

3.半表半裡證

半表半裡證即病邪既未完全離表又未完全入裡，使邪與營衛（正）相搏於表裡之間。常見寒熱往來，胸脇苦滿，心煩喜嘔，頭痛如裂，目眩，口苦咽乾，不欲飲食，舌苔薄白或薄黃，脈弦。以取督脈、足少陽經、手少陽經腧穴為主。針以瀉法。

（二）寒熱辨證

1.寒證

寒證是感受陽寒之邪或陽氣耗傷太過而陰寒內盛所致。常見畏寒喜暖，面色皎白，肢體不溫，喜蜷臥，口淡不渴，小便清長，大便稀溏，舌質淡苔白，脈沉遲或緊。取穴根據所病臟腑及病情的虛實，選取有關經脈、腧穴。多用灸法，或兼用針刺，針法或補或瀉，或補瀉兼施，由

具體病情而定。

2.熱證

熱證是感受火熱之邪或機體陽盛陰虛所致。常見惡熱喜冷，口渴喜冷飲，面紅目赤，頭痛且脹，煩躁不寧，小便短赤，大便燥結，舌質紅苔黃而乾，脈數或滑數或洪數（虛熱症候見陰虛證）。取穴根據所病臟腑及受損功能，選取有關經脈、腧穴。針用瀉法，或兼用三棱針點刺出血。忌用灸法。

（三）虛實辨證

1.虛證

虛證是由於人體正氣虛弱所致的疾病。人體正氣不足包括陰虛、陽虛、氣虛、血虛四種：

（1）**陰虛證**：陰虛證是由於傷陰所致的疾病。常見午後潮熱，兩顴發紅，手足心熱，盜汗，口燥咽乾，尿黃，便乾，舌質紅少苔或無苔，脈細數。以取足太陰經、足少陰經、手太陰經腧穴及背俞穴為主。針用補法，忌用灸法。

（2）**陽虛證**：陽虛證是由於傷陽所致的疾病。常見形寒肢冷，面色皎白，神疲乏力，心悸氣短，自汗，口不渴，小便清長，大便溏泄，舌質淡苔白，脈弱。以取任脈、督脈、足陽明經腧穴及背俞穴為主。以灸為主，輔以針刺用補法。氣虛證、血虛證見後氣血辨證。

2.實證

實證是由於邪氣盛實所致的疾病。因為病邪的性質及所侵犯的部位不同，故其臨床表現的差異也很大，常見的主要症狀有壯熱，腹脹痛拒按，胸悶煩躁，甚則神昏譫語，呼吸氣粗，痰涎壅盛，大便秘結，或下利、裡急後重，小便不利，或淋漓澀痛，舌質蒼老，舌苔厚膩，脈實

有力，或實數有力。取穴根據病邪性質和所病部位，選取有關經脈、腧穴。針用瀉法。

（四）陰陽辨證

陰陽是概括疾病類別的一對綱領，是八綱的總綱。即表、熱、實證屬陽；裡、寒、虛證屬陰。故陰證、陽證的範圍相當廣泛，下面只能列舉一些典型症狀作為代表。

（1）**陰證**：陰證多是人體機能不足（衰退）的疾病。常見面色晦暗、無華，精神萎靡不振，身重蜷臥，形寒肢冷，倦怠乏力，語聲低怯，納少，口不渴，便溏腥臭，小便清長，舌質淡而胖嫩，苔白或厚，脈沉遲或細、澀、弱。取穴以病性、病位選取有關經脈、腧穴。針用補法或瀉法，或補瀉兼施，或併用灸法。

（2）**陽證**：陽證多是人體機能亢進的疾病。常見面色紅赤，肌膚灼熱，精神煩躁不安，語聲高亢，或哭笑無常，呼吸氣粗，喘促痰鳴，口乾渴喜冷飲，大便秘結、穢臭，小便短赤、澀痛。取穴根據病情、病位選取有關經脈、腧穴。針用瀉法。不用灸法。

二、病因辨證

導致疾病發生的原因，是各種各樣的，最常見的有六淫、七情、飲食、勞倦等。病因辨證，就是透過分析病人的症狀、體徵，根據各種病因的特性和致病特點，來推究所患病的病因，為提供依據。

（一）六淫辨證

1.風

風為百病之長，其性輕揚，善行數變，具有發病迅速，消病快，游走不定的特點。常見發熱惡風，頭痛，汗

出，咳嗽，鼻塞流涕，舌苔薄白，脈浮緩。或見肢體麻木，強直痙攣，四肢抽搐，角弓反張；或皮膚瘙癢。以取手陽明經、手太陰經、足太陽經、督脈、足少陽經腧穴為主；或以病位選取有關經脈、腧穴。針用瀉法，或補瀉兼施法。

2.寒

寒為陰邪，其性清冷，凝滯，收引，易傷人陽氣，阻礙氣血運行。常見惡寒發熱，無汗，頭痛、身痛，喘咳；苔薄白，脈浮緊。或手足拘急，疼痛，四肢厥冷；或腸鳴腹痛，泄瀉，嘔吐等。以取手陽明經、督脈、足太陽經、任脈，足陽明經腧穴為主，或以病位選取有關經脈、腧穴，針以瀉法，或併用灸法。

3.暑

暑性炎熱、升散，易耗氣傷津，且多夾濕傷人。常見惡熱，多汗，口渴喜飲，神疲乏力，尿黃，舌質紅，苔白或黃，脈象虛數。甚則發熱，卒然昏倒，汗出不止，氣急，或見昏迷驚厥，舌質紅絳乾燥，脈濡數。以取手陽明經、督脈、手厥陰經腧穴為主；或用急救穴。針用瀉法，或用三棱針點刺出血。

4.濕

濕性重著，黏滯，病情常纏綿，不易速去。常見頭重脹而痛，胸悶不暢，口不渴，或渴而不欲飲，身重而痛，發熱體倦，小便清長，舌苔白滑，脈象濡或緩。或見頭重如裹，周身不舒，四肢懈怠，或關節酸痛，重著，屈伸不利等。以取手陽明經、足陽明經、足太陽經、足太陰經腧穴為主。或以病位選取有關經脈、胸穴。針用瀉法，或補瀉兼施。

5.燥

燥性乾燥，易傷津液，在臨床上燥邪有溫、涼之分。

溫燥常見身熱，有汗，口渴，咽乾，咳逆胸痛，甚則痰中帶血，鼻乾，舌質乾苔黃，脈浮數；涼燥常見頭微痛，惡寒，無汗，咳嗽，喉癢，鼻塞，舌苔白而乾，脈象浮。以取手太陰經、手陽明經、足太陽經腧穴為主。針用瀉法，或平補平瀉法。

6. 火

火與熱、溫屬同類，均為陽盛之象，但亦有別，即輕重程度不一，火最重，熱次之，溫最輕。有云：火為熱之極，溫為熱之漸。所以火熱、溫熱常相提並論。其性燔灼迫急，耗津傷液，常導致筋脈失養而動風，迫血妄行而動血。常見壯熱，口渴，面紅目赤，煩躁譫妄，甚則四肢抽搐、拘攣。或見衄血、吐血，斑疹，或狂躁，癰膿，舌質紅絳，苔黃或黃燥，脈象洪數或滑數或細數。以取手陽明經、足太陽經、督脈、足少陽經腧穴為主。或選用急救腧穴。針用瀉法，或用三棱針點刺出血法。

（二）七情辨證

七情即喜、怒、憂、思、悲、恐、驚七種情志。其致病多由於外界的刺激，造成情志的過度興奮或抑制，從而損傷內臟造成各種疾病。其臨床表現也是多種多樣的，常見的有：喜傷，則心神不安，語無倫次，哭笑無常，舉止失常；怒傷，則肝氣逆，甚則氣血併走於上見神昏暴厥，吐血；憂傷，則情志抑鬱；悶悶不樂，神疲乏力，食慾不振；思傷，則心悸怔忡，失眠，健忘，納差，形體消瘦；悲傷，則面色慘淡，精神不振；恐傷，則怵惕不安，喜靜，常欲閉戶獨居，常表現出如有人捕之的狀態；驚傷，則情緒不寧，甚則神志錯亂，語言舉止失常。

取穴以所傷臟腑選取有關經脈、腧穴。針用瀉法，或平補平瀉法，或補瀉兼施法。

（三）飲食勞傷辨證

1.飲食所傷

此為由於飲食不當所導致的疾病。常見傷於胃則胃脘痛，惡聞食臭，食慾不振，胸膈痞滿，噯腐吞酸，舌苔厚膩，脈滑無力。傷於腸則腹痛，腸鳴，泄瀉，苔膩或黃，脈滑。如誤食毒物，則噁心嘔吐，或吐瀉交作，腹中絞痛等。以取任脈、足陽明經、手厥陰經、手陽明經腧穴為主。針用瀉法，或平補平瀉法，或三棱針點刺放血法。

2.勞逸所傷

此為因過於勞倦或過於安逸所致的疾病。常見過勞，則倦怠無力，喜臥，懶言，精神不振，飲食減少，苔薄白，脈緩大，或浮或細；過逸，則體胖，行動不便，動則喘息，心悸氣短，肢軟無力，苔白薄或膩，脈緩。勸說病人盡量避免過勞，講清過於安逸對身體的危害，要適當參加勞動，以取足陽明經、手陽明經、足太陰經、及任脈、背俞穴為主。針用補法，或平補平瀉法，或兼用灸法。

3.房事所傷

此是過於頻繁的性生活所導致的病證。常見陽虛，則腰酸腿軟，面色皎白，畏寒，四肢欠溫，陽痿早泄，夢遺滑精，舌淡苔薄白，脈沉遲少力尺弱。陰虛，則腰酸腿軟，骨蒸潮熱，手足心熱，心悸失眠，顴紅盜汗，咳嗽咯血，或痰中帶血，舌紅少苔，脈細或細數尺弱。以取足太陽經、任脈、足少陰經，及背俞穴為主。針用補法，或兼用灸法（陰虛者忌用灸法）。

三、臟腑常見疾病辨證

人體的一切功能活動，都是由臟腑、經絡體現的，當功能活動發生異常變化時即為疾病。所以，臨床上的一切

症候也都是臟腑、經絡的病理反應，因為人體的各個臟腑、各條經絡的生理功能不同，所以，它們在發生病理變化後的臨床表現也不同。因此，要想在臨床上作出正確的診斷和治療，就必須掌握臟腑、經絡的生理功能，發病規律和臨床表現。否則就無從談辨證，當然也就無從談治療，尤其對針灸學科來說，掌握臟腑、經絡的辨證機理就更具重要的意義。

（一）肺與大腸疾病辨證

1.肺病辨證

肺居於胸中，上與咽喉相通，其經脈絡大腸，與之為表裡。其生理功能是：主氣，司呼吸，主宣發肅降，外合皮毛，開竅於鼻。其病理表現主要是宗氣不足，氣機升降失常；肺為嬌臟不耐寒熱，且與皮毛相合，所以，又常見外邪侵襲之證。

（1）**風邪犯肺**：風邪襲於肺使肺失宣降，而見咳嗽，痰稀白或黃稠，口不渴或渴，鼻流清涕，或咽喉疼痛，或兼惡寒發熱等表證，苔薄白，脈浮緊或浮數。以取手太陰經、手陽明經腧穴為主。針用瀉法。

（2）**痰濕阻肺**：痰濕之邪阻壅於肺則使肺氣不利。常見咳嗽痰多呈泡沫狀，或白色易於咯出，胸部滿悶，或喉中痰鳴，氣短喘息，甚則不能平臥。苔白膩，脈滑。以取手太陰經、足陽明經腧穴為主。針用瀉法。

（3）**痰熱蘊肺**：痰熱之邪蘊蓄於肺，使肺失肅降，或熱傷肺絡。常見咳嗽，氣喘息促，痰稠色黃，或吐膿痰，胸痛，胸悶，大便乾，小便黃，舌質紅，苔黃膩，脈滑數。以取手太陰經、手陽明經、足陽明經腧穴為主。針用瀉法。

（4）**肺氣虛弱**：肺氣虛弱使氣失所主，肅降無權。常

見咳嗽無力，氣短，勞則咳喘；痰液清稀，倦怠懶言，語聲低微，惡風自汗，舌質淡，苔薄白，脈象虛弱無力。以取手太陰經、足陽明經腧穴及背俞為主。針用補法。或針灸併用。

（5）**肺陰不足**：肺陰虧損則使肺臟失於清潤，導致肅降無權。常見乾咳無痰，或痰少而黏，或痰中帶血，口燥咽乾，午後潮熱，顴紅盜汗，手足心熱，舌質紅少苔或無苔，脈細數。以取手太陰經、足太陰經、足少陰經腧穴及背俞穴為主。針用補法。禁灸。

2.大腸病辨證

大腸居於腹中，上接小腸，下通肛門。其經脈絡於肺，與之為表裡。其生理功能是：傳導食物糟粕，使之變為糞便排出體外。其病理表現主要為大便異常。

（1）**大腸濕熱**：濕熱壅滯於大腸，灼傷脈絡。常見腹痛，下痢膿血，裡急後重，或泄瀉黃水，肛門灼熱，小便短赤，或發熱，口渴，舌苔黃膩，脈滑數，或濡數。以取手陽明經、足陽明經腧穴和大腸募穴、下合穴為主。針用瀉法。

（2）**大腸液虧**：大腸津液不足，使腸道不能儒潤。常見大便乾燥秘結，難以排出，數日一行，口乾咽燥，舌紅少津，脈細或細數。以取手陽明經、足太陰經、足少陰經腧穴為主。針用補法。

（3）**大腸滑脫**：大腸滑脫即大腸固攝無權。常見大便失禁，久瀉久痢，腹脹或痛，神疲體倦，面色萎黃，舌質淡，苔薄白，脈細無力。以取手陽明經、足陽明經、任脈及背俞為主。針用補法，併用灸法。

（4）**積滯內停**：糟粕停於腸內，使腸道壅阻。常見腹脹腹痛，拒按，大便秘結，或下利不爽，大便穢臭，舌苔黃厚，脈象沉實或弦數。以取手陽明經、足陽明經腧穴為

主。針用瀉法，不宜灸。

（5）**寒濕犯腸**：寒濕之邪侵犯於腸，使其升降失司。常見泄瀉清稀，腹痛腸鳴，身寒欠溫，口不渴，舌淡苔薄白，脈象沉遲。以取足陽明經、任脈腧穴為主。針用瀉法或兼用補法，併用灸法。

（二）脾與胃常見疾病辨證

1.脾病辨證

脾居於腹中。其經脈絡胃，與之為表裡。其生理功能是：主運化，主統血，主四肢、肌肉，開竅於口。脾氣以上升為順。它與胃共同完成對飲食的受納、腐熟、消化、吸收及輸布水穀精微的功能，為氣血生化之源，以供全身營養，故稱之為「後天之本」。其病理表現主要是消化、吸收方面的異常和統攝無權。

（1）**脾氣虛弱**：脾氣虛弱則使脾失運健，造成氣血生化之源不足。常見面色萎黃，形體消瘦，疲倦乏力，少氣懶言，納少，腹脹便溏，或見浮腫、甚則腹部有下墜感，脫肛，子宮脫垂，內臟下垂，舌質淡，苔薄白，脈緩弱。以取足太陰經、足陽明經、任脈腧穴及其俞、募穴為主。針用補法，或兼灸法。

（2）**脾陽虛弱**：脾陽虛弱使脾運化無權，陰寒凝滯。常見面色白，四肢不溫，納少，腹脹，或脘腹隱痛、喜暖喜按，便溏水腫，白帶稀而多，舌質淡嫩，苔白，脈沉遲。以取足太陰經、足陽明經、任脈腧穴及其背俞穴為主。針灸併用，針用補法。

（3）**寒濕困脾**：脾被寒濕所困，使脾運化失司。常見脘腹脹滿，不思飲食，口淡不渴，頭身重困，大便不實或泄瀉，或肢體浮腫，舌苔白膩，脈濡緩。以取足太陰經、足陽明經、任脈腧穴為主。針用補瀉兼施法，或兼用灸

法。

（4）**濕熱中阻**：濕熱阻滯中焦，使脾胃受納、運化失職，升降失常。常見脘腹痞悶，納呆嘔噁，口苦而黏膩，身重困倦，或面目、肌膚發黃，大便溏瀉，小便短赤，或帶下色黃，穢臭，陰癢，舌苔黃膩，脈滑數或濡數。以取足太陰經、足陽明經、任脈腧穴為主。針用瀉法。

（5）**脾不統血**：脾不統血是由於脾氣虛弱，導致統攝血循無力，使血不循經。常見便血，月經過多，崩漏，皮膚紫癜（肌衄），兼見面色無華，體倦乏力，少氣懶言等，舌質淡，苔薄白，脈細弱。以取足太陰經、足陽明經及背俞穴為主。針用補法，或併用灸法。

2.胃病辨證

胃居於膈下，上腹部，上接食道，下通小腸，與脾以膜相聯，其經脈絡脾，與之為表裡。

其主要生理功能是：受納（接受、盛納）和腐熟（初步消化）水穀。胃氣以下降為順。其病理表現主要是食欲和胃氣下降的異常。

（1）**食滯胃脘**：飲食停滯於胃脘，使脘腹氣機阻滯。常見脘腹脹滿或脹痛，噯腐吞酸，或嘔吐酸腐食物，吐後脹痛得減，厭食，呃逆，大便不爽，舌苔厚膩，脈滑。以取足陽明經腧穴及其俞、募穴為主。針用瀉法。

（2）**胃氣虛弱**：胃氣虛弱使胃納無權。常見食慾不振，納少，脘部痞滿，或呃逆、嘔吐，氣弱乏力，四肢倦怠，舌淡苔薄白，脈緩弱。以取足陽明經腧穴、任脈和背俞募穴為主。針用補法，或兼用灸法。

（3）**胃寒**：寒邪凝滯於胃，使胃氣陰滯。常見胃脘疼痛，遇冷則痛劇，得溫則痛減，口淡不渴，或胃中水聲轆轆，口泛清水，舌淡苔白，脈象沉遲或弦。以取足陽明經、足太陰經、任脈腧穴及其俞募穴為主。針用補法，併

用灸法。

（4）**胃熱**：熱邪蘊結於胃，煎灼津液，經脈阻滯。常見胃脘灼痛，吞酸嘈雜，或嘔吐，渴喜冷飲，消穀善饑，或齒齦腫痛、潰爛、出血，口臭，大便乾結，小便短赤，舌質紅，苔黃燥，脈數或洪大。以取足陽明經、足太陰經、手陽明經腧穴為主。針用瀉法，忌用灸法。

（5）**胃陰不足**：胃的陰液不足使胃失潤，和降失常。常見胃脘隱痛，嘈雜似饑，饑不欲食，口乾咽燥，或乾嘔呃逆，大便乾結，舌紅少津，脈象細或細數。以取足太陰經、足陽明經腧穴為主。針用補法，忌用灸法。

（三）心與小腸疾病辨證

1.心病辨證

心居於胸中，其脈絡於小腸，而與之為表裡。其生理功能是：主血脈，主神志，開竅於舌。其病理表現主要是血脈和神志的異常變化。

（1）**心氣虛**：心氣不足則使血液運行無力。常見心悸，氣短，神疲體倦，自汗，舌質淡，苔薄白，脈細弱。以取手少陰經腧穴和背俞穴為主。針用補法。

（2）**心陽虛**：心陽不足使血液運行無力，溫煦無權。常見心悸，氣短，自汗，形寒肢冷，口唇青紫，甚則大汗淋漓，四肢厥冷，呼吸氣微，神志不清，舌質淡胖嫩或暗紫，苔薄白，脈象微弱，或結代。以取手少陰經、手厥陰經、任脈、督脈腧穴為主。針用補法，併用灸法，或以灸法為主。

（3）**心血虛**：心血不足則使心神失養。常見心悸，失眠，多夢，健忘，眩暈，唇淡無華，舌質淡，苔薄白，脈細。以取手厥陰經、手少陰經、足太陰經腧穴及背俞穴為主。針用補法。

（4）**心血瘀阻**：心血瘀阻使血液運行不暢，經脈阻滯。常見心悸，心痛（心前區或胸骨後刺痛或悶痛）常痛及肩臂，時發時止，重者則面、唇、爪甲青紫，肢冷，自汗出，舌質紫暗，或有瘀斑，脈細澀，或結代。

以取手厥陰經、手少陰經腧穴、本臟俞、募穴為主。針用瀉法。

（5）**痰迷心竅、痰熱內擾**：痰飲壅滯心竅，痰熱內擾則使心神無主。常見心悸，不寐，心胸煩熱，或為癲為狂，或為痴呆，語無倫次，哭笑無常，大便乾結，小便短赤，舌質紅，苔黃膩，脈滑數。

以取手少取經、手厥陰經、足陽明經、足厥陰經腧穴及其背俞穴為主。針用瀉法。

（6）**心火熾盛、循經上炎**：心火盛而上炎使心神被擾，心竅熱盛。常見心煩失眠，面赤口渴，口舌糜爛、疼痛，咽喉腫痛，小便短赤，舌質紅，苔黃，脈數或弦數。

以取手少陰經、手厥陰經、足少陰經腧穴為主。針用瀉法。

2.小腸病辨證

小腸居於腹中，上接幽門與胃相通，下接闌門與大腸相連。其經脈絡於心，而與之為表裡。其主要生理功能是：分泌清濁。其病理表現主要是大小便異常。

（1）**小腸實熱**：小腸實熱多為心熱下移所致。可見心煩口渴，口舌生瘡，咽痛，小便短赤，尿道灼痛，或尿血，小腹脹痛，舌質紅，苔黃，脈數或滑數。以取手少陰經、手太陽經腧穴及其下合穴、募穴為主。針用瀉法。

（2）**小腸虛寒**：小腸虛寒則使其分清泌濁功能失常。常見小腹隱痛，腸鳴，大便溏瀉，小便頻數。舌質淡，苔薄白，脈象細而緩。以取足陽明經腧穴及本臟俞、募、下合穴為主。針用補法，併用灸法。

（四）腎與膀胱疾病辨證

1.腎病辨證

腎居於腰部左右各一。其經脈絡於膀胱，而與之為表裡。其主要生理功能是：藏精，主水，主命門之火，主骨，生髓，主納氣，開竅於耳、二陰。為先天之本，為生長發育之源。其病理表現主要是生殖、發育、水鹽代謝的異常。

（1）**腎氣虛弱**：腎氣不足則使腰、骨失常，封藏失司。常見腰脊酸軟，腿足無力，小便頻數而清，或尿後餘瀝不盡，或遺尿，尿失禁，或夜尿頻，男子遺精、早泄，女子帶下，或胎動易下，聽力減退，舌質淡，苔薄白，脈弱尺部尤甚。以取足少陰經、任脈、督脈經腧穴及本臟俞穴為主。針用補法，併用灸法。

（2）**腎陽不足**：腎陽虛則使腎府、骨、髓不得溫養。生髓不足，腦失所養。常見腰膝酸軟而痛，畏寒肢冷，頭暈目眩，精神不振，面色皎白：或黧黑，陽痿不育，宮寒不孕，或浮腫腰以下為重，或小便不利，大便溏薄，舌質淡，苔薄白，脈沉遲尺弱。以取任脈、督脈及足少陰經腧穴及本臟背俞穴為主。針用補法，併用灸法。

（3）**腎陰不足**：腎陰虛則不能生髓、充骨、養腦。常見形體虛弱，頭暈耳鳴，失眠健忘，腰膝酸軟，遺精口乾，或什後潮熱，顴紅，盜汗，五心煩熱，小便黃，大便乾，舌紅少苔，脈象細數。以取足少陰經、足太陰經腧穴及本臟背俞穴為主。針用補法。忌灸。

（4）**腎不納氣**：腎不納氣是由腎氣虛所致。使腎攝納無權，氣不歸元。常見短氣喘咳，呼多吸少，動則喘甚，神疲自汗，語聲低怯，頭暈，腰膝酸軟，舌質淡，苔薄白，脈象虛弱尺部尤甚。以取足少陰經、足太陽經、任

脈、督脈腧穴為主。針用補法，併用灸法。

2.膀胱病辨證

膀胱居於少腹，上經輸尿管與腎相接；下經尿道通前陰。其經脈絡於腎，而與之為表裡。其主要生理功能是：貯存和排泄尿液。其病理變化主要是小便的異常。

（1）**膀胱濕熱**：膀胱蘊積濕熱則使之氣化功能失常。可見尿頻、尿急、尿道灼熱疼痛，或小便淋漓不暢，或排尿中斷，尿色黃赤，混濁，或尿血，或尿中有砂石，亦可伴有小腹脹滿或腰痛，舌苔黃膩，脈數或滑數。以取足太陰經、足太陽經腧穴和任脈腧穴為主。針用瀉法。

（2）**下焦虛寒**：下焦虛寒則使膀胱氣化無權。常見小便頻數或遺尿，小腹有涼感，肢冷畏寒，腰膝酸軟，冷痛，舌質淡，苔白，脈沉遲。以取足太陽經、足少陰經、任脈腧穴及本腑募穴為主。針用補法，併用灸法。

（五）肝與膽疾病辨證

1.肝病辨證

肝居於右脇肋部。其經脈絡於膽，而與之為表裡臟腑。其主要生理功能是：藏血，主疏泄，主筋，開竅於目。其病理表現主要是藏血、疏泄功能失常和筋脈不利等。

（1）**肝氣鬱結**：肝氣鬱結則使氣機不暢，經氣不利。常見精神抑鬱，易怒，脇肋脹痛，或竄痛，乳房作脹或脹痛，經前尤甚，胸悶不舒，喜太息，脘腹脹痛，納呆噯氣，或咽部有阻塞感，吞之不下，吐之不出（梅核氣），月經不調，痛經，苔薄白，脈弦。日久可見脇肋刺痛，或見症瘕，舌質紫暗。或有瘀斑，脈弦。以取足厥陰經、足少陽經、足陽明經、足太陰經腧穴為主。針用瀉法。

（2）**肝火上炎**：肝火（熱）循經上炎，則使頭目被火

熱侵擾。常見頭脹痛，頭暈目眩，目赤腫痛，口苦咽乾，脅肋灼痛，耳鳴如潮，心煩失眠，多做惡夢，或吐血、衄血，大便秘結，小便黃赤，舌質邊紅，苔黃，脈弦數。以取足厥陰經、足少陽經腧穴為主。針用瀉法，或兼用三棱針點刺出血。

（3）**肝陽上亢**：肝陽不能潛藏而上亢，則使氣血併走於上。常見頭目脹痛，面紅，眩暈，耳鳴，急躁易怒，失眠多夢，腰膝酸軟，頭重腳輕，舌質紅，脈弦細或兼數。治宜平肝滋陰潛陽法。以取足厥陰經、足少陽經、足太陰經、足少陰經腧穴為主。針用補瀉兼施法。忌用灸法。

（4）**肝風內動**：肝風內動則使氣機逆亂，神明被擾。常見輕者頭目暈眩、脹痛，肢體麻木，或兼震顫，語言蹇澀；重者則卒然昏倒，不省人事，舌強不語或半身不遂。舌紅，脈弦有力。以取足厥陰經、足少陽經、足太陰經、足少陰經腧穴為主。針用瀉法，或補瀉兼施法。忌用灸法。

（5）**肝血不足**：肝血虛則使頭目、筋脈失養。常見頭目眩暈、隱痛，面色無華，耳鳴耳聾，兩目乾澀，視物不清，或為雀盲，爪甲不榮，肢體麻木，手足震顫，肌肉瞤動，或口燥咽乾，午後潮熱，經血色淡、量少，或閉經，舌淡或舌紅少津，脈弦細，或弦細數。以取足厥陰經、足少陽經、足太陰經、足少陰經腧穴及背俞穴為主。針用補瀉兼施法。忌用灸法。

（6）**寒滯肝脈**：寒邪鬱滯肝經，則使陽氣被遏，氣血運行不利。常見少腹牽引睪丸墜脹、冷痛，或陰囊收縮引痛，受寒則甚，得熱則緩；舌苔白滑，脈沉遲或弦緊。以取足厥陰經、足太陽經、足少陰經、足少陰經腧穴及任脈腧穴為主。針用瀉法，併用灸法。

2.膽病辨證

膽附於肝，居於右脅肋部。其經脈絡於肝，二者為表

裡臟腑。其主要生理功能是：貯存膽汁，並將膽汁不斷排入小腸中以助消化食物，但要靠肝的疏泄功能協助完成。其病理表現主要是膽汁貯、泄的異常。

（1）**肝膽濕熱**：濕熱之邪蘊於肝膽，則使疏泄功能失常。可見脇肋脹痛，或有熱感，口苦納呆，噁心嘔吐，腹脹，大便不調（軟溏），小便短赤，或面目、周身發黃（黃疸），或發熱。苔黃膩，脈弦數。如濕熱下注，則可見陰囊濕疹，睪丸腫大、熱痛；或帶下色黃、穢臭，外陰瘙癢，舌苔黃膩，脈滑數或弦數。以取足少陽經、足厥陰經、足太陰經腧穴及背俞穴為主。針用瀉法。

（2）**膽氣虛弱**：膽氣不足則使決斷失司。常見易驚善恐，膽怯，失眠多夢，夜寐不安，舌苔薄白，脈象弦細。以取足少陽經、足厥陰經腧穴及背俞穴為主。針用補法，或兼用灸法。

（六）心包與三焦疾病辨證

1.心包病辨證

心包又名心包絡。居於胸中，位於心之外圍。其經脈絡於三焦，二者為表裡臟腑。其主要功能就是護衛心臟，可代心受邪。因其病理變化、臨床表現及治療方法，皆與心病相同，故不再重複。

2.三焦病辨證

三焦不是一個具體的腑，而是對體內臟腑部分功能的概括。是體腔上、中、下三焦的總稱。其經脈絡於心包，而與之為表裡。其主要生理功能是：保持人體水液的正常輸布及代謝。這是三焦氣化的作用。其病理表現主要是水液代謝的異常。

（1）**三焦氣化功能失常**：其氣化功能失常則使水液內停。可見肌膚腫脹；腹中脹滿，氣逆，腹涼，或遺尿，小

便失禁，舌苔白滑，脈沉細，或沉滑。以取任脈、足太陰經腧穴及背俞穴為主。針用補法，併用灸法。

（2）濕熱蘊結三焦：濕熱之邪蘊於三焦則使水液瀦留。可見身熱氣逆，肌膚腫脹，小便不利。舌質紅，苔黃膩，脈滑數。以取足太陰經、足少陰經、任脈腧穴及背俞穴為主。針用瀉法。忌用灸法。

（七）臟腑兼病辨證

人體各臟腑之間，在生理上具有相互資生，相互制約的關係，所以，當某一臟或某一腑發生疾病時，不但在本臟腑出現症狀，而且在一定的條件下，會影響其他臟腑發生病變而出現症狀。凡同時見到兩個臟腑有病變的，即為臟腑兼病。現將臨床上最常見的臟腑兼病辨證敘述如下：

1.心腎不交

心腎不交是指心腎水火既濟失調所致的病證。常見心煩失眠，心悸不安，頭暈耳鳴，健忘，腰痠腿軟，遺精，或見五心煩熱，口燥咽乾，舌紅少苔，脈細數。以取手少陰經、足少陰經、足太陰經腧穴及背俞穴為主。針用平補平瀉法，或用補瀉兼施法。

2.心脾兩虛

心脾兩虛是指心血不足，脾氣虛弱所致的病證。常見心悸怔忡，頭暈目眩，失眠多夢，健忘，面色萎黃，食慾不振，腹脹便溏，神倦乏力，或皮下出血（肌衄），婦女月經量少色淡，或淋漓不盡。舌質胖淡，苔薄白，脈細弱。以取手少陰經、足陽明經、足太陰經腧穴及背俞穴為主。針用補法，或兼用灸法。

3.脾肺氣虛

脾肺氣虛是指脾、肺兩臟氣虛所致的病證。常見久咳不止，氣短而喘，痰多稀白，食慾不振，腹脹便溏，語聲

低微、懶言，疲倦乏力，面色㿠白，甚則面浮足腫，舌質淡苔薄白，脈細弱。以取足陽明經、任脈腧穴及背俞穴為主。針用補法，或兼用灸法。

4.脾腎陽虛

脾腎陽虛是指脾、腎兩臟之陽虧損所致的症證。常見面色㿠白，畏寒肢冷，腰膝或下腹冷痛，久瀉久痢，或五更瀉，或下利清穀，小便不利，面浮肢腫，舌質淡胖，苔薄白，脈象沉細而弱。以取任脈、足陽明經腧穴及背俞穴為主。以灸法為主兼用針刺補法。

5.肺腎陰虛

肺腎陰虛是指肺、腎兩臟陰液虧損所致的症證。常見咳嗽痰少，或痰中帶血，口燥咽乾，或聲音嘶啞，形體消瘦；腰膝酸軟，頭暈目眩，耳鳴，骨蒸潮熱，顴紅盜汗，男子遺精，女子月經不調，舌紅少苔，脈細數。以取足少陰經、足太陰經腧穴及背俞穴為主。針用補法，忌用灸法。

6.肝腎陰虛

肝腎陰虛是指肝、腎兩臟陰液虧損所致的症證。常見頭暈目眩，耳鳴，健忘，失眠多夢，口燥咽乾，腰膝酸軟，脇肋灼痛，五心煩熱，顴紅盜汗，或見手足蠕動，男子遺精，女子經血量少，舌紅少苔，脈細數。以取足少陰經、足太陰經、足厥陰經腧穴及背俞穴為主。針用補法，忌用灸法。

7.肝脾不調

肝脾不調是指肝失疏泄，橫逆犯脾，脾失健運所致的病證。常見胸脇脹滿竄痛，喜太息，情志抑鬱或急躁易怒，納呆腹脹，便溏不爽，腸鳴矢氣，或腹痛欲瀉，瀉後痛減。舌苔白或膩，脈弦。以取足厥陰經、足少陽經、足陽明經腧穴及背俞穴為主。針用補瀉兼施法。

8.肝胃不和

肝胃不和是指肝失疏泄，橫逆犯胃，胃失和降所致的病證。常見胃脘、脅肋脹痛，噯氣呃逆，嘈雜吞酸，煩躁易怒，或情志抑鬱不暢，舌紅苔黃，脈弦或弦數。以取足厥陰經、足少陽經、足陽明經、任脈腧穴為主。針用瀉法。

若見巔頂疼痛，遇寒則甚，得溫痛減，嘔吐涎沫，形寒肢冷，舌淡苔白滑，脈沉弦或兼緊。以取足厥陰經、足陽明經、任脈腧穴為主。針用平補平瀉法，或瀉法，並兼用灸法。

四、氣血辨證

（一）氣病辨證

氣病的範圍很廣，臨床常見的氣病有氣虛、氣陷、氣滯、氣逆四種：

1.氣虛證

它是由於臟腑功能減退（衰弱）所導致的疾病。常見頭暈目弦，少氣懶言，神疲乏力，自汗，動則諸症加劇，舌質淡，苔薄白，脈虛無力。以取任脈、足陽明經、足太陰經腧穴及背部腧穴為主。針用補法，或兼用灸法。

2.氣陷證

它是因氣虛甚無力升舉而下陷所致的疾病。常見頭暈目眩，少氣乏力，腹部墜脹，脫肛，子宮脫垂（陰挺），胃、腎等內臟下垂，舌質淡，苔薄白，脈虛無力。以取任脈、督脈、足陽明經腧穴及背部俞穴為主。針用補法，併用灸法。

3.氣滯證

它是氣機部分阻滯的疾病。常見情志不暢，脘腹脹悶或脹痛，攻竄移動，病位不定，舌苔薄白，脈弦。由於病

因的不同及其兼症的各異，治宜理氣止痛法。以取任脈、足少陽經、足厥陰經為主。針以瀉法。或針以平補平瀉法。

4.氣逆證

它是氣機升降失常所致的疾病。臨床常見的氣逆證有肺氣上逆證、胃氣上逆證及肝氣升發太過證。肺氣上逆證常見咳嗽，喘息。胃氣上逆證常見呃逆、噯氣、噁心，嘔吐。肝氣上逆證可見頭痛，眩暈，昏厥，吐血。取穴根據所病臟腑，選取有關經脈的腧穴。針以瀉法。

（二）血病辨證

血病臨床常見的有血虛、血瘀、血熱三種：

1.血虛證

是血液虧損，臟腑經脈失養所致的疾病。常見面色淡白無華，或痿黃，唇色淡白，爪甲蒼白，頭暈眼花，心悸，失眠，手足發麻，婦女經血量少色淡，延期或閉經。舌質淡，苔薄白，脈細或細而無力。以取足陽明經、足太陰經腧穴及背部俞穴為主。針用補法。

2.血瘀證

血瘀證是由於瘀血內阻所致的疾病。常見疼痛如刀割、針刺，痛有定處，拒按，腫塊（體表或見青紫，體內症積），或面色黧黑，肌膚甲錯，口唇、爪甲紫暗，或皮下紫斑，或下肢青筋脹痛；婦女痛經，經血有血塊，或閉經腹痛。舌質紫暗，或有瘀斑；脈細澀。以取足厥陰經、足太陰經、手陽明經腧穴及背部俞穴為主。針用瀉法，或兼用灸法。

3.血熱證

是血分有熱所致的疾病。常見心煩甚則狂躁，口乾不喜飲，咳血、吐血、尿血、衄血，婦女經血先期、量多，

血色鮮紅，舌質紅絳，脈數或滑數。以取足太陰經、足厥陰經、足少陰經、手太陰經腧穴及背部俞穴為主。針用瀉法，禁用灸法。

五、經絡辨證

經絡辨證是以經絡理論為指導，根據經絡的循行部位和臟腑屬絡，以辨別經絡症候的一種辨證方法。

（一）十二經脈病辨證

十二經脈中，每一條經脈都有一定的循行徑路和所屬經的臟腑。如果經絡發生病變則各有不同的症候。其症候可分屬兩個部分：一是本經絡的臟腑功能失常的症狀；二是本經循行部位所發生的病變症狀。

1.手太陰肺經病候

咳嗽，氣喘，胸部脹滿，咳血，咽喉腫痛；缺盆部、肩背及手臂內側前緣疼痛，麻木不仁。以取手太陰經、手陽明經腧穴為主。針用瀉法，或兼用灸法。

2.手陽明大腸經病候

鼻衄，鼻痛，鼻流清涕，齒痛，咽喉腫痛，頸、肩前、上肢外側前緣疼痛，酸楚，麻木；腸鳴腹痛，泄瀉，下痢赤白等。以取手陽明經、手太陰經、足陽明經腧穴為主。針用瀉法，或兼用灸法。

3.足陽明胃經病候

胃脘痛，腸鳴腹脹，嘔吐，水腫，易饑，鼻衄，咽喉腫痛，胸腹部及下肢外側前緣疼痛，發熱，或麻木不仁，甚則痿痺不用。以取足陽明經、任脈、足太陰經腧穴為主。針用瀉法，或用補法，或兼用灸法。

4.足太陰脾經病候

腹脹腹痛，便溏，胃脘痛，嘔吐，身重無力；舌根強

痛，股膝內側腫痛，屈伸不利。以取足太陰經、足陽明經、任脈及背俞穴為主。針用瀉法，或補法。

5.手少陰心經病候

心痛，心悸，咽乾口渴，失眠，健忘，胸脇痛，上臂內側後緣疼痛，發熱。以取手少陰經、手厥陰經、手太陽經及背俞穴為主。針用瀉法，或用補法，或通經活絡法。

6.手太陽小腸經病候

耳聾，目黃，咽喉痛，頰腫，少腹脹痛；肩臂外側後緣疼痛，麻木不仁。以取手太陽經、足太陽經及其下合穴為主。針用瀉法，或兼用灸法。

7.足太陽膀胱經病候

小便不通（利），遺尿，癲狂，目痛，迎風流淚，鼻塞，鼻衄，頭痛，項背腰臀部以及下肢後面疼痛，酸楚，拘急，麻木，痿痺不用。以取足太陽經、足少陰經、足陽明經腧穴為主。針用瀉法，或用補法，或兼用灸法。

8.足少陰腎經病候

遺尿，尿頻，遺精，陽痿，月經不調，氣喘，咳血，咽喉腫痛，舌乾，水腫，腰脊疼痛，股內側後緣疼痛，下肢無力，足心熱。以取足少陰經、任脈、足太陽經腧穴為主。針用補法，或補瀉兼施法，或兼用灸法。

9.手厥陰心包經病候

心痛，心悸，心煩，胸悶，面赤，癲狂，腋下腫，上肢拘急、疼痛，手心熱。以取手厥陰經、手少陰經、任脈、足太陽經腧穴為主。針用瀉法，或用補法，或用補瀉兼施法。

10.手少陽三焦經病候

腹脹，水腫，小便不利，耳鳴耳聾，目外眥痛，頰腫，咽喉腫痛，耳後、肩、上肢外側疼痛，麻木。以取手少陽經、手陽明經、足太陰經、足陽明經腧穴為主。針用

瀉法，或補瀉兼施法，或兼用灸法。

11.足少陽膽經病候

頭痛，目外眥痛，頷痛，目眩，口苦，缺盆部腫痛，腋下疼痛，胸、脅肋、股及下肢外側疼痛，麻木不仁，甚則痿痺。以取足少陽經、足厥陰經、足太陽經、足陽明經腧穴為主。針用瀉法，或用補瀉兼施法，或兼用灸法。

12.足厥陰肝經病候

腰痛，胸滿，少腹疼痛，疝氣，頭頂痛，咽乾，呃逆，遺尿，小便不利，神志失常，下肢內側中間疼痛，麻木，轉筋拘急，掣痛。以取足厥陰經、足少陽經、足少陰經、手厥陰經腧穴為主。針用瀉法，或補瀉兼施法，或兼用灸法。

（二）奇經八脈病辨證

奇經八脈對正經具有加強聯繫、調節氣血的作用。它除本經循行與體內外器官相連屬外，還透過十二經脈與臟腑發生間接的聯繫，特別與肝、腎及女子胞、腦、髓等關係更為密切，在生理和病理上都能互相影響。

1.督脈病候

脊柱強直、疼痛，甚則角弓反張，頭痛，癲癇。以取督脈、足太陽經腧穴為主。針用瀉法。

2.任脈病候

帶下，月經不調，不孕，不育，疝氣，遺精，遺尿，尿閉，胃脘痛，小腹痛，陰中痛。以取任脈、足太陰經、足厥陰經、足少陰經腧穴為主。針用補法，或補瀉兼施法，或兼用灸法。

3.沖脈病候

腹內拘急而痛，月經不調，不孕、不育，咳喘。以取任脈、足厥陰經、足太陰經腧穴為主。針用補法，或用瀉

法，或兼用灸法。

4.帶脈病候

腹部脹滿，腰部弛緩無力，帶下，子宮脫垂，下肢無力。以取任脈、足陽明經、足太陰經、足厥陰經，足太陽經腧穴為主。針用補法，或補瀉兼施法，或兼用灸法，或重用灸法。

5.陽蹻脈病候

癲癇，不眠，目內眥赤痛，腰背痛，下肢痙攣，足外翻等。以取足厥陰經、足太陽經、手少陰經腧穴為主。針用瀉法，或補瀉兼施法。

6.陰蹻脈病候

癲癇，多眠，少腹痛，腰胯連及陰中痛，下肢痙攣，足內翻等。以取足厥陰經、足少陰經、足太陰經腧穴為主。針用瀉法，或補瀉兼施法。

7.陽維脈病候

惡寒發熱等。以取足太陽經、督脈腧穴為主。針用瀉法。

8.陰維脈病候

胸痛，心痛，胃脘痛。以取足太陰經、手少陰經、手厥陰經、任脈腧穴為主。針用瀉法，或平補平瀉法。

第二節　針灸處方原則

一、常用治法與處方總則

（一）常用治法

治法，是依據辨證、診斷所確立的治療大法。它是針灸理、法、方、穴的組成部分。針灸臨床上常用的治法是

補法、溫法、瀉法、清法、升法、降法、和法七種。

1.補法

此法是用針灸扶助正氣即補益人體陰陽、氣血及臟腑虛損的治法。適用於治療各種虛證。如陰虛證取三陰交、太谿、照海等穴，針用補法。氣虛證取氣海、足三里等穴，針用補法。但應用補法時要注意：當邪氣盛時不宜用；邪氣未盡除時不宜早用；虛中挾實時不宜單用。

2.瀉法

此法是利用針灸驅除邪氣、消除積滯以利於正氣恢復的一類治法。適用於治療各種實證。如外感表實證取風池、曲池、合谷等穴，針用瀉法。治療裡實（熱結便秘）證取曲池、天樞、大橫、足三里等穴，針用瀉法。但應用瀉法時要注意：虛證不能用；虛實挾雜者不宜單用。

3.溫法

此法是用針灸祛寒溫陽法。即溫經通絡、溫煦陽氣、溫中散寒、回陽救逆的一類治法。適用於治療一切寒證。如寒凝經絡證，根據病位選取有關經穴，針灸併用，以寒證的虛實決定針用補法或瀉法。治療陽氣衰微證，取百會、神闕、關元等穴，施以灸法。但應用溫法時要注意：溫熱證禁用；陰虛證不宜用。

4.清法

此法是用針刺清解邪熱的一類治法。即清熱解表、清熱涼血、清胃瀉火、清肺止咳、清利濕熱等均屬此法。如治療身熱證取大椎、曲池、合谷等穴，針用瀉法。治療臟腑熱證，取有關腧穴，針用瀉法；或用三棱針點刺出血。但應用清法時要注意：寒證禁用；氣滯血瘀證不宜用；虛證慎用。

5.升法

此法是用針灸升陽益氣、升舉下陷的一類治法。適用

於清陽不升，氣虛下陷等證。如治療中氣下陷證，取百會、氣海、足三里等穴，針用補法，併用灸法。使用升法時要注意：陰虛陽亢證、氣機上逆證均不宜用。

6.降法

此法是用針刺降逆、潛陽的一類治法。適用於治療氣機上逆之證。如治療胃氣上逆證取中脘、內關、太衝等穴，針用瀉法。治療肝陽上亢證取風池、太衝、俠谿等穴，針用瀉法。應用降法時要注意：上虛證，上虛下實證，均不宜用。

7.和法

又稱為「平法」，適用於治療婦女、老人體弱者，選用平補平瀉手法。對於多種慢性疾病，諸如關節痺痛、偏頭痛，眩暈症等的早期剛開始針刺時，待針 3～5 次後，可改用其他治法。

（二）處方總則

處方總則，即針灸治病處方必須遵守的總體原則。它體現了中醫的整體觀念和辨證論治的基本精神，對於治療每種疾病的立法、處方都具有普遍的指導意義。

1.調整陰陽

疾病的發生，從根本上講都是陰陽失去了相對平衡，即陰陽出現了偏盛偏衰，影響了正常的陰陽關係而發生的。所以，調整陰陽的偏盛偏衰就成為治療疾病處方的總體原則之一。

（1）**陰陽偏盛**：此即陰或陽的過盛、有餘。陽盛則陰病，即陽熱亢盛則容易損耗陰液而導致陰病。陰盛則陽病，即陰寒亢盛則容易損傷陽氣而導致陽病。在治療時可採用「損其有餘」「盛則瀉之」的方法。對陽盛者用清瀉陽熱法，對陰盛者用溫散陰寒法。因陰陽之間有相互消長

的關係，故在調整陰或陽偏盛的時候，一定要注意有無相應的陰或陽偏衰的情況存在，如有相對一方偏衰時，在針治時亦當兼顧其偏衰者，即當清瀉陽熱時佐以滋補陰液；溫散陰寒時佐以溫補陽氣。這樣就可避免調整了偏盛又出現了偏衰。

（２）**陰陽偏衰**：此即陰或陽的虛損、不足。或為陰虛，或為陽虛。陰虛則不能制陽，常表現為陰虛陽亢的虛熱證；陽虛則不能制陰，多表現為陽虛陰盛的虛寒證。在治療時，由陰虛而導致的陽亢，應由補陰以制陽，即壯水之主以制陽亢法。因陽虛而導致的陰盛，應由補陽以制陰，即益火之源以消陰翳法。如陰陽兩虛則陰陽雙補。因為陰陽是相互依存的，所以，在治療陰陽偏衰時還要兼顧其對方的陽陰。

故常用「陰中求陽」「陽中求陰」法。在針灸治療中常是「從陰引陽」。如運用募穴、俞穴，就是調養臟腑的陰氣和陽氣，使其陰陽平衡而病癒。

從廣義上講，很多治法都屬於調整陰陽的範圍。如補虛、瀉實、散（溫）寒、清熱、調和營衛、調和氣血等。針灸治療疾病就是通過對不同腧穴，採取不同的針、灸方（手）法，使偏盛、偏衰的陰陽恢復平衡，從而達到治療疾病的目的。

2.扶正祛邪

疾病的發生、發展與轉歸的過程，就是正氣與邪氣雙方相互鬥爭的過程。扶正祛邪可以調整邪正力量的對比，促使疾病向痊癒的方向轉化。所以，扶正祛邪亦成為指導臨床治療處方的總體原則之一。

扶正，就是扶助正氣，恢復臟腑、經絡的正常生理功能，增強體質，提高機體的抗病能力，從而達到正復邪自去的目的。祛邪，就是祛除邪氣。消除對臟腑、經絡正常

實用針灸經驗處方手冊

生理功能的干擾、破壞，從而達到邪去正自安的目的。扶
正與祛邪二者相輔相成，密切相關。扶正有助於祛
邪；祛邪亦有利於安正。

在臨床實際運用扶正與祛邪時，必須細緻地觀察邪正
盛衰的具體情況。根據當時邪正在病程中各自所占的地
位，來決定扶正與祛邪的主次與先後。扶正適用於正虛而
邪不盛或並無邪可祛的病證；祛邪適用於邪氣盛實而正氣
未傷的病證。如正氣虛，邪氣又盛的病證，則應扶正與祛
邪同時進行，但也應分清主次。若病情以正虛為主，則應
用扶正為主兼以祛邪；反之，則以祛邪為主兼以扶正。

當病邪較重，而正氣虛弱已不耐攻伐時，則應先扶正
後祛邪；當病邪甚盛，而正氣雖虛但尚能耐受攻伐時，可
先祛邪後扶正。審察疾病的虛實，尤當辨明真假，以免犯
及虛虛實實之誡。

3.調整氣機

人體臟腑、經絡、陰陽，氣血的生理功能無不依賴於
氣機的升降出入，所以疾病的發生、發展與轉歸過程，也
與氣機的升降出入有著密切的關係，因此，調整氣機也成
為治療原則之一。

氣機的升降出入失去常態就會產生疾病，透過治療使
失常的氣機恢復正常則疾病痊癒。在臨床治療中調整氣機
時，首先要清楚氣機失常的關鍵所在，方能決定具體的
升、降、出、入的治法。

升，適用於氣虛時該升者不能升，或反而下降
（陷）。如脾氣虛則清陽不升，甚則下陷；腎陰虛不能上
濟於心，均需升之（同時還需補之方可）。

降，適用於氣逆者，即不該升而升者，或該降而不降
者，或雖該升但升發太過者。如肺氣上逆、胃氣上逆、胃
氣不降、肝火上炎、肝陽上亢、心火上炎等，皆當降之。

出，適用於該向外宣散而不宣散，該外泄而不外泄者。如肺氣不能宣散、膀胱氣化失常小便不能外泄者，均應出之。

入，適用於不應外越而外越，該入內而不入內者。如浮陽外越、腎不納氣等都應入之。即引火歸元（原），納氣歸根。總之，通過升降出入的調整，使失常的氣機轉為順暢通達，從而使疾病轉癒。

4.因人、時、地制宜

人與自然環境的關係非常密切，疾病的發生發展直接受到外界的影響；每人的體質各異，對病因的耐受性也不同。所以治病時，要考慮到季節、地理環境不同及每人個體的差異，亦是治療處方總體原則之一。

（1）**因人制宜**：即治療時應根據病人的性別、年齡、體質強弱、生活習慣、工作性質等不同，而制定適宜的治療方法。如性別不同就有不同的生理特點，尤其對婦女在經、帶、胎、產的不同情況下，治療用穴尤當加以注意；年齡不同，其生理特點、病理特點亦不同；體質強弱有別，對針刺的耐受也不同，選穴、手法均當有別；生活習慣、工作性質之差異，對疾病也有不同的影響，因此，在治療上也當有所區別，只有這樣才能提高療效。

（2）**因時制宜**：即治病時應根據四季氣候的不同特點，來制定適宜的治療方法。如一般春、夏之時，病邪侵犯人體多在淺表，針刺宜淺；秋、冬季節，病邪傷人多在深部，針刺宜深。另外，對某些定時發作的疾病，治療時間更為重要。如治療瘧疾時應在發病前 2～3 小時進行針刺；治療痛經應在月經來潮前開始治療。

（3）**因地制宜**：即治病時應根據不同地區的自然條件及生活習慣，制定適宜的治療方法。如西北地區，地勢高、氣溫低而且乾燥，病多寒、燥，治多用溫、潤法。東

南地區，地勢低，氣溫高而且潮濕，病多濕、熱，治多用清利法。

5.治病求本

任何一種疾病的發生，都有其原因，所以，消除病因就成為治療疾病的最基本的原則。

治病求本，就是說治病首先要找到疾病的根本原因，然後治之（消除病因）方能取效。在運用治病求本這一基本原則時，還要根據疾病的主、次、緩、急分清標本，然後根據「緩則治其本」「急則治其標」或「標本同治」的不同方法，進行針對性的治療。

緩則治其本，適用於病情較緩時，要抓住疾病的本質（病因）治療以除病源。如陰虛所致的發熱、咳嗽，陰虛為本，發熱，咳嗽為標，治療時採用滋陰法治其本的方法，待陰復後其發熱、咳嗽則不治自癒。

急則治其標，適用於標病甚急，已給病人帶來極大的痛苦，甚或危及生命，並直接影響到本病的治療時。如慢性咳喘（本）病人，突患感冒高熱（標），它不僅加重了原來的咳喘病情，而且影響了本病的治療，此時必須先治其感冒（標），待感冒治癒後，再治其咳喘（本）。

由此可見急則治其標，只不過是對某些疾病在標症表現較急劇時的一個臨時措施，但這也是求得治本病不可缺少的基本條件。

標本同治，適用於疾病的標本均急，都必須治療時，如氣虛病人又感外邪（舊病為本，新病為標），此時氣虛不足以驅邪，單驅邪又會加重氣虛，單扶正又礙祛邪，此時必須採取既扶正（治本）又祛邪（治標），標本同治的方法。但應該說明的是標本同治並不意味著不分主次的平均對待，而要根據疾病的具體情況有所側重，或以扶正為主或以祛邪為主，這樣才能取得滿意的效果。

二、處方內容及選穴原則

　　針灸處方直接關係著疾病的預後與療效，因而在格式上與處方組成的選穴上均有它的原則。

（一）處方內容及常用符號

　　一張針灸處方就是運用針灸治療某一疾病的具體實施方法。其內容除姓名、性別等一般項目外，還有施術穴位和方法。即腧穴名稱、刺灸方法、補瀉手法，以及治療（留針）時間和次數等。書寫格式通常先列出腧穴名稱，按穴位的上、下、背、胸、腹順序排列，或按腧穴在該方中所起作用的主、次排列，並注明用單側或雙側（一般都用雙側穴，故雙側可不另注明，而只注明用單側者），刺灸法（多用符號標出）和留針時間及療程等。

　　1.針灸處方中常用的符號

　　｜：針用平補平瀉法　　　　　⊥：針用瀉法

　　⊤：針用補法　　　　　　　　↓：三棱針點刺出血

　　△：艾炷灸　　　　　　　　　X：艾條灸

　　O：拔罐　　　　　　　　　　Im：穴位注射

　　2.處方舉例

　　（1）治寒邪內積腹痛處方：

　　中脘△、神闕△、關元│ˣ、足三里⊤、公孫⊥。

　　每日 1 次，留針 20 分鐘，連針 5 次。

　　（2）治肝氣犯胃處方：

　　中脘│、內關⊥、足三里⊤、太衝⊥。

　　每日 1 次，留針 30 分鐘，連針 5 次。

　　（3）治實熱咽喉腫痛處方：

　　少商↓、合谷⊥、陷谷⊥。

　　每日一次，留針 20 分鐘，連針 3 次。

實用針灸經驗處方手冊

（4）治腰腿痛處方：

腎俞ㄒ、大腸俞○、環跳ㄧ、崑崙ㄧ。

每日 1 次，留針 30 分鐘，連針 10 次。

（二）處方選穴原則

針灸處方的腧穴選用，是以經絡學說為指導，根據病證的具體臟腑、經絡，以循經取穴為主。常用的選穴原則有四點。

1.局部選穴

即在病變部位局部選取穴位進行治療。這是根據每一個腧穴都能治療所在部位的疾病而選用的。多用於治療體表部位和症狀較局部的疾病，如眼病取睛明、攢竹；鼻病取迎香；牙痛取頰車；胃痛取中脘等。但局部如有潰瘍、創傷、瘢痕等異常情況則不宜直接針刺或艾灸。

2.鄰近選穴

即在病變的鄰近部位選取有關腧穴進行治療。這是根據每個腧穴能夠治療鄰近部位的病痛和有關臟腑經絡的內在功能聯繫而選用的。如鼻病取上星、通天；胃痛取梁門、章門、天樞等。

3.遠道選穴

即在距離病變處較遠的部位選取有關腧穴進行治療。這是根據陰陽、臟腑、經絡學說及腧穴的功能、主治來選取的。通常以取四肢腧穴，尤其是肘膝以下的腧穴為主。如牙痛取合谷；咳嗽取列缺；腰痛取委中、承山、崑崙等。

在應用此原則時既可取所病臟腑的本經腧穴，又可取表裡經腧穴及與其有內在聯繫的經脈腧穴，如胃脘痛既可取本經腧穴足三里、又可取表裡經脾經腧穴公孫，或與其有內在聯繫的肝經腧穴太衝，心包經腧穴內關等。

4.隨證選穴

又名對證選穴。這是根據中醫理論辨證和腧穴的功能主治來選取的。但與局部選穴、鄰近選穴和遠道選穴不同,前三者都是以病變部位為依據選取有關腧穴。即其病變有特定的部位,症狀亦較局限,而隨證選穴是對一些無特定部位或病位不局限的疾病,應用的一種選穴原則。如發熱、自汗、盜汗、虛脫、昏厥等。

外感發熱取大椎、曲池、合谷;陰虛盜汗取陰郄、復溜;昏迷取素髎、人中等。

另外,常用的八會穴應用時也屬此範疇,如氣病取膻中;血病取膈俞;筋病取陽陵泉等等。

以上四種選穴原則在臨床上應用時,既可單用,也可兩種以上相互配合使用,主要根據疾病治療的需要而決定。

三、常用處方配穴法

處方配穴是為了取得更好的療效將功效(或主治)相同,或功效相近的腧穴同時配合使用,以發揮其協同作用,使其相得益彰,而達到增強療效的目的。

處方選穴有局部、鄰近、遠道和隨證選穴的原則在臨床上經常使用。處方配穴實際也屬選穴的一種方法,它是歷代針灸家的臨床經驗總結。常用的有以下幾種:

(一)本經配穴法

此法即當某一臟腑、經絡發生病變時,就選取該臟腑經絡的腧穴配成處方進行治療。如肺病咳嗽取中府、尺澤、列缺;胃脘痛取梁門、足三里、內庭;耳鳴、耳聾取耳門、翳風、中渚等。都屬本法的具體應用。

（二）表裡配穴法

此法是以臟腑、經絡的陰陽、表裡配合關係為依據來配成處方的方法。當某一臟腑、經絡有病時，專取其表裡經腧穴配穴組方。如肝病取膽經陽陵泉、足臨泣，這是裡病取表經腧穴組方。胃脘痛取脾經大都、公孫，這是表病取裡經腧穴組方。胃病嘔吐取胃經足三里、脾經公孫，這是取表裡經腧穴配合組方。在特定腧穴應用中的原絡配穴法，也屬本法的具體應用之一。

（三）前後配穴法

此法又叫腹背陰陽配穴法。前指胸、腹為陰；後指脊背為陽。本法就是以前、後部位的腧穴配合組成處方的一種方法。如胃脘痛前取中脘，後取胃俞。治陽痿前取關元，後取命門。治聾啞前取廉泉，後取啞門等。在特定腧穴應用中的俞募配穴法，也屬本法的具體運用之一。如小兒夜尿症選中極配膀胱俞；京門配腎俞。

（四）上下配穴法

這是泛指用人體上部腧穴與下部腧穴配合組成處方的一種方法。如眼病取上部腧穴睛明，與下部腧穴太衝（或光明）；耳鳴耳聾取上部腧穴聽宮、翳風、與下部腧穴俠谿。這是上下併用法。還有上病取下穴、下病取上穴，均屬此法。如鼻病取內庭；偏頭痛取俠谿。下肢癱瘓取腰陽關、次髎等。在特定腧穴應用中的八脈交會穴配合應用法，也為本法具體運用之一。

每經的起穴與止穴相配治療本經與表裡經的疾病，稱為「首尾配穴法」亦屬於上下配穴範疇內。如商陽配迎香治療咽喉痛、鼻病。

（五）左右配穴法

此法是根據所病經絡的不同部位選用左右腧穴配伍組成處方的一種方法。它既可左右雙穴同用，也可左病取右，右病取左。若臟腑經絡所病涉及雙側時，則左右腧穴並用。如中風證只見半身不遂時，則可採取左病取右，或右病取左，或左右腧穴併用。

以上幾種配穴法，既可以一種單用，也可以兩種以上配穴法同用，須據具體病情的需要而定。

（六）獨穴處方法

近年臨床有些人喜歡選用單一穴來作為一組處方為病人治療疾病。稱為「獨穴處方法」。如喘息選用膻中穴或定喘穴；感冒選用大椎穴或選用曲池穴、或選用孔最穴；急性胃痛選梁丘穴或足三里穴；痛經選用地機穴或血海穴或公孫穴。

第四章　刺灸處方各論

第一節　世界衛生組織推廣針灸治 43 種病症的處方

　　針灸的臨床適應症很廣泛，至今能治療和輔助治療的各種疾病達近兩千餘種之多。早在 1979 年 12 月《世界衛生》發表了聯合國世界衛生組織（WHO）北京會議提出並建議在全世界推廣應用針灸主治的有以下 43 種病症。茲將其針灸處方介紹如下。

一、上呼吸道疾病

（一）急性鼻竇炎

【簡述】嚴重的急性鼻炎治療不及時，或機體抵抗力減弱，可發展引起鼻竇炎。由於鼻竇與鼻腔的通路不暢，以致病菌侵入鼻竇，造成鼻竇黏膜的急性炎症，甚至形成鼻竇積膿。如反覆發作，未經徹底治療，可致慢性鼻竇炎。

　　中醫對本病概稱「鼻淵」。鼻淵之名，出自《素問·氣厥論》，認為其病因為肺氣不宣或肺熱。

【治法】宣肺清熱。

【處方】1.毫針法：①上星┷迎香┷合谷┷；②神庭┷上

迎香⊥、合谷⊥；③迎香⊥、印堂⊥；④顴髎⊥、四白⊥、三間⊥、列缺⊥；⑤上星⊥、風池⊥、顴髎⊥、孔最⊥。

方法：任選①組處方，每日 1 次，留針 30 分鐘，10次為 1 療程。

2.耳針法：①內鼻，外鼻，肺（雙側，針刺）。②腎，腎上腺，內分泌（雙側，針刺）。

方法：中強刺激。急性期用 1 處方，每天 1 次。慢性以①處方與②處方交替使用，並可在針刺後加貼敷藥籽，左右兩耳交替，隔天 1 次，10 次為 1 療程。

（二）急性鼻炎

【簡述】本病通常是受涼後身體抵抗力減低，病毒和細菌相繼侵入引起，可傳染。有時可引起中耳、鼻竇、咽喉、氣管、支氣管甚至肺部的炎症，所以，不可忽視。如不及時治癒，反覆發作，可致慢性鼻炎。

過敏性鼻炎亦稱「變態反應性鼻炎」，是身體對某些過敏原（如花粉、冷空氣、塵埃等）敏感性增高而在鼻部出現的異常反應。「血管舒縮性鼻炎」是由物理、化學、神經精神等因素引起，有相類似的臨床表現。

中醫對本病的急性期，歸之於「傷風」範疇，對於轉入慢性者，歸之於「鼻淵」範疇。

【治法】宣肺開竅，慢性及過敏性應加扶正固本之法。

【處方】1. 毫針法：①迎香⊥、印堂⊥；②上星⊥、合谷⊥；③上星⊥、風池⊥、合谷⊥；④百會⊥、神庭⊥、迎香⊥、三間⊥；⑤上星⊥、印堂⊥、迎香⊥、天柱⊥、合谷⊥；⑥印堂⊥、上迎香⊥、足三里↓、曲池⊥。

方法：任選 1 組處方，每日 1 次，留針 20～30 分鐘，10 次為 1 療程。

2. 耳針法：①內鼻，外鼻，肺（雙側，針刺）。②腎、腎上腺、內分泌（雙側，針刺）。

實用針灸經驗處方手冊

方法：中強刺激。急性期用①處方，每天 1 次。慢性期以①處方與②處方交替使用，並可在針刺後加貼敷藥籽，左右兩耳交替，隔天 1 次，10 次為 1 療程。

（三）感　冒

【簡述】本病可由病毒感染而致，近年研究認為能引起感冒的病毒達 200 多種。帶有病原體的病人唾沫和鼻涕等分泌物，由咳嗽或打噴嚏傳給他人。在受涼、淋雨或過度疲勞時也容易得病。

中醫認為本病屬於外受風邪，故又稱「傷風」。《景岳全書》載：「傷風之病，本由外感，但邪甚而深者，遍傳經絡，即為傷寒，邪輕而淺者，上犯皮毛，即為傷風。」按照中醫分型，本病又分風寒與風熱。「風寒」為單純外感風邪、寒邪，「風熱」系上受風熱，侵犯肺衛，屬於現代醫學感染性疾病範疇。由於其病因不同，故其針灸處方也略有區分。

1.風寒感冒

【症狀】惡寒發熱，無汗，頭痛，四肢酸楚，鼻塞流涕，咳嗽，苔薄白，脈浮緊。

【治法】疏散風寒。以取足太陽經、手太陰經、手陽明經腧穴為主。

【處方】①風池⊢、風門⊢、列缺⊢、合谷；②上星丨、頭維丨、三間丨、曲池⊢；③印堂丨、太陽丨、肺俞丨、列缺⊢；④天柱丨、曲池丨；⑤風池丨、手三里⊢。

方法：任選 1 組處方，每日 1～2 次，留針 30 分鐘。

2.風熱外感

【症狀】發熱，微惡風寒，汗出，頭脹痛，口渴，咽痛，咳嗽痰黃，舌苔薄白或微黃，脈浮數。

【治法】疏散風熱。以取督脈、手太陰經、手陽明經腧穴為主。

【處方】①大椎┴、列缺┴、 曲池┴、 合谷┴、 外關┴；②大椎┴、身柱┴、天柱┴、魚際┴；③陶道┴、風門┴、曲池┴、合谷┴；④頭維┴、太陽、少商↓、孔最┴。

方法：任選 1 組處方，每日 1～2 次，留針 40 分鐘。

耳針法：①肺，氣管，咽喉（均雙側，針刺）。②耳尖（單側或雙側，放血），肺穴（雙側針刺或壓籽法）。

方法：中等刺激，每天針 1 次。

（四）急性扁桃體炎

【簡述】本病由於鏈球菌、葡萄球菌等侵入扁桃體，發生充血、腫脹、滲出等病理變化。起病急驟，體溫可高達 39～40℃。

部分急性扁桃體炎可併發急性中耳炎和氣管炎等。預防感冒，對防止本病的發生頗為重要。

中醫認為本病由於內蘊肺胃熱毒，外感風邪而發，屬於「乳蛾」、「喉痺」範疇。

【治法】疏泄肺胃熱邪。

【處方】1.毫針法：①合谷┴、少商↓②天柱┴、列缺┴、孔最┴；③天容┴、合谷┴、手三里┴；④風池┴、天突┴、少商↓；⑤天容┴、內關┴、魚際┴。

方法：任選 1 組處方，每日 1 次，5 次為 1 療程。

2.耳針法：①扁桃體，咽喉（均雙側，針刺）。②耳尖（單側或雙側，放血）。

方法：中強刺激，每天針 1～2 次。

二、呼吸系統疾病

（一）急性氣管炎

【簡述】本病由於感染或物理、化學刺激引起，在寒涼、疲勞和抵抗力降低時，容易發病。如反覆發作，未經徹底治療，可致慢性支氣管炎，是危害健康的常見呼吸道

疾病，發病率隨著患者年齡增長而升高。其外因為寒冷、大氣污染、吸煙等等，內因為體質下降、過敏等等。

中醫認為本病的發生與發展，外因為感受風邪、寒邪，內因為正氣不足，衛外失固，肺脾腎三臟功能失調。肺主皮毛，外邪侵襲，肺先受之；痰濕內聚，脾土受之；久病之後，損及於腎，腎氣虛則失於攝納，故本病晚期可見喘急氣短。

【治法】急性宜祛風宣肺化痰，慢性宜宣肺化痰，健脾固本。

【處方】1.毫針法：①大椎＋、定喘＋、天突｜；②大椎＋、風門＋、孔最＋；③定喘＋、肺俞＋、尺澤＋；④天突｜、膻中＋、合谷＋、足三里｜；⑤璇璣＋、俞府｜、中府｜、豐隆＋。

方法：任選1組處方，每日1次，留針30分鐘，10次為1療程。

2. 耳針法：①肺、支氣管、平喘（均雙側、針刺）。②處方：腎，神門（均雙側，針刺）。③腎上腺、神門（均雙側，針刺）。

方法：中強刺激。急性期取①處方，每天1～2次。慢性在①處方基礎上加處方②或③交替使用。

3. 穴位注射法：①尺澤、足三里；②孔最、豐隆。

方法：選用維生素 B_{12} 注射液，每穴注入0.5毫升，兩組處方交替用，每日穴注1次，6次為1療程。

（二）支氣管哮喘

【簡述】支氣管哮喘是一種常見的支氣管變態反應性疾病。常由呼吸道感染、寒冷空氣、刺激性氣體等物理、化學和精神神經因素等誘發。臨床上，起病突然，表現為發作性氣急、喘憋、哮鳴、張口抬肩、胸悶不適、呼吸困難。

發作時，患者多被迫採取坐位或跪位。每次發作歷時數分鐘，甚至數日不緩解。本病屬於中醫的「哮證」、

「喘證」等範疇。

中醫認為本病的發生，風寒襲肺，痰濕壅阻，肺失宣降為外因，肺氣根於腎，腎不納氣為內因。本病在發作時痰氣相激，哮鳴喘急，一旦咯出黏痰，症狀便可鬆解。本病症狀似出於肺金，病根實在於腎水，而脾不健運，痰濕內儲，又互引為虐，故治本病不僅要著眼於肺，更應重視於腎，兼顧及脾。

【治法】發作期以平喘降逆，宣肺化痰；緩解期以固表補肺，益腎健脾。

【處方】1.毫針法：①膻中⊥、尺澤⊥、足三里∣；②大椎⊥、定喘⊥、風門⊥；③天柱⊥、陶道⊥、肺俞⊥；④天突∣、列缺⊥、豐隆⊥；⑤膻中∣、孔最⊥、合谷⊥；⑥天突∣、太淵⊥、尺澤⊥；。⑦內關⊥、尺澤⊥、豐隆⊥；⑧肺俞∣、脾俞∣、腎俞∣、太淵∣、太白⊥、太谿⊥；⑨大椎⊥、定喘⊥、身柱∣、氣海∣、關元∣、足三里∣。

方法：發作時每天針1～2次，緩解後隔天針或灸1次，留針30分鐘，10次為1療程。

2.耳針法：①處方：肺，腎上腺，平喘（均雙側，針刺）。②處方：腎上腺，交感（均雙側，針刺）。

方法：適用於發作期，每天針1～2次，也可針刺1側，另1側貼敷藥籽。

3.穴位注射法：①風門、肺俞、定喘；②膻中、豐隆；③孔最、曲池。

方法：任選1組處方，用維生素 B₁₂ 注射液或注射用水，每穴注入0.5～1毫升，隔日1次，10次為1療程。

三、眼科疾病

（一）急性結膜炎

【簡述】急性結膜炎俗稱「紅眼病」，是眼科常見病

之一，本病由於細菌或病毒所引起的傳染性眼病。傳染性強，可造成流行，在集體生活，應特別重視隔離消毒。卡他性結膜炎是一種變態反應性結膜炎，好發於春夏交替或秋季，有人認為是由於患者對空氣中游離花粉或其他物質產生變態反應所致。

中國醫學稱「暴發火眼」、「天行赤眼」，是感受風熱毒邪所致。發病急驟，易於傳染，主要表現為：球結膜充血，水腫，眼睛紅腫，分泌物多，灼熱，畏光等。

【治法】疏風清熱。

【處方】1.毫針法：①睛明↓、風池┴、太陽┴或↓、外關┴、合谷┴；②攢竹┴、天柱┴、絲竹空┴、手三里┴；③印堂┴、陽白┴、四白┴、風池┴、外關┴；④太陽┴、陽白┴、三間┴、曲池┴；⑤攢竹┴、俠谿┴、丘墟┴、至陰↓。

方法：任選 1 組處方，每日 1～2 次，留針 20 分鐘，5 次為 1 療程。

2.耳針法：處方：眼，耳尖，肝（均雙側，針刺）。

方法：中強刺激，每天針 1～2 次。眼穴或耳尖用三棱針放血。

（二）中心性視網膜脈絡膜炎

【簡述】本病是一種發生在黃斑部的視網膜脈絡膜炎，多見於中年男子或妊娠婦女。患者感到視野中央有暗影，視物模糊、變小、扭曲。眼底檢查時可發現黃斑部有一個界限清楚的水腫區。經治療後隨著水腫消退，自覺症狀可好轉，但較易復發。

本病發病後出現視物模糊、視物變形、視物變小及變色等特點，與中國醫學眼科所述的「視直如曲」、「視正反斜」等證候相類似。

屬於肝熱和腎陰不足所致，採用辨證施治，亦見療效，且針刺可以促使水腫吸收，從而達到療效，也符合現

代醫學對本病治療機理的認識。

【治法】補腎益肝。

【處方】1.毫針法：①攢竹˩、風池˩、合谷˩；②風池˩、球後˩、曲池˩；③睛明˩、天柱˩、四白˩、絲竹空˩、三間˩；④攢竹˩、陽白˩、醫明˩、外關˩；⑤肝俞˩、腎俞˩、光明˩、太谿˩、太衝˩。

方法：選1組或2組處方，每天1次，20次為1療程，休一週，再進行第2療程。

2.耳針法：①眼、內分泌、肝、目₁；②眼、神門、腎、目₂。

方法：處方①②隔天交替針刺，也可針刺1側，另1側黏敷藥籽。

3.穴位注射法：①肝俞、膽俞、腎俞、脾俞；②風池、曲池、光明。

方法：兩組處方交替穴注維生素 B_{12}，每隔日1次，每次 0.5～1 毫升，10次為1療程。

（三）近視（兒童）

【簡述】近視眼是眼部屈光不正引起的一種疾病，其主要特徵是視遠物模糊不清，視近物較為清楚。多因不適當地使用視力如視物時間過長，或視物光線太暗，距離太近，姿勢不正，以及有家族史等原因所致。中醫稱本病為「能近怯遠」症。

【治法】疏調經氣。以取局部、足少陽經腧穴為主。

【處方】1.毫針法：①承泣˩、風池⊥、外關⊥、光明⊤；②睛明˩、翳明˩、足三里⊤、光明⊤；③攢竹˩、陽白˩、絲竹空˩、外關⊤；④睛明˩、四白˩、瞳子髎˩、中渚⊤。

方法：每日選1組處方，留針20分鐘，15～20次為1療程。

2.梅花針法：①攢竹、陽白、風池、太陽、合谷；②

實用針灸經驗處方手冊

四白、瞳子髎、魚腰、風池、曲池；③心俞、膈俞、肝俞、膽俞、腎俞。

方法：每穴叩刺 20～30 次，中等強度，每天或隔天治療 1 次，10～15 次為 1 療程。

3. 耳針法：①目₁、肝、眼；②目₂、腎、眼。

方法：用王不留行藥籽貼敷，每 2～3 日換藥籽 1 次，兩組處方，交替使用，1 個月為 1 療程。

（四）單純性白內障

【簡述】本病為正常透明的晶狀體變為混濁，視力減退，甚至失明。老年性白內障發展緩慢，一般要 1-2 年或更長時間才能成熟。臨床上分為初發期、膨脹期、成熟期和過熟期四個階段。

中醫稱本病為「如銀內障」，認為與經氣不能上濡於目，肝腎不足所致。

【治法】濡養經氣，補益肝腎。

【處方】1.毫針法：①風池┬、陽白┬、率谷┬、合谷┬；②攢竹┬、魚腰╎、瞳子髎┬、外關┬；③四白┬、絲竹空┬、風池┬、足三里╎；④睛明╎、翳明┬、太陽┬、光明╎；⑤天柱┬、心俞┬、膈俞┬、肝俞┬、脾俞┬、腎俞┬。

方法：選擇 1 組處方，也可選擇 2 組處方交替應用。每日或隔日 1 次，20 次為 1 療程。

2. 耳針法：①目₁、眼、肝、膽；②目₂、眼、腎、內分泌。

方法：隔日 1 次，針刺或王不留行籽貼敷，20～30 次為 1 療程。

四、口腔科疾病

（一）牙痛

【簡述】由於牙病引起的牙痛，有齲齒、急性牙髓

炎、急性牙周膜炎等等。齲齒引起的疼痛，無自發性疼痛，遇到冷、熱、酸、甜時才有痛感。急性牙髓炎是自發的，疼痛劇烈，沒有刺激也會疼痛。急性牙周膜炎，疼痛劇烈，呈持續性跳痛，不能咀嚼。

針刺對後兩種因炎症引起的牙痛，可以作為口腔科有效的輔助治療，因針刺具有消炎、止痛雙重作用。冠周炎、牙本質過敏等引起的牙痛也有療效。

中國醫學認為牙痛有虛實之分，實證多由胃炎引起，虛證多由腎虛所致。

【治法】清熱止痛為主，輔佐滋陰。

【處方】1.毫針法：①頰車⁺、三間⁺；②下關⁺、合谷⁺；③顴髎⁺、液門⁺；④阿是（患處局部）⁺、合谷⁺；⑤下關⁺、內庭⁺、足三里⁺；⑥阿是（患處局部）|、太谿⊤。

方法：急性牙痛選用前5組處方之一，每日針1～2次，留針30～40分鐘，每5～10分鐘可施用捻轉瀉法；慢性牙痛用第6組處方，每日針1次，留針30分鐘，施平補平瀉法，太谿可用呼吸補法。

2.耳針法：處方：上頜（用於上牙痛），下頜（用於下牙痛）牙痛點，神門（均雙側，針刺）。

方法：強刺激瀉法，每天針1～2次，每次留針40分鐘。

（二）拔牙後疼痛

【簡述】本症為手術創傷性疼痛或手術後感染性疼痛，針刺對鎮痛和消炎均有良好作用。

【治法】消炎止痛，清瀉之法。

【處方】1.毫針法：①下關⁺、合谷⁺；②頰車⁺、三間⁺；③下關⁺、內庭⁺、曲池⁺；④頰車⁺、內庭⁺、合谷⁺。

方法：每日針1次，連針3次：留針15～20分鐘。

2.耳針法：①上頜，牙痛點|、神門（均雙側，針刺，

用於上牙痛）。②下頜，牙痛點₂、神門（均雙側，針刺，用於下牙痛）。

方法：強刺激，每天針 1～2 次，留針 20 分鐘。

（三）牙齦炎

【簡述】本病多因口腔不潔，牙面上有牙垢（結石）堆積，經常刺激牙齦，細菌容易孳生繁殖而使牙齦發生炎症，或鑲補不適宜的假牙壓迫刺激牙齦等原因，也可發生本病。

中醫認為本病的發生與全身性健康有關，如陽明實熱過盛或陰虛火旺均可導致發生。

【治法】清熱消炎，滋陰降火。

【處方】1.毫針法：①下關⁻、顴髎⁻、合谷⁺；②頰車⁺、巨髎⁺、三間⁺；③下關⁻、頰車⁻、足三里⁺；④下關⁻、頰車⁻、大迎、內庭⁺。⑤阿是（局部痛處）⁻、太谿丨、三陰交丨、合谷丨。

方法：急性者選用 1～4 組處方，反覆發作的慢性病人，選用 5 組處方，均每日或隔日 1 次，留針 30 分鐘。

2.耳針法：①上頜，神門（均雙側，針刺，用於上牙痛）。②下頜，神門（均雙側，針刺，用於下牙痛）。

方法：中強刺激，每天針 1 次。也可針刺 1 側，另 1 側貼敷藥籽。

3.穴位注射法：①足三里、下關；②曲池、頰車。

方法：選用維生素 B₁₂ 注射液，每日選 1 組處方，每穴注入藥液 0.5～1 毫升即可，3～5 次為 1 療程。

（四）急、慢性咽炎

【簡述】急性咽炎是咽部黏膜的急性炎症。在疲勞、菸酒過度或受寒涼後，人體抵抗力減弱時，易受細菌侵入引起。亦可繼發於急性鼻炎或急性扁桃體炎之後。

慢性咽炎是咽黏膜的一種慢性炎性病變，多由急性咽

炎未已，反覆發作，轉為慢性；或因長期嗜好菸、酒，刺激性氣體、粉塵等慢性刺激所致。主要表現為咽乾、咽部不適並有異物感，局部充血、疼痛等。

中醫認為本病在急性期是外受風熱，肺失清肅所致。慢性反覆發作為陰虛火熾。

【治法】急性：疏風泄熱；慢性：滋陰降火。

【處方】1.毫針法：急性期①少商↓、商陽↓、天容⊥；②天柱⊥、合谷⊥、外關⊥；③天容⊥、風池⊥、合谷⊥；④天突⊥、風池⊥、曲池⊥。慢性期①廉泉↓、太谿↓；②天突↓、三陰交↓；③風池↓、大椎↓、風門↓、肺俞↓；④天柱↓、陶道↓、腎俞↓、心俞↓。

方法：每日選用 1 組處方，留針 30 分鐘，急性期 5 次為 1 療程；慢性期 10 次為 1 療程。

2.耳針法：急性期處方：咽喉，肺（均雙側，針刺）。

方法：強刺激，每天 1～2 次。

慢性期處方：咽喉，腎，內分泌（均雙側，針刺或針刺 1 側，用藥籽貼敷另 1 側）。

方法：中等刺激，隔天 1 次，10 次為 1 療程。

五、消化系統疾病

（一）食道、賁門痙攣

【簡述】本病又稱「食道、賁門失弛緩症」，是由食管神經肌肉功能障礙所致的疾病。迷走神經功能失調，食管壁間神經叢的變性，以及食管平滑肌的神經性萎縮，引起吞咽時食管運動障礙，蠕動收縮無力和胃賁門不能正常地鬆弛，而發生痙攣。其臨床表現是吞咽時食道下端有阻塞感和疼痛。

中醫認為胃氣以降為和，本病所出現的證候為胃氣上逆所致。屬中國醫學「噎膈」、「反胃」的範疇。

【治法】和胃降逆。

【處方】1.毫針法：①天突｜、中脘｜、梁丘┴；②膻中｜、上脘｜、梁門｜、足三里┴；③璇璣｜、中脘｜、建里｜、足三里┴；④肩井｜、中脘｜、梁丘┴、內關┴；⑤膈俞｜、肝俞｜、胃俞｜、脾俞｜、章門｜。

方法：發作時每日 1 次，緩解期隔日 1 次，選 1 組處方，留針 30 分鐘，10 次為 1 療程。

2. 耳針法：①食道，賁門，交感，神門（均雙側，針刺）；②胃，枕，皮質下（均雙側，貼敷藥籽）。

方法：發作時，先取①處方，中強刺激，每天 1 次，如療效不顯，可加②處方，貼敷藥籽，頻頻按壓，有痛感為佳。

（二）呃　逆

【簡述】呃逆；俗稱打嗝，多因胃失和降、氣逆上沖所致。主要表現為喉間呃呃連聲，聲頻而短，不能自制。現代醫學中的胃腸神經官能症、胃炎、胃潰瘍等病出現的膈肌痙攣，均屬於本病範疇。由腦血管病及重症肝硬化、癌瘤引發的呃逆預後不良。

【治法】和胃降逆。

【處方】1.毫針法：①中脘｜、足三里┴；②攢竹｜、合谷┴；③膻中｜、內關┴；④印堂｜、間使┴；⑤膈俞｜、肝俞｜、太衝｜；⑥內關┴、三陰交｜、足三里┴；⑦合谷┴、太衝┴、中脘｜；⑧水溝｜、天突｜、地機┴。

方法：發作時選用 1～2 組處方，留針 30～60 分鐘，每 5～10 分鐘施提插瀉法或呼吸瀉法 1 次。5 次為 1 療程。

2. 耳針法：處方：膈，神門，皮質下（均雙側，針刺）。

方法：強刺激，每天針 1～2 次，也可針刺 1 側，用藥

籽貼敷另 1 側，頻頻按壓，以痛為佳。

3. 穴位注射法：①中脘、足三里；②內關、三陰交。

方法：選 1 組處方，用維生素 B₁₂ 注射液，每穴注入 1 毫升，每日 1 次。重症者，可 2 組處方交替應用。

（三）胃下垂

【簡述】胃下垂是指胃全部（包括胃大彎和胃小彎）下降至不正常的位置，嚴重者垂入盆腔。多由腹壁緊張度降低、腹壁脂肪缺乏和肌肉鬆弛、腹壓減低所引起，或平素身體瘦弱以及形體素胖而驟瘦者和生育過多的婦女最易患此病。表現胃脘脹滿，下墜不適，或伴有疼痛、納呆、噯氣或吞酸嘔吐等症。X 線透視可診斷。

中醫認為本病由脾胃虛弱，中氣下陷所致。

【治法】健脾和胃，補益中氣。

【處方】1.毫針法：①百會˙、中脘˙、足三里ㅜ；②梁門˙、中脘˙、梁丘ㅜ；③中脘透天樞˙；④梁門透天樞˙；⑤建里˙、天樞˙、足三里ㅜ；⑥膈俞˙、胃俞˙、脾俞˙、肝俞˙、膽俞˙。

方法：選上述 1 組處方，每週 2～3 次，留針 30 分鐘，10 次為 1 療程。

2.穴位注射法：①中脘、足三里、曲池；②建里、梁門、足三里；○肝俞、膈俞、胃俞。

方法：任選 1 組處方，每穴注入維生素 B₁₂ 液 1 毫升，每週 2 次，10 次為 1 療程。

（四）急、慢性胃炎

【簡述】急性胃炎系指各種原因所致的胃黏膜急性炎症病變，有單純性、腐蝕性、感染性等幾種。臨床上最常見的為單純性急性胃炎，主要由於服食細菌及毒素污染的食物、過度飽餐、酗酒，或服用損害胃黏膜的藥物等原因所致。由細菌或毒素污染食物所致者，多伴有腹痛、噁

實用針灸經驗處方手冊

心、嘔吐，甚至發熱、失水，因常伴有腸炎性腹瀉，故急性胃炎常與急性腸炎合併出現，而為急性胃腸炎。

中醫認為本病由於外感時邪及飲食不潔，侵犯脾胃，清濁不分，升降失職所致，屬於「嘔吐」、「泄瀉」範疇。

慢性胃炎係指由不同病因所致的胃黏膜慢性炎性病變，有淺表性、萎縮性、肥厚性及胃竇炎等幾種。

中醫認為本病由於飲食不節，損傷脾胃，或由於憂思惱怒，氣鬱傷肝，橫逆犯胃所致，屬於「胃脘痛」範疇。

【治法】和胃健脾。

【處方】急性胃炎　1.毫針法：①中脘⌐、內關⌐、梁丘⌐；②中脘⌐、梁門⌐、足三里⌐；③上脘⌐、建里⌐、梁丘⌐。

方法：選 1 組處方，每日針 1～2 次，每次留針 30 分鐘，緩解後，改每日 1 次，10 次為 1 療程。

慢性胃炎　1.毫針法：①肝俞⌐、胃俞⌐、脾俞⌐；②中脘、天樞、曲池⌐；③建里⌐、梁門⌐、足三里⌐。

方法：上述 3 組處方，任選 1 組，亦可交替應用，隔天 1 次，10 次為 1 療程。

2.耳針法：處方：胃，交感，皮質下（1 側針刺，另 1 側貼敷藥籽，兩側交替）。

方法：中等刺激，隔天 1 次，10 次 1 療程。

（五）胃酸過多

【簡述】本病呈慢性發展，多與精神緊張、腦力勞動有關。胃酸的主要成分為鹽酸，是由胃壁細胞分泌，受神經、體液的調節。壁細胞是胃底腺的成分之一，泌酸能力主要與壁細胞的數量有關，壁細胞在胃底腺內數量增多，即可以出現胃酸過多。

壁細胞分泌的鹽酸濃度是恆定的，胃液中的酸鹼度為

1.3～1.8，壁細胞膜上有三種受體，它們是：乙酰膽鹼受體、組織胺受體和胃泌素受體。胃酸分泌水平是由這三種介質相互作用所決定的，一旦胃壁素分泌過多，就會出現胃酸過多。

【治法】和胃理氣。

【處方】1.毫針法：①中脘」、梁門」、足三里」；②膻中」、建里」、梁丘」；③中脘」、氣海」、足三里」；④中脘」、內關」、公孫」；⑤肝俞」、胃俞」、脾俞」、太衝」、合谷」。

方法：任選 1 組處方，每日或隔日 1 次，留針 20 分鐘，10 次為 1 療程。

2. 皮膚針法：①內關至曲澤、胃俞、脾俞；②足三里至解谿、中脘、建里；③合谷至曲池、足三里、豐隆。

方法：選 1～2 組處方的穴位，用皮膚針叩刺 30～50 次，中等刺激，每日操作 1 次，10 次為 1 療程。

3. 穴位注射法：①足三里、曲池。②中脘、豐隆；③肝俞、胃俞。

方法：選 1 組處方，用維生素 B_{12} 液每穴注入 1 毫升，隔日 1 次，10 次為 1 療程。

（六）慢性十二指腸潰瘍

【簡述】本病多發於青壯年，發病原因可能與精神緊張、飲食失調、長期進食刺激性食物和服用刺激胃黏膜的藥物，引起胃黏膜損傷和胃液分泌功能失常有關，近年研究認為與幽門螺旋菌感染有關。本病有起病緩慢、反覆發作、節律性疼痛三個特點。

中醫也認為本病有飲食因素與精神因素兩類。前者由於飲食不節，饑飽無常，以致損傷脾胃，脾不運化，胃失和降，以致脘痛、泛酸、嘔吐，甚至嘔血、便血。精神因素由於憂思惱怒，氣鬱傷肝，橫逆犯胃，耗傷胃陰，灼傷

實用針灸經驗處方手冊

胃絡，而致嘔血、便血、中脘脹痛。屬胃脘痛範疇。

【治法】和胃止痛，疏肝健脾。

【處方】1. 毫針法：①上脘¦、梁門¦、梁丘¦；②中脘¦、梁門¦、足三里¦；③建里¦、足三里¦、三陰交¦；④內關¦、公孫¦、三陰交¦、太衝¬；⑤肝俞¦、膽俞¦、胃俞¦、中脘¦、期門¦；⑥至陽¦、夾脊 5～7¦、中脘¦。

方法：選 1 組處方，每日或隔日 1 次，留針 20-30 分鐘，10 次為 1 療程。

2. 耳針法：處方：十二指腸，交感，皮質下（均雙側，針刺，或針刺側，用藥籽貼敷另 1 側）。

方法：中等刺激，隔天針 1 次，10 次為 1 療程。

（七）單純急性十二指腸潰瘍

【簡述】單純急性十二指腸潰瘍指病灶僅在十二指腸或球部，不伴有胃小彎和幽門前區。消化性潰瘍疾病雖多數起病緩慢，但當周期性發作時，會有急性發作，其臨床表現為上腹部灼痛、泛酸、噯氣等。屬中國醫學胃脘痛範疇。

【治法】和胃止痛。

【處方】1. 毫針法：①至陽¦、膈俞¦、肝俞¦、胃俞¦；②中脘¦、梁門¦、內關¦；③建里¦、梁丘¦、天樞¦；④中脘¦、梁門¦、足三里¦；⑤肝俞¦、胃俞¦、中脘¦、期門¦。

方法：任選 1 組處方，每天 1 次，留針 30～40 分鐘，10 次為 1 療程。

2. 耳針法：處方：十二指腸，交感，神門，皮質下（均雙側，針刺）。

方法：強刺激，每天針 1～2 次，也可針刺 1 側，用藥籽貼敷另 1 側，頻頻按壓，以痛為佳。

3. 穴位注射法：①中脘、梁丘；②中脘、足三里；③至陽、肝俞、胃俞。

方法：選 1 組處方、每日 1 次，應用維生素 B_{12} 注射液，每穴注入 0.5～1 毫升，10 次為 1 療程。

（八）急、慢性結腸炎

【簡述】本病有特異性和非特異性兩類。前者以細菌性痢疾、阿米巴痢疾和腸結核為多見，後者為原因不明的直腸和結腸炎症性疾病，本書所指為後者。

本病雖起病緩慢，但有間歇急性發作和緩解期交替出現。病變主要在於乙狀結腸和直腸，有時可波及整個結腸。近年來，由於快節奏的工作與生活，致使慢性結腸炎有逐年發病增加的趨勢。

中醫對本病的急性發作，認為是由於大腸傳導失司而出現便次增多；長期發作，則認為是脾腎陽虛所致。

【治法】急性期：和脾清腸；慢性期：補脾益腎。

【處方】急性期　1.毫針法：①天樞↓、中脘↓、足三里┴；②梁門↓、大橫↓、上巨虛┴；③中脘↓、大橫↓、梁丘┴、上巨虛┴；④建里↓、氣海↓、大橫↓、足三里┴。

慢性期　1.毫針法：①天樞↓、大橫↓、上巨虛┬；②關元↓、大橫↓、陰陵泉┬、三陰交┬；③胃俞↓、脾俞↓、腎俞↓、三陰交┬、太谿┬。

方法：急性期每日 1～2 次，任選 1 組處方，留針 30 分鐘，5 次為 1 療程；慢性期每日或隔日 1 次，任選 1 組處方，留針 40 分鐘，10 次為 1 療程。

2.耳針法：①處方：大腸，腎，交感（均雙側，針刺）。②處方：直腸，脾，神門（均雙側，針刺）。

方法：上述二組處方可交替應用，中等刺激，每 1～2 天針 1 次，也可用藥籽貼敷，每天按壓 3～5 次，以痛為度。

（九）急性菌痢

【簡述】本病是由痢病杆菌所致的一種常見腸道傳染

病，多發於夏秋季，但常年皆可有散發病人。病菌侵入人體後，一般在 1～3 天出現症狀，起病大多急驟，發燒、全身乏力、腹痛、腹瀉多次、膿血便，並有裡急後重。

一般在 1～2 週內症狀可自行消退，如治療不當或治不及時，可延為慢性。

中醫認為本病由於濕熱疫毒，侵及腸道，或飲食不節，損及脾胃，使濕熱內蘊或寒濕留滯而成。古代文獻中有「腸澼便血」、「腸澼下白沫」等證候描述，到金元時期已認識此病屬於傳染病，有「時疫痢」之名，如《丹溪心法》載：「時疫作痢，一方一家之內，上下傳染相似。」

【治法】清熱化濕，調和氣血。

【處方】1.毫針法：①天樞￣、關元￣、上巨虛￣；②中脘｜、氣海｜、大橫￣、足三里｜；③中脘｜、天樞￣、大橫￣、足三里￣；④天樞￣、足三里￣、上巨虛￣、下巨虛；⑤陽陵泉￣、地機￣、三陰交￣；⑥大腸俞￣、次髎￣、曲池￣、合谷￣、足三里￣。

方法：任選 1 組處方，每日 2 次，留針 40～60 分鐘，每 10 分鐘施用呼吸或捻轉瀉法，10～15 次為 1 療程。

2.穴位注射法：①天樞、足三里；②大橫、上巨虛；③大腸俞、下巨虛；④足三里、上巨虛、下巨虛；⑤地機、三陰交。

方法：任選 1～2 組處方，每天 1 次，每穴注入 5%葡萄糖或注射用水 1 毫升，5～10 次為 1 療程。

（十）便　秘

【簡述】便秘是指大便秘結不通，排便時間延長，或雖有便意，但排便困難。臨床分為器質性與功能性兩類。可見於多種急、慢性疾病中，其特異病因包括結腸或直腸病變、體內代謝功能減退和神經官能症等。

常見的是習慣性便秘、老年性便秘以及飲食習慣和生活習慣改變所引起的便秘，某些藥物亦可致便秘。病人常伴有腹脹或下腹部痙攣性疼痛等症狀。

中醫認為單純性便秘，由於陰液不足或三焦氣化失常所致。

【治法】滋陰、補脾、潤腸。

【處方】1. 毫針法：①氣海ㅣ、天樞ㅣ、支溝ㅗ；②天樞ㅣ、三陰交丅、豐隆ㅣ；③大腸俞ㅣ、三焦俞ㅣ、合谷ㅣ、曲池ㅣ。④大橫ㅣ、支溝ㅣ、太谿丅、復溜ㅣ。

方法：任選1組處方，每天或隔天1次，留針20～30分鐘，10次為1療程。

2. 耳針法：①腎，大腸，直腸下段（均雙側，針刺，或1側針刺，另1側貼敷藥籽）。②三焦，大腸，直腸下段（均雙側，針刺，或1側針刺，另1側貼敷藥籽）

方法：中等刺激，隔天針1次，10次為1療程。

（十一）腹 瀉

【簡述】腹瀉是臨床上一種常見症狀，是指排便次數增多，糞便清稀，甚至如水樣而言。可伴有腹脹、腹痛、噁心、嘔吐、食慾不振等症狀。現代醫學中由於胃、腸、肝、膽、胰腺等器官功能性和器質性引起的病變，如急、慢性腸炎，腸結核，胃腸神經功能紊亂等引起的腹瀉，也可由於飲食不當，受涼後所致的消化不良等原因，而產生短暫腹瀉。

中醫認為因感受寒邪而致的腹瀉，因肺主皮毛，外邪侵入，肺先受之，而肺與大腸相表裡，故大腸可病而出現腹瀉。由於消化不良而致的腹瀉，因大腸上承小腸，為「傳導之官」，排泄糟粕。小腸上承胃腑，為「受盛之官」，分清泌濁。胃腑消化不良，可致大腸傳導失司而出現腹瀉。

中醫對慢性腹瀉，稱為「晨泄」或「五更泄」，指患者每天清晨急於排便而便不成形，多數患者每天不止一次大便，可多至五、六次，但不伴有明顯腹痛、腹瀉和便秘交替出出。

中醫認為慢性腹瀉由於脾腎陽虛所致。

【治法】急性：清理腸腑；慢性：溫補脾腎。

【處方】急性期　1.毫針法：①建里⊥、天樞⊥、足三里⊥；②中脘⊥、關元⊥、天樞⊥、上巨虛⊥；③天樞⊥、大橫⊥、足三里⊥；④中脘⊥、氣海⊥、大橫⊥、上巨虛⊥。

慢性期　1.毫針法：①關元⊤、天樞⊤、足三里⊤；②神闕ˣ、大橫⊤、③脾俞⊤、腎俞⊤、太谿⊤；④陰陵泉⊥、三陰交⊥、公孫⊤。

方法：急性期每日 1～2 次，留針 40 分鐘，10 次為 1 療程；慢性期每日或隔日 1 次，留針 20 分鐘，15～20 次為 1 療程。

2. 耳針法：①處方：脾，腎，大腸，交感（均雙側，針刺）；②處方：大腸，小腸，脾，交感（均雙側，針刺）。

方法：急性期，選 1 組處方，應用強刺激，每天 1～2 次，也可針刺 1 側，用藥籽貼敷另 1 側，頻頻按壓，以痛為佳。慢性期，應用中等刺激，每 1～2 天針 1 次，也可用藥籽貼敷，每天按壓 3～5 次，以痛為度。

（十二）麻痺性腸梗阻

【簡述】本病常由於炎症和毒素使腸蠕動抑制，形成梗阻，也可出現於腹部手術後，造成腸內容物通過發生障礙，停止排便、排氣。伴有腹脹、腹部隱隱作痛，屬中醫脾胃虛寒型腹痛範疇。

【治法】疏通腸腑，通經止痛。

【處方】1. 毫針法：①梁丘⊥、上巨虛⊥、天樞⊥；②

足三里┴、大橫┴；③關元│、大橫┴、下巨虛┴；④中脘│、天樞│、大橫┴、合谷┴、足三里┴。

方法：選 1 組或 2 組處方，每日 2～3 次，每次留針 30～40 分鐘。

2. 耳針法：①大腸，小腸，交感（均雙側，針刺）；②胃，皮質下（均雙側，針刺）。

方法：處方①②交替，強刺激，每天針 2～3 次，留針 30～40 分鐘，也可針刺 1 側，用藥籽貼敷另 1 側，頻頻按壓，以痛為佳。

3. 穴位注射法：①足三里、曲池；②上巨虛、三陰交。

方法：選 1 組處方，應用注射用水 1 毫升或新斯的明注射液 0.25 毫克，注入每穴，每日 1 次。也可配合毫針法同時應用。

六、神經肌肉和骨骼系統疾病

（一）頭　痛

【簡述】頭痛是臨床最常見的症狀。頭痛有器質性和非器質性兩大類，前者又分疾病在顱內與顱外兩種。顱內有腫瘤、腦血管意外、顱腦外傷等；顱外多為五官和頸部疾病，如屈光不正、青光眼、副鼻竇炎、三叉神經痛、血管性頭痛（偏頭痛等）。

非器質性頭痛的官能性頭痛是由於神經興奮和抑制的失調而引起。一般泛指頭顱上半部，即眉毛以上至枕下部範圍內的疼痛，顏面疼痛不在其內。

頭痛的發生機制非常複雜，顱外的各種結構如頭皮、肌肉、帽狀腱膜、骨膜、血管、末梢神經等對疼痛較為敏感，顱內的結構如硬腦膜、血管和顱神經等，上述各種疼痛敏感組織由於各種因素發生變化時，就可以出現各種形

式及不同部位的頭痛。中國醫學認為頭痛分外感頭痛和內傷頭痛。外感頭痛由感受風、寒、濕邪所致，以感受風邪所致最為常見；內傷頭痛因肝、腎、脾三臟病變，氣血失調等引起，亦有因外傷跌仆或久病氣滯血瘀所致。本書介紹治療內傷頭痛為主。

【治法】通經止痛。

【處方】1.毫針法：①百會↓、四神聰↓、合谷↓；②頭維↓、外關↓、率谷↓、太陽↓；③印堂↓、陽白↓、風池↓、支溝↓；④率谷↓、天柱↓、列缺↓、後谿↓；⑤攢竹↓、百會↓、至陰↓；⑥風池↓、曲池↓、中渚↓；⑦天柱↓、崑崙↓、足臨泣↓；⑧絲竹空↓、頭維↓、率谷↓、風池↓、外關↓。

方法：急性期依據經絡辨證，任選1組處方，留針30～40分鐘，每10分鐘施用捻轉並呼吸補瀉之瀉法，每日1～2次，5次為1療程。慢性期，任選1組處方，每日或隔日1次，留針；20～30分鐘，10次為1療程。

2.耳針法：處方：額，枕，皮質下，神門（均雙側，針刺）。

方法：強刺激，每天針2～3次，也可針刺1側，用藥籽貼敷另1側，頻頻按壓，以痛為佳。急性期過後，改為中等刺激，隔1～2天針1次，也可貼敷，15次為1療程。

3.穴位注射法：①懸鍾、曲池；②風池、崑崙；③天柱、支溝。

方法：任選1組處方，用維生素 B_{12} 注射液每穴注入0.5～1毫升，隔日1次，5～7次為1療程。

（二）偏頭痛

【簡述】偏頭痛為血管性頭痛，周期性發作，發作頻繁的可每日發作，發作稀少的可數月至數年發作，也有常在月經期發作。疼痛部位以顳、眼眶後等部位較多見，常

限於一側，也有兩側交替，女性多於男性。

典型偏頭痛可明確分為先兆和頭痛兩期。已經知曉本症的發作過程和顱內、外血管的收縮和舒張有關。在典型的偏頭痛中，先有顱內動脈收縮，造成先兆；繼有顱內、外動脈擴張，引致頭痛。先兆的性質和頭痛的部位決定於血管障礙的區域。

按中醫辨證，病屬肝風上擾，肝陽上亢，患者多屬腎水不足，不能涵木，以致肝風肝陽上擾清空而為頭痛。

【治法】平肝滋陰，通經止痛。

【處方】1. 毫針法：①風池＋、外關＋、足臨泣＋；②率谷＋、頭維＋、陽陵泉＋；③瞳子髎＋、支溝＋、懸鍾＋；④百會－、頷厭＋、翳風＋、太谿－、太衝－；⑤絲竹空＋、太陽＋、足臨泣＋、三陰交＋；⑥印堂透攢竹＋、天柱＋、肝俞－、脾俞－、腎俞－、復溜－。

方法：任選二組處方，交替應用，每日 1 次，留針 30～40 分鐘，6～8 次為 1 療程。

2. 耳針法：處方：額，枕，神門（均雙側，針刺）。

方法：發作時每天針 1 次，強刺激，緩解期，隔天針 1 次，10 次為 1 療程，中強刺激，也可針 1 側，用藥籽貼敷另 1 側。

3. 穴位注射法：①風池、懸鍾；②支溝、陽陵泉。

方法：急性期可選 1 組處方，應用維生素 B_{12} 注射液每穴注入 0.5 毫升，亦可配合毫針法。慢性期可單獨選用 1 組處方，應用維生素 B_{12} 或注射用水，每穴注入 0.5～1 毫升；每隔日 1 次，6 次為 1 療程。

（三）三叉神經痛

【簡述】本病分原發與繼發兩種。原發性為面部三叉神經分布範圍內的反覆發作性的短暫的劇烈疼痛。多見於中年人，女性多於男性。疼痛呈發作性、刀割樣、撕裂樣

或燒灼樣劇痛，持續時間為數十秒到數分鐘。疼痛常因說話、咀嚼、刷牙或觸摸面部某一區域而誘發。絕大多數為單側，個別為雙側。發作嚴重可伴有面肌抽搐、流淚和流涎等症狀者，稱為痛性抽搐。繼發性為三叉神經痛並伴有三叉神經受損害的體徵，或其他顱神經損害體徵以及肢體功能障礙。

本病按中醫辨證，多為肝失條達，鬱而化火，上擾清空而為疼痛，患者常表現為情緒激動，煩躁不安，脈沉弦或弦而有力。

【治法】養陰清肝，通經止痛。

【處方】1. 毫針法：①下關⁺、風池⁺、中渚⁺；②下關⁺、合谷⁺、三間⁺；③太陽⁺、下關⁺、頰車⁺、外關⁺；④陽白丨、攢竹丨、四白丨、下關⁺、合谷⁺。⑤四白丨、顴髎⁺、下關⁺、頰車⁺、大迎⁺、曲池⁺；⑥風池⁺、太衝丨、太谿丨、瞳子髎⁺、下關⁺。

方法：依據辨經處方，通經止痛，選取 1 組處方，每日 1 次，留針 40～60 分鐘，每 10 分鐘施用提插瀉法以加強針感，10～20 次為 1 療程，休息 3～5 天再治療第 2 療程。

2. 耳針法：處方：面頰，上頜，下頜，神門，腦穴（均雙側，針刺）。

方法：上頜與下頜兩穴可根據疼痛部位選擇相應穴位，使用強刺激，留針 30～60 分鐘，發作時每天針 1 次，也可針刺 1 側，用藥籽貼敷另 1 側。頻頻按壓，以痛為佳，直至緩解。緩解後可僅貼敷 1 側，隔日左右交替，10 次為 1 療程，作為鞏固治療。

3. 穴位注射法：①太陽、合谷；②風池、下關；③頰車、曲池。

方法：第一支痛選①組處方，第二支痛選②組處方，

第三支痛選③組處方，應用 1%利多卡因每穴注入 1 毫升，每日 1 次，5 次為 1 個療程。

（四）面神經麻痹

【簡述】本病有中樞性和周圍性兩種，中樞性多隨一側肢體癱瘓同時出現，周圍性為面神經管內的面神經受急性非化膿性炎症的影響，引起急性面神經功能障礙所引起的面肌癱瘓。又叫急性面神經炎，一部分病人因局部受風著涼而起病，可能為局部營養神經的血管痙攣使神經組織缺血、水腫、受壓而致病。或因炎症黏連、骨質增生、腫物壓迫等使面神經腫脹、受壓、血循環障礙而致病。

其主要表現是大多數病人出現單側面部表情肌突然癱瘓，前額皺紋消失，眼裂擴大，鼻唇溝平坦，口角下垂等。在中國醫學稱為「口僻」、「口眼歪斜」、等。

【治法】通經活絡。

【處方】1.毫針法：①攢竹┤、翳風┤、頰車┤、合谷┴；②陽白┤、絲竹空┤、風池┤、曲池┴；③太陽┤、下關┤、頰車┤、地倉┤、合谷┴；④印堂┤、顴髎┤、頰車┤、地倉┤、外關┴；⑤瞳子髎┤、陽白┤、地倉┤、下關┤、足三里┴、太衝┴。

方法：選 1 組處方，早期宜淺刺，留針 10～15 分鐘或不留針。發病 2 週以後，可每日 1 次，留針 30～40 分鐘，10～15 次為 1 療程。

2.穴位注射法：①頰車、曲池；②風池、手三里；③下關、外關。

方法：任選 1 組處方，每日或隔日應用維生素 B₁₂ 注射液每穴注入 1 毫升，10 次為 1 療程。對病程超過 1 個月的，可配合毫針法，每週穴位注射 1～2 次即可。

（五）中風

【簡述】中風又稱急性腦血管病，可結合病因、病理

區分為缺血性與出血性兩大類。缺血性有：①短暫腦缺血發作（TIA）；②腦梗塞：包括腦血栓形成與腦栓塞。

出血性有：①腦出血。②蛛網膜下腔出血。

在臨床上以腦血栓形成與腦出血為多見。

凡是腦血管管壁硬化變性或炎性改變均可使動脈內膜粗糙、管腔狹窄，為血液有形成分尤其是血小板黏附到病變部位創造了條件。如有血液黏滯性、凝固性增高、血流緩慢、降壓藥過量而血壓降低和心動過緩、心功能不全等因素更可促進血栓形成。

高血壓和動脈硬化是腦出血的最常見病因，出血的血管多見於腦內小動脈，如大腦中動脈的豆紋動脈。高血壓和動脈硬化不僅可使腦血流減少、腦血管阻力增大，而且可引起腦小動脈壁缺氧、代謝障礙，並繼發腦小動脈內腔擴大或形成小動脈瘤破裂而出血。用力或激動，因血壓突然增高更易於破裂出血。

中國醫學認為中風病，應屬本虛標實之證，多由正氣內虛，病邪為患。其由肝風內動者，益以絡脈空虛，風邪入侵，外邪引動內風，發為中風；其由腎陰不足者，不能上濟於心，心火偏亢，肝失所養，陽亢於上，發為中風；其由脾運不健者，益以飲食不節，濕聚生痰，痰鬱化熱，蒙蔽心竅，發為中風。

上述肝風內動（風）、腎陰不足（火）或脾運不健（痰）等三種原因。均不宜孤立看待，每多相互影響，證候互見。在臨床上尤宜結合患者情志性格，注意各人環境不同、生活各異等各種內因外因，內外相干，發展各異，但其病因總不外乎風、火、痰三者，各自的、側重的或相互聯繫的關係。

【治法】急性期：醒腦開竅、平肝熄風。恢復期、後遺症期：活血化瘀、舒通經絡。

【處方】急性期　1.毫針法：①水溝⌐、內關⌐、合谷⌐、太衝⌐；②水溝⌐、間使⌐、三間⌐、行間⌐；③印堂⌐、水溝⌐、合谷⌐、太谿⌐；④印堂⌐、素髎⌐、合谷⌐、曲池⌐、三陰交⌐；⑤百會⌐、水溝⌐、勞宮⌐、十二井↓；⑥水溝⌐、合谷⌐、十宣↓、太衝⌐、豐隆⌐、湧泉⌐；⑦神闕ˣ、氣海ˣ、關元ˣᵀ、足三里ᵀ。

方法：臨床中風急性期多數症狀突然昏倒，神志昏迷，牙關緊閉，兩手握固，面赤氣粗，喉中痰鳴，二便不通，舌紅苔黃厚，脈弦滑有力。應選①～⑥組處方，其中的①組處方，進行治療，每日1～2次，每次留針30分鐘，有少數出現突然昏仆，不省人事，目合口開，手撒，遺尿，鼻鼾息微，四支逆冷，脈細弱或沉細無力者，應用第⑦組處方進行治療，每日1～2次，留針20分鐘，並配合灸法。

恢復期、後遺症期

1. 毫針法：①印堂↓、下關↓、頰車↓、合谷↓；②印堂↓、承漿↓、廉泉↓、內關↓；③印堂↓、肩髃↓、曲池↓、外關↓、合谷↓；④百會↓、太陽↓、風市↓、陽陵泉↓、懸鍾↓、俠谿↓；⑤印堂↓、魚際↓、列缺↓、尺澤↓、陰陵泉↓、三陰交↓；⑥百會↓、風池↓、肝俞↓、膽俞↓、腎俞↓、承山↓、太谿↓；⑦天柱↓、翳風↓、肩髎↓、後谿↓、風市↓、陽陵泉↓。

方法：依據辨經選穴，選1組處方，每日或隔日1次，留針30～40分鐘，一個月為1療程，休息3～5天，進行第2療程。

2. 舌針法：①心穴、腎穴、肝穴②心穴、脾穴、胃穴；③上肢穴、下肢穴、心穴；④中矩、神根穴、佐泉穴。

方法：任選1組處方，應用毫針點刺5～6分深即可。

3. 穴位注射法：①肩髃、曲池；②足三里、風市、懸鍾；③肩髎、手三里、外關；④血海、陰陵泉、三陰交。

方法：選 1 組處方，應用維生素 B$_{12}$ 注射液，每穴注入 1 毫升，隔日 1 次。單獨應用，亦可配合毫針法同時應用於臨床。10～15 次為 1 療程。

4. 頭針法：①頂中線、頂顳前斜線；②頂旁 1 線、顳前線。

方法：兩組處方，交替應用，留針 30 分鐘，留針期間，每 5～10 分鐘，重複捻針 1 次，每次連續捻針 2 分鐘，每日或隔日 1 次，10 次為 1 療程。間隔 1 週，再進行下 1 療程。

（六）周圍神經疾患

【簡述】周圍神經疾患分為神經痛和神經病兩大類。該組疾患包括很廣，常見的周圍神經疾患有三叉神經痛、面神經麻痹、坐骨神經痛、臂叢神經損傷、橈神經麻痹、尺神經麻痹、腓神經麻痹等。

茲將針灸有效，同時臨床又常見的橈神經麻痹、尺神經麻痹、腓神經麻痹介紹如下。

1.橈神經麻痹

【簡述】橈神經由頸 5 到胸 1 神經根組成，支配臂的伸肌。橈神經麻痹是上肢周圍神經損傷中最常見者，可因肱骨上部骨折和脫位、腋杖壓迫、手術中長時間將上肢置於外展位、睡眠或昏迷時臂壓迫於體下，均可造成橈神經麻痹。中醫就其臨床表現，歸之於「痿症」範疇。

【治法】通經活絡。

【處方】1.毫針法：①肩髃|、曲池|、合谷|；②手三里|、外關|、三間；③列缺|、偏歷|、尺澤|；④孔最|、魚際|、手三里|。

方法：任選 1 組處方，每日或隔日 1 次，留針 10～15

分鐘，10～15 次為 1 療程。

2.穴位注射法：①曲池、外關；②手三里、列缺；③合谷、支溝。

方法：任選 1 組處方，隔日應用維生素 B₁₂ 注射液，每穴注入 0.5 毫升，6～8 次為 1 療程。

2.尺神經麻痺

【簡述】尺神經由頸 7 到胸 1～2 神經根組成，尺神經損傷為臨床常見，可因外傷、肱骨內髁骨折和體位壓迫造成。

中醫就其臨床表現，歸之於「痿症」範疇。

【治法】舒經通絡。

【處方】1. 毫針法：①定喘┃、陶道┃、神門┃；②風池┃、大椎┃、通里┃；③大椎┃、通里┃、後谿┃。

方法：選 1 組處方，每日 1 次，留針 15 分鐘，10 次為 1 療程。

2. 穴位注射法：①大椎、通里；②陶道、神門。

方法：選 1 組處方，用維生素 B₁₂ 注射液，每穴注入 0.5 毫升，隔日 1 次，10 次為 1 療程。

3.腓神經麻痺

【簡述】腓總神經是坐骨神經的一個分支，由腰 4 到骶 2 神經根組成，腓骨頭骨折或下肢管形石膏固定時腓骨頭處保護不當最易使腓總神經受損，另外，久蹲後局部缺血和麻風感染，及潮濕、寒冷，也可導致腓總神經麻痺。中醫就其臨床表現，歸之於「痿症」範疇。

【治法】舒經通絡。

【處方】1. 毫針法：①風市┃、承山┃、委陽┃；②陽陵泉┃、懸鍾┃、丘墟┃；③足三里┃、懸鍾┃、解谿┃；④上巨虛┃、豐隆┃、崑崙┃。

方法：選 1 組處方，留針 15 分鐘，隔日 1 次，10 次

為 1 療程。

2. 穴位注射法：①風市、陽陵泉；②足三里、懸鍾；③豐隆、承山。

方法：選 1 組處方，用維生素 B₁₂ 注射液，每穴注入 0.5～1 毫升，隔日 1 次，6～8 次為 1 療程。

（七）脊髓灰質炎後遺症

【簡述】本病是由脊髓灰質炎病毒引起的傳染病，由於病毒侵犯不同部位的神經組織，病兒可發生不同的相應部位癱瘓。

病兒在發熱第 3～4 天出現手足軟綿無力，不能活動，呈「弛緩性癱瘓」，多見的為一側或雙側下肢，嚴重的可出現上肢、肋間肌和膈肌癱瘓，出現呼吸困難，也可侵犯腦神經，而出現歪嘴、嗆咳、吞咽困難、聲音低啞等。

脊髓前角的細胞受侵的程度若不很重，發生麻痺的肌群即見逐漸恢復。恢復過程在最初三月內恢復較快，以後恢復就較慢，18 個月後則很少再有進步。

後遺症期：有些患病的肌群，因為神經系病變太重，難以恢復，形成頑固性的癱瘓。患病肢體可發生肌肉萎縮，肌肉攣縮及種種畸形：腕下垂、足下垂、足內翻、足外翻、仰趾足（鈎足）及膝反屈等。

本病後遺症屬中醫「痿證」範疇。

【治法】通絡活絡，健脾益氣。

【處方】1.毫針法：①大椎┬、肩髃┬、肩髎┬；②風池┬、天宗┬、尺澤┬、曲澤┬；③曲池┬、手三里┬、外關┬、陽池┬；④間使┬、通里┬、後谿┬、少衝│；⑤梁丘┬、血海┬、陽陵泉┬、足三里┬、三陰交┬；⑥陰市┬、風市┬、陰陵泉┬、上巨虛┬、豐隆┬；⑦次髎┬、大腸俞┬、環跳┬、承山┬、崑崙┬；⑧大腸俞┬、膀胱俞┬、承扶┬、委中┬、申脈┬。

方法：選 1～2 組處方，捻轉進針，得氣後，再捻針數

次，即可出針。不留針，每日 1 次，10～15 次為 1 療程。

2. 梅花針法：①夾脊、曲池至合谷、足三里至解谿；②風門、心俞、膈俞、肝俞、膽俞、脾俞、胃俞、腎俞；③風市至陰陵泉、懸鍾、光明、膽囊穴；④血海至陰陵泉、地機至三陰交、太谿、太衝；⑤肩髃至曲池、尺澤至太淵、曲澤至大陵。

方法：選取 1～2 組處方，用皮膚針每穴叩刺 30～50 次，中等刺激，隔日 1 次，10～15 次為 1 療程。

3. 穴位注射法：①肩髃、曲池；②手三里、外關、肩髎；③足三里、豐隆、懸鍾；④血海、陰陵泉、三陰交；⑤陽陵泉、上巨虛、風市。

方法：依據癱瘓部位，選取 1 組處方，應用維生素 B$_{12}$ 注射液，每穴注入 0.5 毫升，隔日 1 次，10～20 次為 1 療程。休息 1 週再進行第 2 療程。

（八）美尼爾病

【簡述】該病以發作性眩暈、耳鳴及波動性聽力減退為特徵，又稱內耳性眩暈症。是因內耳膜迷路積水引起的一種眩暈。其發病原因，一般認為由變態反應、水鹽代謝紊亂或內耳血管痙攣等，導致淋巴液分泌過多或正常吸收障礙，而產生內耳膜迷路的水腫。臨床表現為突然眩暈，有房屋旋轉感，耳鳴有時為單側性，眼球震顫，常伴有噁心嘔吐、面色蒼白，甚則出冷汗。發作時間長短不一，一般在數小時或幾天恢復正常。

本病屬於中國醫學中「眩暈」的範疇。

【治法】健脾利濕，補氣益血。

【處方】1. 毫針法：①百會⊥、太陽⊥、中脘⊤、合谷⊤；②風池⊥、印堂⊥、曲池⊤；③心俞⊥、脾俞⊥、肝俞⊥、三陰交⊤；④百會⊥、中脘⊤、足三里⊤、三陰交⊤；⑤印堂⊥、頭維⊥、血海⊤、關元⊥、三陰交⊤。

方法：選 1 組處方，發作時，1 日 1～2 次，留針 30～40 分鐘。穩定期，可每日或隔日 1 次，10 次為 1 療程。

2. 頭針法：處方：顳後線。

方法：每日 1 次，留針 30 分，每 5 分鐘捻針 1 次。

3. 穴位注射液：①曲池、中渚；②風池、外關；③足三里、豐隆。

方法：選 1 組處方，應用維生素 B_{12} 注射液，每穴注入 1 毫升，每日 1 次。

（九）神經性膀胱功能障礙

【簡述】本病指由於控制膀胱的中樞或周圍神經疾病引起的排尿功能障礙。引起的原因有脊椎骨折、急性脊髓炎、脊髓圓椎或馬尾部腫瘤壓迫、糖尿病性神經病變等，也有原因不明的。

根據不同表現可有急迫性尿失禁、間隙性尿失禁、壓力性尿失禁、充溢性尿失禁之分。近年出現的小兒神經性尿頻是由精神、心理因素為主引起的一種泌尿系統功能性疾病。本病以小便頻數為特點，每日少則 20 次以上，多則 30～50 次，甚則 10 分鐘尿 1 次，而睡眠時小便次數正常。尿常規（包括比重）無異常，並除外器質性疾病者。

中醫認為本病由於腎氣不足，膀胱氣化失司，日久真陰虧損，甚則腎陽虛衰所致。

【治法】補腎益氣。

【處方】1.毫針法：①中極│、三陰交┬；②關元┴、陰陵泉┬；③大赫│、太谿┬；④氣海│、足三里┬、三陰交┬。

方法：選 1 組處方，留針 20～ 30 分鐘，每日或隔日 1 次，10 次為 1 療程。

2. 耳針法：①腎、膀胱、內分泌；②尿道、腦、內分泌。

方法：選 1 組處方，或 2 組處方交替應用，不留行籽

貼敷在耳穴上，每 2～3 天換 1 次，每日按壓穴位 3 次，每次 1 分鐘左右。

3. 頭針法：額旁 2 線。

方法：每日或隔日 1 次，用毫針透刺法留針 30 分鐘，連續治療，直至病癒。

4. 穴位注射法：①足三里、太谿；②陰陵泉、血海；③地機、三陰交。

方法：任選 1 組處方，應用維生素 B_{12} 注射液，每穴注入 0.5～1 毫升，隔日 1 次，直至症狀控制。

（十）夜尿症

【簡述】夜尿症是指小兒在 3 歲以後白天不能控制排尿或不能從睡覺中醒來而自覺排尿的一種病症。絕大多數小兒遺尿是功能性的，與大腦皮質及皮質下中樞的功能失調有關。引起功能性遺尿的常見原因是精神因素，如突然受驚、過度疲勞、驟換新環境、不正確的教養習慣等。少數患兒可因器質性病變所致，如脊柱裂、尿道梗阻、膀胱容量少及蟯蟲病等。

中國醫學稱為「遺尿」、「遺溺」、「尿床」等。多因腎氣虧虛而致，反覆夜尿多年者或一夜數次者又稱「頑固性夜尿症」。

【治法】補腎益氣。

【處方】1.毫針法：①百會|、中極⊤、足三里⊤；②印堂|、關元⊤、陰陵泉⊤；③神庭|、中極⊤、三陰交⊤；④大赫|、太谿⊤、太衝|；⑤中極⊤、膀胱俞⊤；⑥關元⊤、腎俞⊤；⑦氣海⊤、大腸俞⊤；⑧腎俞|、大腸俞|、膀胱俞|、次髎⊤、承山⊤。

方法：選 1 組處方，每日 1 次，留針 15～20 分鐘，6～8 次為 1 療程。

2.耳針法：①神門、腎、腦；②膀胱、內分泌、腦。

方法：上述 2 組處方交替應用，中等刺激隔日 1 次，10 次為 1 療程。

　　3. 穴位注射法：①中極、三陰交；②關元、足三里；③大赫、太谿。

　　方法：選 1 組處方，應用維生素 B₁₂ 注射液，每穴注入 0.5 毫升，每日或隔日 1 次，10 次為 1 療程。頑固性夜尿症，可配合毫針法應用。

（十一）肋間神經痛

　　【簡述】肋間神經痛是指一支或幾支肋間神經支配區的疼痛。疼痛呈陣發性，常位於一個或幾個肋間，呈帶狀分布，當咳嗽、打噴嚏或深吸氣時，疼痛加劇。原發性肋間神經痛相當少見，繼發性肋間神經痛較為多見。其原因是由於病毒或細菌感染性疾病所引起的，或由鄰近器官和組織病變的刺激、壓迫所致，如胸膜炎、結核、腫瘤以及外傷等。

　　在中國醫學屬「胸痺」、「脇痛」等範疇，其發病原因多與情志不暢及肝膽疾病有關。

　　【治法】通經止痛，疏肝理氣。

　　【處方】1. 毫針法：①內關⊥、阿是｜；②支溝⊥、阿是｜；③陽陵泉⊥、太衝⊥；④懸鍾⊥、間使⊥；⑤膈俞｜、肝俞｜、丘墟⊥。

　　方法：選 1 組處方，每日 1 次，留針 30 分鐘，10 次為 1 療程。

　　2. 耳針法：①神門、肝、內分泌；②膽、腦、內分泌。

　　方法：選 1 組處方，每日 1 次，中等刺激，留針 20 分～30 分鐘。

　　3. 穴位注射法：①支溝、陽陵泉；②外關、懸鍾。

　　方法：選 1 組處方或 2 組交替應用均可。應用注射用水或維生素 B₁₂ 注射液，每穴注入 1 毫升，每日或隔日 1

次，直至症狀消失。

（十二）頸臂綜合症

【簡述】頸臂綜合症多指頸、肩、臂部出現麻木、疼痛、甚至活動時加重及功能受限。尤其是頸部及上肢活動受限，包括頸椎退行性病變的大多數患者。頸椎退行性病變的程度可以與臨床不一致。

中國醫學認為本病是由於風寒濕邪乘人體正氣虛弱時入侵經筋而致病，屬於中醫的「痹證」範疇。

【治法】補氣益血、舒筋止痛。

【處方】1.毫針法：①天柱⌐、大椎⌐、肩髃⊤；②阿是⊤、肩髎⌐、曲池⊤；③大椎⌐、夾脊⌐、手三里⌐；④風池⌐、肩井⌐、定喘⌐、外關⊤；⑤大椎⌐、陶道⌐、天宗⊤、肩貞⊤、支溝⊤；⑥天柱⌐、大椎⌐、肩髃⊤、後谿⊤；⑦大椎⌐、肩井⌐、陽陵泉⌐；⑧陶道⌐、夾脊⌐、懸鍾⊤。

方法：選 1～2 組處方，留針 30 分鐘，每日或隔日 1 次，10 次為 1 療程。

2.穴位注射法：①阿是、肩髃；②曲池、外關；③天柱、陽陵泉；④風池、懸鍾。

方法：選 1 組處方，應用維生素 B_1 或 B_{12} 注射液，每穴注入 0.5～1 毫升，隔日 1 次，20 次為 1 療程。

（十三）肩凝症

【簡述】肩凝症為肩關節周圍炎，多見於五十歲左右的人，故有「五十肩」之稱。一般由肩關節周圍的滑液囊、韌帶、肌肉、肌腱或神經的病變所引起，亦可繼發於治療上肢骨折較長時間石膏固定的患者。頸椎退行性病變也可出現肩關節疼痛和活動受阻，本病常因局部受寒或過度勞累而誘發或加劇。

中國醫學認為人體正氣虛損時，或陽虛自汗時，風寒、濕邪入侵經筋，致氣血閉阻不通而發病。屬於「痹

證」範疇。

【治法】舒筋通絡止痛。

【處方】1.毫針法：①陽陵泉⁺、阿是｜；②肩髃｜、肩髎｜、肩貞｜；③肩髃⁺、曲池｜、外關｜；④阿是｜、懸鍾⁺、足三里⁺；⑤天柱｜、肩髃｜、支溝⁺、後谿⁺；⑥條口透承山⁺、肩髎｜。

方法：選 1 組處方，留針 30～40 分鐘，每日或隔日 1 次；10 次為 1 療程。

2. 耳針法：處方：肩、神門、內分泌、脾。

方法：中等刺激，1 側針刺，另 1 側用王不留行籽壓穴，隔日 1 次。

3. 穴位注射法：①陽陵泉、曲池；②肩髃、外關；③肩髎、支溝。

方法：選 1 組處方，應用注射用水 2 毫升加利多卡因 1 毫升混入地塞米松 2 毫克（1 毫升），每穴注入 0.5～1 毫升混合藥液，隔日 1 次，5 次為 1 療程。

（十四）網球肘

【簡述】本病為肱骨外上髁炎，又稱肱橈滑囊炎，俗稱網球肘，長期作前臂旋轉和伸屈肘關節所引起積累性損傷，是本症的主要發病因素，因此，除網球運動員的職業病外，經常作前臂旋轉、肘關節伸屈的工作者，也易發生本病。肱骨內上髁的炎症，稱為「礦工肘」，在肱骨內上髁有明顯壓痛。礦工肘也並不限於礦工，某些體力勞動者也可患此病。

中國醫學稱為「肘痛」，多由勞傷筋脈、氣血失和所致；以肘關節外側疼痛，用力握拳及前臂旋轉動作時加劇為主要表現，在肘關外側、肱骨外上髁、肱橈關節和橈骨小頭的前緣等處可以找到壓痛點。

【治法】舒筋止痛。

【處方】1.毫針法：①曲池⌐、外關⌐；②阿是⌐、支溝┴；③陽陵泉透陰陵泉⌐、阿是⌐。

方法：上述 3 組處方中的阿是與曲池穴均採用「齊刺」法，即是穴位的上、下 0.5 寸處再加針刺入，並列三針的刺法，留針 30 分鐘，每隔日 1 次，10 次為 1 療程。

2. 穴位注射法：①曲池；②阿是。

方法：用利多卡因 2 毫升，注射用水 1 毫升與地塞米松 5 毫克（1 毫升）混合藥液，注入穴位的天、人、地三處，每隔日或隔 2 日 1 次，5 次為 1 療程。

（十五）坐骨神經痛

【簡述】坐骨神經痛是指沿坐骨神經分布區（臀、大腿後側、小腿外側、足部）內的疼痛，是一個常見的綜合症。主要表現為放射性腰腿痛，常因咳嗽、彎腰、用力而加重。其病因分為原發性和繼發性坐骨神經痛，原發性與感染、受寒、損傷等有關，臨床較少見；繼發性為坐骨神經通路和鄰近組織病變產生機械性壓迫或黏連引起，如腰椎病、腰椎間盤脫出症、椎管狹窄、脊柱腫瘤、脊柱結核、骨盆內病變、脊髓蛛網膜病變、腰及臀部肌肉筋膜病變。

中國醫學認為由於感受風寒、濕邪乘虛侵襲經絡之皮部、經筋，致使經氣阻滯而發病。屬中醫「痹證」範疇。

【治法】通經止痛。

【處方】1.毫針法：①次髎┴、居髎⌐、風市┴、懸鍾┴、崑崙┴；②環跳⌐、陽陵泉⌐、承山⌐、申脈┴；③阿是┴、承扶┴、委中┴、陽陵泉⌐、崑崙┴，④大腸俞⌐、夾脊⌐、次髎┴、委中⌐、承山┴、懸鍾┴；⑤攢竹┴、至陰┴、陽陵泉┴。

方法：選 1～2 組處方交替應用，每日 1 次，留針 30～40 分鐘，重者可用電針，10 次為 1 療程。

2. 耳針法：處方：腦、神門、坐骨、盆腔。

方法：中強刺激，也可針刺 1 側，用藥籽貼敷另 1 側。每天或隔天 1 次，直至疼痛緩解。

3. 穴位注射法：①阿是、陽陵泉；②環跳、風市；③承山、懸鍾。

方法：選 1 組處方，用地塞米松 1 毫升（5 毫克），利多卡因 2 毫升與注射用水 2 毫升混合液，注入每穴 1～15 毫升，隔日 1 次，直至症狀消失。

（十六）腰　痛

【簡述】腰痛是一種多發性常見病，主要是由肌肉、筋膜、韌帶、關節囊、骨膜以及結締組織等軟組織損傷引起。主要可分為急性損傷與慢性勞損兩類，疼痛的部位在脊中，或在一側，或兩側俱痛、功能受限。

從中醫觀點也認為腰痛一證涉及面很廣，茲按急性與慢性分兩類概述如下。

急性腰痛，多數為急性腰扭傷，常因在活動時或勞動中扭轉身軀時姿勢不當引起，表現為腰部不能挺直，俯仰困難，旋轉不利，局部疼痛劇烈，常伴有腫脹、壓痛，並影響步履。急性腰痛除急性扭傷外，還有泌尿系統結石也可出現，但後者沒有扭傷史，症狀與體檢也可以鑒別。

慢性腰痛，原因很多，除急性扭傷未能及時徹底治癒，轉為慢性外，還有腰部軟組織慢性勞損，伴局部腫脹壓痛；腰部受風、寒、濕邪侵襲和腎虛也可出現腰痛。

【治法】益氣補腎、通經止痛。以局部穴及腎、膀胱經穴為主。

【處方】1.毫針法：①腎俞⊤、大腸俞｜、委中｜；②次髎⊤、膀胱俞｜、承山｜；③阿是⊤、夾脊｜、承筋｜；④天柱｜、腎俞⊤、夾脊｜、陽陵泉｜；⑤命門｜、腎俞⊤、志室⊤、委中｜；⑥關元⊤、大赫、腎俞⊤、三陰交｜、太谿｜。

方法：依據病情、辨證選 1 組處方，急性疼痛時，每日 1 次，留針 30 分鐘，可配合電針法，10 次為 1 療程。緩解後，可隔日 1 次直至治癒。

2. 耳針法：處方：神門、腎、腰、內分泌。

方法：中等刺激，留針 20～30 分鐘，或貼敷藥籽，隔日 1 次，10 次為 1 療程。

3. 穴位注射法：①夾脊、承山；②阿是、承筋。

方法：選 1 組處方或 2 組交替，應用維生素 B_1 或 B_{12} 注射液，每穴注入 1 毫升，隔日 1 次，10 次為 1 療程。

（十七）骨關節炎

【簡述】骨關節炎又名肥大性關節炎或退行性關節炎。特點是關節軟骨發生退行性改變，並在關節緣處產生新骨。病變過程為關節的透明軟骨發生變性、腐蝕、剝落，使軟骨下骨質暴露，在軟骨邊緣有新骨形成，成為骨刺。此病多見於大關節，以髖、膝踝關節為常見。中老年人發病居多，因而又稱老年關節病。其症狀以局部關節疼痛、麻木、屈伸活動功能受限為主。

中國醫學認為，中老年人氣血虛損，正氣不足，風、寒、濕邪侵襲關節經筋而致閉阻不通故而發病。屬中醫「痺證」範疇。

【治法】舒筋活絡。

【處方】髖關節痛

1. 毫針法：①環跳⊥、次髎｜；②居髎⊥、風市｜；③秩邊⊥、承扶｜。

方法：選 1 組處方，隔日 1 次。可用「齊刺」，留針 30 分鐘，10 次為 1 療程。

2. 穴位注射法：①環跳、陽陵泉；②居髎、風市。

方法：選 1 組處方，應用維生素 B_1 或 B_{12} 注射液，每穴注入 2 毫升藥液，隔 2 日 1 次。亦可應用地塞米松（5

毫升），利多卡因 2 毫升與注射用水 2 毫升混合藥液注入穴內，每穴 15～2 毫升，隔 3 日 1 次，20 次為 1 療程。

膝關節痛

1. 毫針法：①陽陵泉⊦、膝陽關⊦、血海⊤；②足三里⊦、阿是⊦、血海⊤；③陰陵泉⊦、梁丘⊦、地機⊤；④膝眼⊦、足三里⊦、陰陵泉⊤。

方法：選 1 組處方，每日或隔日 1 次，留針 30 分鐘，10 次為 1 療程。

2. 穴位注射法：①陽陵泉、血海；②陰陵泉、足三里。

方法：2 組處方交替，應用維生素 B_1 或 B_{12} 注射液，每穴注入 1 毫升藥液，隔日 1 次，10 次為 1 療程。

踝關節痛

1. 毫針法：①三陰交⊤、申脈⊦、崑崙⊦；②懸鍾⊤、照海⊦、丘墟⊦；③復溜⊤、解谿⊦、懸鍾⊦；④陽陵泉⊤、太谿⊤、照海⊤、然谷⊦。

方法：選 1 組處方，每日或隔日 1 次，留針 30 分鐘，10 次為 1 療程。

2. 穴位注射法：①懸鍾、太谿；②三陰交、崑崙。

方法：2 組處方交替，應用維生素 B_1 或 B_{12} 注射液，每穴注入 1 毫升藥液，隔日 1 次，10 次為 1 療程。

第二節　常見與疑難病的針灸處方

一、內科病症

（一）冠心病

【簡述】冠心病為冠狀動脈硬化性心臟病之簡稱。冠狀動脈是供應心臟的血管，容易發生動脈粥樣硬化，在發

生硬化的過程中，動脈的管壁逐漸增厚變硬，管腔愈來愈小，有的分枝可能閉塞，導致心肌血液供應的減少，因而引起心臟病。

當管腔狹窄到一定程度，它所供應的血液滿足不了心臟需要量增加時（如劇烈勞動或情緒激動）心肌的血液供應就會不足，產生心絞痛、心律不齊和心力衰竭。

中醫根據本病的臨床表現，歸屬於「胸痹」，「胸痛」，「真心痛」，「厥心痛」等範疇，認為其病可以由於飲食失節，過食甘美厚味，損傷脾胃，痰濕內戀，上犯心胸，心陽受阻，也可由於情志鬱結，氣機不舒，氣滯則血瘀，血瘀則心脈受阻。

【治法】活血化瘀，溫心陽，益心氣。

【處方】1.毫針法：①膻中、內關、手三里；②巨闕、通里、曲池；③郄門、膻中、三陰交；④膻中、間使、足三里；⑤厥陰俞、心俞、膈俞、膻中。

方法：選1～2組處方，留針30～40分鐘，隔日1次，20次為1療程。

2.耳針法：處方：①心，交感（均雙側，針刺）；②神門，皮質下（均雙側，針刺）。

方法：中等刺激，每天或隔天1次，10次為1療程。也可針刺1側，用藥籽貼敷另1側。

3.舌針法：處方：心穴、小腸、腎穴。

方法：毫針點刺0.3～0.5寸深，不留針，每日1次或隔日1次，20次為1療程。

4.穴位注射法：①郄門、手三里；②內關、曲池；③心俞、膈俞、足三里。

方法：選1組處方，用維生素 B_{12} 注射液，每穴注入0.5毫升。隔日1次，15次為1療程。

（二）心律失常

【簡述】心律失常是指由於各種原因使心跳過快、過慢或不規則。心律失常既包括節律又包括頻率的異常。各種心臟病、甲狀腺功能亢進、大量出血、休克、急性顱內病變等均可引起心律失常，包括竇性心動過速、竇性心動過緩、竇性心律不齊、早搏、陣發性心動過速、心房顫動、房室傳導阻滯、心室顫動等，主要症狀為心悸、胸悶、氣急、頭暈、乏力，偶有噁心、嘔吐、心前區疼痛或暈厥。

心律失常歸屬於中國醫學「心悸」、「怔仲」、「胸痺」等範疇，脈象表現為遲、數、促、結、代。主要由於心血不足、心陽不足、或瘀血阻絡所致。

【治法】益氣滋陰、活血化瘀。

【處方】1.毫針法：①身柱│、神道│、心俞│；②膻中│、巨闕│、內關│；③膻中│、氣海│、足三里│；④膻中│、關元│、陰陵泉│；⑤巨闕│、曲澤│、神門、三陰交│；⑥厥陰俞│、心俞│、三陰交│、太谿│。

方法：選1組處方；每日或隔日1次，留針30分鐘，20次為1療程。

2. 耳針法：處方：①心，交感、內分泌（均雙側，針刺）；②神門，皮質下，脾（均雙側，針刺）。

方法：選1組處方，中等刺激，留針1小時，每日針1次。也可針刺1側，用藥籽貼敷另1側。

3. 舌針法：處方：心穴、脾穴、腎穴。

方法：毫針點刺 0.3～0.5 寸深，不留針，每日或隔日1次，20次為1療程。

4. 穴位注射法：①內關、通里；②巨闕、足三里；③氣海、三陰交。

方法：選1組處方，用維生素 B_{12} 注射液，每穴注入

0.5～1毫升藥液，隔日1次，10次為1療程。

（三）高血壓病

高血壓，是以動脈血管內壓力增高為主的一種疾病。症見血壓長期超過18.7／12.0千帕（140／90毫米汞柱）以上，伴有頭暈、頭痛、心悸、失眠、耳鳴、心煩、記憶力減退、顏面潮紅或有肢體麻木等。如血壓突然升高，出現劇烈頭痛、噁心嘔吐、心動過速、視力模糊、氣喘氣急，甚至昏迷抽搐等症狀，為高血壓危象，屬於危重之症。

本病屬中醫的「眩暈」、「肝陽頭痛」範疇。由於水不涵木，肝陽上亢，與肝腎兩經關係甚密，金元時代的名著《丹溪心法》又記載：「無痰不眩，無火不暈」。因此本病又與痰火有關。如情志激動，緊張惱怒，可以肝氣內鬱，鬱久化火，耗傷肝陰，陰不斂陽，肝陽偏亢，上擾頭目，出現眩暈。

【治法】滋陰潛陽，平肝息風。

【處方】1.毫針法：①百會┤、風池┤、曲池┴、外關┴；②印堂┤、頭維┤、肩髃┴、外關┴、合谷┴；③上星┤、安眠┤、太陽┤、足三里┤、三陰交┴；④心俞┤、膈俞┤、肝俞┤、脾俞┤、腎俞┤、委中┤、太谿┤；⑤百會┤、頭維┤、頭臨泣┤、陽陵泉┤、懸鍾┴；⑥神庭┤、瞳子髎┤、足三里┴、豐隆┴、太衝┴、太谿┴。

方法：選1～2組處方，每隔日1次，留針30～40分鐘，20次為1療程。

2. 耳針法：處方：①降壓溝，心，皮質下（雙側，針刺）②降壓溝，神門，腦點（雙側，針刺）。

方法：隔天1次，10次為1療程，處方①、②交替使用。中等刺激，也可針刺1側，用藥籽貼敷另1側。

3. 梅花針法：①印堂、太陽、頭維、肩髃至曲池或至

合谷；②百會、天柱、風池、夾脊、風門至腎俞、膏肓至志室；③曲澤至大陵、陰陵泉至三陰交、足三里至解谿、陽陵泉至懸鍾。

方法：選 1 組處方，或 3 組處方交替應用均可。每日或隔日用皮膚針，中等叩刺，每穴 30～60 次。20 天為 1 療程。

（四）低脈壓綜合症

【簡述】脈壓是生理學中收縮壓與舒張壓的差，正常人體脈壓為 531 千帕。脈壓稍低，一般不產生或很少產生臨床症狀，而脈壓過低，在 265 千帕以下時，可產生一系列臨床表現，可謂之低脈壓綜合症。臨床上，常見頭暈、乏力、嗜睡、心悸、氣短、胸悶、出汗、噁心、脈細微等不適的表現。

【治法】益氣活血。

【處方】1. 毫針法：①內關⊤、通里⊤；②太淵⊤、曲池⊤；③印堂╵、百會╵、膻中╵、足三里╵。

方法：選 1 組處方，每日 1 次，留針 20～30 分鐘，10 次為 1 療程。

2. 耳針法：處方：心、脾、內分泌。

方法：毫針刺，留針 30 分鐘，或 1 側針刺，另 1 側用藥籽壓穴。隔日 1 次，10 次為 1 療程。

（五）心絞痛

【簡述】心絞痛係指心肌急劇暫時、局限性缺血缺氧所致的臨床綜合症。多數病人常在勞累、情緒激動、飽餐以及寒冷刺激等條件下發作，稱穩定型心絞痛。也可誘因不明顯，病情較重，稱為不穩定型心絞痛。以胸骨後或左胸的壓榨性或燒灼痛，疼痛部位比較固定，並向左肩及左臂放射為主要特徵。時間大多持續 3～5 分鐘，一般不超過 30 分鐘。休息或服硝酸甘油可緩解，屬於中醫「胸痹」、

「真心痛」、「厥心痛」的範疇。

【治法】活血化瘀，通經止痛。

【處方】1.毫針法：①內關﹢、通里﹢、膻中｜；②郄門﹢、中衝｜、關衝｜、少衝｜；③間使﹢、神門﹢、足三里｜、三陰交｜；④膻中｜、巨闕｜、血海｜、地機﹢、三陰交﹢；⑤身柱｜、心俞｜、膈俞｜、夾脊、承山﹢、內關﹢。

2.穴位注射法：①內關、心俞；②巨闕、足三里；③通里、血海。

方法：選1組處方，用川芎嗪注射液4毫升分別注入穴內，每穴注入1毫升，每日1～2次，直至症狀消失。

（六）高脂血症

【簡述】本症係指人體血漿中一種或多種脂質（包括膽固醇、膽固醇酯、甘油三酯、低密度脂蛋白等）含量異常升高。由於血漿脂質為脂溶性的，必須與蛋白質結合為水溶性復合物而運轉全身，故高脂血症常表現為高脂蛋白血症。該症與高血壓、冠心病、糖尿病及腦血管疾病關係密切。

【治法】健脾利濕，活血化瘀。

【處方】1.毫針法：①中脘｜、足三里｜、曲池｜；②天樞｜、豐隆｜、三陰交｜；③中脘｜、梁門｜、足三里｜、陰陵泉｜；④肝俞｜、膽俞｜、脾俞｜、胃俞｜。

方法：選1～2組處方，隔日1次，留針30分鐘，10次為1療程。

2.穴位注射法：①曲池、足三里；②內關、三陰交；③陰陵泉、手三里。

方法：選1組處方，用維生素B₁₂或川芎嗪注射液，每穴注入1毫升藥液，隔2日1次，10次為1療程。

（七）心臟神經官能症

【簡述】心臟神經官能症是神經官能症的一種特殊類

型，以心血管系統功能失常為主要表現，可兼有神經官能症的其他症狀。大多數發生在青年和壯年，以 20～40 歲間者為最多，多見於女性，尤其是伴更年期綜合症時。一般並無器質性心臟病證據，但可與器質性心臟病同時存在，或在後者的基礎上發生。症狀多種多樣，時好時壞。除心血管系統的症狀外，尚可有神經系統或其他系統的症狀。症狀多在睡前、剛醒或清醒、安靜時出現，勞動、運動時反而不發病，發病與情緒波動有關。

最常見的症狀是心悸、心前區痛、氣短或過度換氣；此外尚有乏力、頭暈、多汗、失眠、焦慮等症狀。

屬中醫的「心悸」、「胸痹」範疇。本病為世界衛生組織（WHO）於 1996 年 11 月在義大利米蘭會議提出的 64 種針灸適應症之一。

【治法】益氣活血，鎮靜安神。

【處方】1.毫針法：①膻中、印堂、內關；②巨闕、通里、曲澤、三陰交；③膻中、神門、間使、足三里；④水溝、印堂、神門、三陰交；⑤厥陰俞、心俞、膈俞、肝俞、膏肓。

方法：選 1 組處方，留針 15～20 分鐘，每日 1 次，10 次為 1 療程。

2. 耳針法：①心、神門、小腸；②脾、內分泌、腦。

方法：兩組處方交替應用，針刺或藥籽壓穴均可，隔日 1 次，留針 30 分鐘，藥籽貼敷 2～3 天，10 次為 1 療程。

（八）反流性食管炎

【簡述】反流性食管炎是指由於食管下端括約肌功能失調，胃或十二指腸內容物反流入食管，引起食管黏膜的炎症。臨床主要表現為胸骨下燒灼感或疼痛、咽下困難、酸性液體或食物反流至口咽部等。可參考中國醫學「噎

膈」選穴處方。

【治法】和胃降逆，通經止痛。

【處方】1.毫針法：①中脘⊥、內關⊥、足三里⊥；②膻中⊥、內關⊥、公孫⊥；③陶道⊥、身柱⊥、夾脊⊥、肺俞⊥、心俞⊥、膈俞⊥；④中脘⊥、梁門⊥、內關⊥、三陰交⊥、豐隆⊥。

方法：選 1～2 組處方，每日 1 次，留針 30 分鐘，10 次為 1 療程。

2.穴位注射法：①中脘、足三里；②巨闕、三陰交；③心俞、膈俞。

方法：選 1 組處方，用維生素 B_1 或 B_{12} 注射液，每穴注入 1 毫升藥液，隔日 1 次，10 次為 1 療程。

（九）嘔 吐

【簡述】嘔吐是指胃內容物逆流出口腔的現象，有聲無物謂之嘔，有物無聲謂之吐。症見食已即吐或食後移時而吐，常伴有噁心、腹脹、胃痛、食慾不振、返酸噯氣等。該症可發生於神經性嘔吐、胃炎、幽門痙攣或梗阻、膽囊炎等疾病中。屬中醫「嘔吐」範疇。

【治法】和胃止吐。

【處方】1.毫針法：①內關⊥、中脘⊥；②上脘⊥、足三里⊥；③梁門⊥、曲澤⊥；④中脘⊥、陰陵泉⊥、三陰交⊥；⑤中脘⊥、支溝⊥；⑥肝俞⊥、膽俞⊥、脾俞⊥、胃俞⊥、夾脊⊥。

方法：選 1～2 組處方，每日 1 次，留針 30 分鐘，10 次為 1 療程。

2.穴位注射法：①中脘、足三里；②上脘、三陰交；③肝俞、胃俞。

方法：選 1 組處方，用維生素 B_1 或 B_{12} 注射液，每穴注入 1 毫升藥液，隔日 1 次，10 次為 1 療程。

（十）慢性淺表性胃炎

【簡述】本病是慢性胃炎常見的一種類型，依據胃鏡

檢查診斷。臨床有消化不良的症狀，如飯後飽脹、噯氣、上腹不適，或有食慾減退、噁心，或見上腹疼痛等。本病可因對胃有刺激的食物、藥物、烈酒、過度吸菸以及精神因素等誘發或加重。

屬於中醫的脾胃虛寒型「胃脘痛」範疇。

【治法】益氣和胃。

【處方】1. 毫針法：①中脘⊥、梁門⊥、足三里⊥；②上脘⊥、天樞⊥、梁丘⊥；③中脘⊥、內關⊥、曲池⊥；④中脘⊥、三陰交⊥、公孫⊥；⑤肝俞⊥、膽俞⊥、脾俞⊥、胃俞⊥；⑥至陽⊥、夾脊⊥、內庭⊥。

方法：選 1 組處方，留針 30～40 分鐘，每日或隔日 1 次，10 次為 1 療程。

2. 耳針法：①神門、胃、腦；②脾、心、內分泌。

方法：兩組處方交替應用，針刺或藥籽壓穴，每日或隔日 1 次，10 次為 1 療程。

3. 穴位注射法：①中脘、梁丘；②上脘、足三里；

方法：兩組處方交替應用，隔日 1 次，每穴注入維生素 B$_{12}$ 注射液 1 毫升，10 次為 1 療程。

（十一）**胃痙攣**

【簡述】本病是突然發作的胃部劇烈疼痛。又稱胃神經痛。多因神經官能症、癔病、急性胃炎及婦女月經異常等，生殖系疾病等反射而發作。發作時，上腹心窩部劇痛如刺。發作一日數回或數日數月一回而不定。屬中國醫學「胃脘痛」範疇。

【治法】通經止痛。

【處方】1. 毫針法：①中脘⊥、梁門⊥、梁丘⊤；②巨闕⊥、氣海⊥、天樞⊥、內關⊤；③印堂⊥、承漿⊥、曲池⊥、足三里⊤、上巨虛⊤；④肝俞⊥、膽俞⊥、脾俞⊥、胃俞⊥、內庭⊥、行間⊤；⑤中脘⊥、內關⊥、足三里⊤、地機⊤、三陰

交┴。

方法：選 1 組處方；每日 1～2 次，留針 40～60 分鐘，每 10 分鐘施呼吸或捻轉瀉法 1 次。10 次為 1 療程。

2. 耳針法：處方：胃、脾、神門、內分泌。

方法：毫針刺，留針 20～30 分鐘，每日 1 次，10 次為 1 療程。配合體針可用藥籽壓穴法。

3. 穴位注射法：①中脘、足三里；②巨闕、梁丘；③梁門、上巨虛、三陰交。

方法：選 1 組處方，用注射用水或維生素 B_1 注射液每穴注入 1 毫升藥液，每日 1 次，10 次為 1 療程。

（十二）胃擴張

【簡述】本病以胃部脹重、隱痛、食慾不振為特徵。由於胃壁弛緩，失去收縮能力而致。暴飲暴食，慢性胃炎，潰瘍病或幽門狹窄均可引發本病。

屬中醫的「胃脘痛」範疇。

【治法】健脾和胃、通經止痛。

【處方】1.毫針法：①中脘┃、梁門┃、梁丘┃、內關┃；②上脘┃、建里┃、天樞┃、間使┃、足三里┃；③肝俞┃、膽俞┃、脾俞┃、胃俞┃、夾脊┃、足三里┃、上巨虛┃。

方法：選 1 組處方，每日或隔日 1 次，留針 20～30 分鐘，10 次為 1 療程。

2. 穴位注射法：①中脘、天樞、足三里；②上脘、梁門、梁丘；③肝俞、胃俞、上巨虛。

方法：選 1 組處方，用維生素 B_{12} 注射液，每穴注入 1 毫升藥液，隔日 1 次，10 次為 1 療程。

（十三）腸弛緩症

【簡述】本病在平臥時，腹部平坦而沿結腸部位則出現膨滿形態。臨床以便秘、便乾伴有頭痛、頭暈、心悸、恐懼、失眠等症狀。多因先天性肌肉發育不充分或因缺少

運動，久坐或患有慢性腸炎而致病。

【治法】健脾潤腸。

【處方】1.毫針法：①天樞丨、大橫丨、足三里丨；②建里丨、關元丨、歸來丨、上巨虛丨、下巨虛丨；③中極丨、腹結丨、足三里丨、支溝丨、合谷丨；④脾俞丨、胃俞丨、大腸俞丨、次髎丨、承山丨、委陽丨。

方法：選1～2組處方，每日或隔日1次，留針30分鐘，10次為1療程。

2.穴位注射法：①天樞、上巨虛；②大橫、足三里；③關元、歸來、下巨虛。

方法：選1組處方，用維生素 B_1 或 B_{12} 注射液，每穴注入1毫升藥液，隔日1次，10次為1療程。

（十四）腸痙攣

【簡述】本病腸體之本質無病理變化，僅為腸間膜神經叢或腹下神經叢所發之神經痛。又稱腸疝痛。多因神經官能症、癔病、子宮病、腸寄生蟲反射或因腹部受涼，暴食冷飲，腸中濁氣鬱積而致。屬中醫「腹痛」範疇。

【治法】通經止痛。

【處方】1.毫針法：①內關ㅗ、公孫ㅗ；②天樞丨、足三里丨；③關元丨、大橫丨、上巨虛ㅗ；④脾俞丨、大腸俞丨、次髎、委陽ㅗ、合陽ㅗ。

方法：選1組處方，留針30～40分鐘，每日1次，5次為1療程。

2.穴位注射法：①天樞、曲池；②大橫、足三里；③氣海、關元、上巨虛。

方法：選1組處方，用維生素 B_1 或 B_{12} 注射液，每穴注入1毫升藥液，每日1次，5次為1療程。

（十五）過敏性結腸炎

【簡述】本病又稱結腸過敏綜合症，腸道激惹綜合症，

腸功能紊亂，痙攣性結腸，結腸神經症等。是以結腸功能紊亂為特徵的全身神經官能症。臨床以腹痛伴有墜脹感，痛後即瀉，或腸鳴即瀉，疼痛多為臍周圍或左下腹，腹瀉多為水樣便，含消化不良食物或帶黏液，每日數次，有全身症狀，消瘦、失眠多夢、心悸、煩躁、焦慮不安、精神緊張或抑鬱。

屬中醫「泄瀉」範疇。本病為世界衛生組織（WHO）於 1996 年 11 月在義大利米蘭會議提出的 64 種針灸適應症之一。

【治法】健脾止瀉，佐以安神。

【處方】1. 毫針法：①百會˙、內關˙、天樞˙、上巨虛˙；②印堂˙、通里˙、大橫˙、足三里˙；③安眠˙、率谷˙、中脘˙、關元˙、大橫˙、上巨虛˙；④內關˙、神門˙、天樞˙、關元˙、足三里˙、上巨虛˙、下巨虛˙；⑤風池˙、心俞˙、膏肓˙、脾俞˙、胃俞˙、大腸俞˙、次髎˙；⑥百會˙、中脘˙、曲澤˙、神門˙、天樞˙、大橫˙、地機˙、三陰交˙、公孫˙。

方法：選 1～2 組處方，交替針刺，每日或隔日 1 次，留針 40 分鐘，20 次為 1 療程。

2. 穴位注射法：①天樞、足三里；②大橫、上巨虛；③大腸俞、委陽。

方法：選 1 組處方，用注射用水或維生素 B_{12} 注射液，每穴注入 1 毫升藥液，隔日 1 次，15 次為 1 療程。

（十六）潰瘍性結腸炎

【簡述】潰瘍性結腸炎又稱慢性非特異性潰瘍性結腸炎，或特發性大腸炎，是與自體免疫反應有關的直腸和結腸慢性炎症的腸道疾病。臨床以慢性腹痛、腹瀉、黏液膿血便和裡急後重為主要症狀，以病程遷延，病情輕重不等，容易反覆發作為特點。根據臨床表現，可分為發作期

與緩解期。

近年研究認為，本病與免疫、遺傳等因素有關。多並發結節性紅斑、關節炎等自體免疫性腸外表現，且用腎上腺糖皮質激素治療有效。在部分患者血清中可檢測到抗結腸上皮細胞抗體，提示本病與自體免疫反應有關。在病變的結腸組織中有淋巴細胞浸潤，其對胎兒結腸上皮細胞有細胞毒性作用，說明本病與細胞免疫異常有關。本病病理改變主要位於直腸與乙狀結腸，可向上蔓延至降結腸、橫結腸，重者可累及全結腸。

中國醫學認為，本病多由於感受暑熱寒濕，或內傷飲食生冷，七情抑鬱及臟腑虛弱所致。若脾胃受傷，運化失常，濕濁下注大腸，或濕濁蘊結，胃腸腑氣不利，氣血凝滯，瘀濕熱互結，損傷腸絡出血，或壅而為膿，以致黏滯不盡，利下赤白，是為病實；或由七情內傷，鬱怒傷肝，疏泄不及，橫逆犯脾，導致肝旺脾虛，脾失健運，濕濁內生，直趨大腸而致腹瀉，是為病虛。本病多屬「泄瀉」、「痢疾」、「腹痛」等範疇。

【治法】溫補脾腎，行氣止瀉。

【處方】1. 毫針法：①關元⌐、天樞⌐、上巨虛⌐；②氣海⌐、大橫⌐、足三里⌐；③中脘⌐、天樞⌐、闌尾穴⊤；④脾俞⌐、腎俞⌐、大腸俞⌐、委陽⊤、承山⊤；⑤脾俞⌐、胃俞⌐、腎俞⌐、志室⌐、次髎、大腸俞⌐、三陰交⊤。

方法：選 1 組處方，每日或隔日 1 次，留針 30 分鐘，15～20 次為 1 療程。

2. 灸法：①神闕、天樞、足三里；②中脘、神闕、大橫、上巨虛；③命門、腎俞、大腸俞、次髎。

方法：選 1 組處方，每日 1 次，用艾條灸 5～10 分鐘，或每穴用艾炷灸 5～7 壯。15 次為 1 療程。

3. 穴位注射法：①天樞、足三里；②大橫、上巨虛；

③腎俞、大腸俞、三陰交。

方法：選 1 組處方，用維生素 B_1 或 B_{12} 注射液，每穴注入 1 毫升藥液，隔日 1 次，10 次為 1 療程。

（十七）慢性萎縮性直腸炎

【簡述】本病為直腸內的腸腺及其間質發生萎縮改變的一種直腸慢性炎症。由於直腸急性炎症未癒轉入慢性炎症。症狀以長期便秘；也有表現為間歇性腹瀉。便內含有血及黏液，自覺直腸脹不適，排便時尤甚，糞便乾硬成塊，腹內脹氣，食慾減退，身體瘦弱。

【治法】扶正祛邪，益氣養血。

【處方】1. 毫針法：①大腸俞、次髎、足三里、三陰交；②上髎、膀胱俞、手三里、合谷；③關元、中極、血海、陰陵泉、太白；④氣海、天樞、足三里、上巨虛、曲池、支溝；⑤齦交、長強、承山。

方法：選 1 組處方，留針 30～40 分鐘，隔日 1 次，10～15 次為 1 療程。

2. 穴位注射法：①大腸俞、承扶；②膀胱俞、承山；③關元、足三里。

方法：1～3 組處方交替應用，每日 1 次，用維生素 B_1 或 B_{12} 注射液，每穴注入 1 毫升藥液，15 次為 1 療程。

（十八）肺結核

【簡述】結核病是由結核杆菌引起的一種慢性傳染病，人體感染結核杆菌後，只有在某種原因使機體抵抗力下降時才會發病，可侵犯全身多個臟器，但以肺結核最多見。臨床呈慢性過程，低熱、乏力、咳嗽、咯血或痰中帶血、偶有盜汗等症狀。近年來，肺結核病有捲土重來之勢，尤其在老年人群中發病呈上升趨勢。很多肺結核病人屬有耐藥性，因而能配合中醫針灸在臨床應用，對該慢性傳染病的控制十分有利。

屬中國醫學的「肺痿」範疇。

【治法】扶正祛邪、潤肺止咳。

【處方】1.毫針法：①風門ˇ、孔最ˇ、太淵ˇ、合谷ˇ；②肺俞ˇ、心俞ˇ、尺澤ˇ、列缺ˇ、足三里ˇ；③膻中ˇ、中脘ˇ、天樞ˇ、氣海ˇ、三陰交ˇ、太谿ˇ；④風門ˇ、肺俞ˇ、心俞ˇ、膈俞ˇ、肝俞ˇ、脾俞ˇ、腎俞ˇ、膏肓ˇ。

方法：選用 1～2 組處方，隔日 1 次，留針 30～40 分鐘；15～20 次為 1 療程，休息一週後進行第 2 療程。

2.灸法：①神闕、關元、足三里、三陰交；②膻中、中脘、天樞、氣海、曲池、列缺、血海、陰陵泉；③大椎、定喘、風門、肺俞、心俞、膏肓、承山。

方法：選 1 組處方，用艾條溫灸，每穴 10 分鐘左右或用艾炷灸，每穴 5～7 壯，局部皮膚紅潤為度，每日或隔日 1 次，15～20 次為 1 療程。

3.穴位注射法：①尺澤、足三里、豐隆；②孔最、血海、三陰交；③肺俞、心俞、膏肓。

方法：三組處方交替應用或選 1 組處方，用維生素 B_1 或 B_{12}，每穴注入 1 毫升藥液，隔日 1 次，20 次為 1 療程。

（十九）過度通氣綜合症

【簡述】過度通氣綜合症，又稱過度呼吸綜合症，是指以精神為主要因素或在器質性疾病的基礎上加上精神性因素而引起的發作性過度呼吸，導致呼吸功能障礙，不安狀態和一系列神經血管性症狀及運動功能障礙的綜合症。

發作時，快而大的深呼吸反覆進行，病人主觀感覺吸氣不完全，因此，胸部呈緊迫感，四肢甚至周身麻木感，重者可有抽搐，強直性痙攣。精神狀態多不正常，可表現為過度焦慮，緊張和恐怕，每每自覺心跳停止而急診送醫院，本病發作具有周期性，多為一過性，常持續 30 分～1 小時，一般預後良好。

【治法】益氣安神。

【處方】1.毫針法：①膻中╵、百會╵、內關╵、風池╵；②印堂╵、曲池╵、足三里╵、三陰交╵；③上星╵、太陽╵、孔最╵、魚際╵、合谷╵；④水溝╵、勞宮╵、湧泉╵。

方法：選 1 組處方，留針 10～15 分鐘。

2.穴位注射法：①孔最、曲池；②內關、足三里；③尺澤、三陰交。

方法：選 1 組處方，用注射用水或維生素 B_{12} 注射液，每穴注入 1 毫升藥液即可。

（二十）慢性支氣管炎

【簡述】慢性支氣管炎是因呼吸道局部防禦及免疫功能減低，感染或理化、氣候等因素刺激，引起氣管、支氣管黏膜的慢性非特異性炎症。臨床以咳嗽，咳痰或伴有喘息，及反覆發作的慢性過程為特徵。根據其病情可分為急性發作期、慢性遷延期和臨床緩解期。

近年研究認為，本病由多種因素相互作用所致。外因有病毒或細菌感染、大氣污染、吸菸、氣候變化和致敏因素等；內因有免疫功能降低及過敏性反應、植物神經功能失調和遺傳等因素。其病理變化為氣管、支氣管早期腺體增生，分泌亢進，黏膜充血、水腫、滲出，最後發展為支氣管及管壁增厚、管腔狹窄、阻塞及其組織纖維化，進而導致肺氣腫。

中國醫學認為，本病屬「咳嗽」、「喘證」等範疇。與外邪反覆侵襲，肺、脾、腎三臟功能失調密切相關。急性發作期，大多由於外邪犯肺，肺失清肅而引起咳嗽。久咳傷肺，肺氣虧虛，進而損及脾、腎及心臟功能。脾虛不能運化水濕，則濕凝生痰，上乾於肺，肺氣不宣則咳，痰濁壅肺或腎不納氣則喘。故慢性遷延期多為正氣不足或虛實夾雜證。

【治法】健脾補腎、潤肺止咳。

【處方】1. 毫針法：①大椎⌐、定喘⌐、合谷⌐、列缺⌐、尺澤⌐；②膻中⌐、中脘⌐、天樞⌐、足三里⊤、豐隆⊤；③合谷⌐、偏歷⌐、尺澤⌐、璇璣⌐、豐隆⊤；④身柱⌐、風門⌐、肺俞⌐、心俞⌐、膈俞⌐、脾俞⌐；⑤大椎⌐、定喘⌐、風門⌐、肺俞⌐、膏肓⊤、豐隆⊤。

方法：選 1 組處方，每日或隔日 1 次，留針 30～40 分鐘，20 次為 1 療程。

2. 皮膚針法：①尺澤至太淵、足三里至解谿；②曲池至陽谿、陰陵泉至三陰交；③大椎至至陽、定喘、夾脊、風門至脾俞、膏肓至志室、委中至承山。

方法：選 1～2 組處方，或 3 組處方交替應用，每日 1 次，用梅花針叩刺 50～60 次，中等刺激，30 次為 1 療程。

3. 穴位注射法：①尺澤、肺俞；②孔最、膏肓；③列缺、豐隆。

方法：選 1 組處方，用維生素 B₁₂ 注射液，每穴注入 1 毫升藥液，隔日 1 次，15 次為 1 療程。

（二十一）單純性甲狀腺腫

【簡述】單純性甲狀腺腫大多數因缺碘，少數為高碘及致甲狀腺腫物質或酶缺陷所致代償性甲狀腺腫大。可分為地方性或散發性，一般不伴有甲狀腺功能失常。

中國醫學認為本病多因情志鬱結，氣機失於疏暢，痰濕瘀凝經絡所致。本病屬中醫「氣癭」、「肉癭」範疇。

【治法】化瘀散結。

【處方】1. 毫針法：①天柱⊥、人迎⌐、合谷⌐；②阿是⌐（腫塊局部）、外關⊥；③風池⊥、扶突⌐、支溝⊥。

方法：選 1 組處方，留針 30 分鐘，每日或隔日 1 次，10 次為 1 療程。

2. 穴位注射法：①天柱、外關；②風池、支溝。

方法：兩組處方交替應用，用維生素 B₁₂ 注射液，每穴注入 0.5 毫升藥液，隔日 1 次，10 次為 1 療程。

（二十二）甲狀腺功能亢進

【簡述】本病簡稱「甲亢」，中醫稱「癭瘤」。是一種內分泌疾病。女性多見，表現為情緒易激動、失眠、心悸、心動過速、性情急躁、怕熱、多汗、面赤、低熱、食慾亢進、形體消瘦、手顫、眼突等。多因情志鬱結，肝脾失調，鬱而化火，耗傷心陰，痰瘀內結，經絡凝滯所致。

【治法】化瘀散結。

【處方】1. 毫針法：①水突˫、風池˫、合谷˧；②迎香˫、天柱˫、外關˧；③阿是˫（甲狀腺體中心）、天容˫、支溝˫。

方法：選 1 組處方，留針 30～40 分鐘，每日或隔日 1 次，30 次為 1 療程。

2. 耳針法：①神門、心、內分泌；②腦、小腸、肝、內分泌。

方法：兩組處方交替應用，留針 20 分鐘，隔日 1 次，30～50 次為 1 療程。亦可用藥籽壓穴，隔 2 日 1 次，30 次為 1 療程。

3. 穴位注射法：①風池、外關；②天柱、支溝；③天容、足三里。

方法：選 1 組處方，用維生素 B₁₂ 注射液，每穴注入 1 毫升藥液，隔日或隔 2 日 1 次，20 次為 1 療程。

（二十三）甲狀腺功能減退症

【簡述】甲狀腺功能減退症是由於甲狀腺激素合成或分泌不足所起。因起病年齡不同，所產生症狀也各異。可分為呆小症（克汀病）、幼年及成年黏液性水腫等型。

【治法】益氣活血。

【處方】1. 毫針法：①天突|、天容|、合谷⊤；②風池|、人迎|、足三里⊤；③廉泉|、水突|、外關|、三陰交⊤。

方法：選 1 組處方，隔日 1 次，留針 30 分鐘。或 3 組處方交替應用，隔日 1 次，20 次為 1 療程。

2. 穴位注射法：①風池、足三里；②天柱、曲池；③天容、三陰交。

方法：用維生素 B_{12} 注射液，每穴注入 1 毫升藥液，3 組處方交替應用，每隔日 1 次，30 次為 1 療程。

（二十四）橋本甲狀腺炎

【簡述】橋本甲狀腺炎又稱慢性淋巴細胞性甲狀腺炎，是一種自身免疫性疾病。本病多見於中年女性，也為兒童散發性甲狀腺腫的常見原因。起病緩慢隱匿，常在無意中發現甲狀腺腫大，大多為正常甲狀腺的 2～3 倍。初起時甲狀腺功能正常，有時可伴有甲狀腺功能亢進表現，但晚期當甲狀腺破壞到一定程度，許多患者逐漸出現甲狀腺功能減退，少數呈黏液水腫，有時可伴有惡性貧血。

近年研究認為，本病的發病機理很可能與自身免疫疾患及遺傳缺陷有關。目前，已發現血清中有 TGA、TMA、甲狀腺細胞膜、T_3、T_4、TSI 等 7 種抗體，其中某些參與甲狀腺腺泡的破壞與致病。現進一步闡明細胞介導免疫參與本病，激活的 K 細胞可發揮其細胞毒性作用，造成永久性自身甲狀腺細胞的破壞。此外，遺傳傾向及免疫監護功能缺陷也可能是發生自身免疫反應的基礎。

中國醫學根據其主要臨床表現，將其歸屬於「癭病」、「虛勞」等範疇。其病因病機為：長期精神抑鬱，情志失暢，肝失和調，導致肝氣鬱結，氣滯血瘀。若肝氣鬱結日久，氣鬱化火，灼傷陰液，則見陰虛內熱或肝陽上亢諸證；若病情遷延日久，陰虛而漸損及陽，而見脾腎陽

虛。

【治法】滋陰理氣，袪瘀散結。

【處方】1.毫針法：①氣舍┤、水突┤、支溝┬、合谷┬；②人迎┤、水突┤、三陰交┬、太谿┬、太衝┬；③扶突┤、風池┤、完骨┤、天突┤、天容┤、足三里┤；④氣舍┤、肝俞┤、腎俞┤、太谿┬、太衝┬、照海┬；⑤天柱┤、人迎┤、天容┤、心俞┤、肝俞┤、脾俞┤、腎俞┤、關元┤、三陰交、太谿┬。

方法：選1組處方，每日或隔日1次，留針30分鐘，20次為1療程。

2.穴位注射法：①水突、曲池；②天容、足三里；③天柱、三陰交；④脾俞、腎俞。

方法：選1組處方，或4組處方交替應用。每穴注入維生素 B_{12} 注射液 0.5～1 毫升，隔日 1 次，20 次為 1 療程。

（二十五）血小板減少性紫癜

【簡述】血小板減少性紫癜是由於血小板減少致使皮膚黏膜出現紫癜的病症。多由於骨髓病變、感染、放射線和化學品的作用，脾臟功能亢進等原因所致。

中國醫學認為，多由脾虛氣弱、脾不統血所致。屬中國醫學「斑疹」範疇。

【治法】補氣益血。

【處方】1.毫針法：①中脘┤、天樞┤、足三里┬；②上脘┤、關元┤、血海┤、三陰交┬；③陰陵泉┤、地機┤、湧泉┤、太谿┬；④心俞┤、膈俞┤、肝俞┤、脾俞┤、胃俞┤、腎俞┤。

方法：選1～2組處方，留針30～40分鐘，每日或隔日1次，20次為1療程。

2.穴位注射法：①中脘、足三里；②血海、三陰交；③心俞、肝俞、脾俞。

方法：選 1 組處方，用維生素 B₁ 或 B₁₂ 注射液，每穴注入 0.5～1 毫升藥液，或 3 組處方交替應用，隔日 1 次，15～20 次為 1 療程。

（二十六）白細胞減少症

【簡述】當外周血液中的白細胞計數持續低於 4×10^9／升以下時稱為白細胞減少症。其主要病因是急性感染、物理或化學因素、血液疾病等。

本症為世界衛生組織（WHO）1996 年 11 月在義大利米蘭會議通過的 64 種針灸適應症之一。

【治法】健脾益氣補血。

【處方】1. 毫針法：①血海｜、陰陵泉｜、三陰交丅；②中脘｜、曲池｜、足三里丅；③天樞｜、關元｜、足三里丅；④心俞｜、膈俞｜、肝俞｜、脾俞｜、胃俞｜。

方法：選 1～2 組處方，每日 1 次，留針 30 分鐘，20 次為 1 療程，休息 5～7 天，進行第 2 療程，直至白細胞恢復正常。

2. 穴位注射法：①血海、三陰交；②曲池、足三里；③中脘、關元、足三里。

方法：選 1 組處方，隔日 1 次，用維生素 B₁ 或 B₁₂ 注射液，每穴注入 1 毫升，20 次為 1 療程。

3. 灸法：①神闕、天樞、足三里；②中脘、梁門、關元、上巨虛；③大椎、心俞、膈俞、肝俞、脾俞、胃俞、命門。

方法：選 1 組處方；隔日用艾條灸，每穴 5～10 分鐘；或用艾炷灸，每穴 5～7 壯，以局部皮膚紅潤為宜，20 次為 1 療程。

（二十七）失　眠

【簡述】失眠是指經常不能獲得正常的睡眠而言。其表現不一，輕者入寐困難，或寐而不酣，時寐時醒，醒後

不能再寐，嚴重者可整夜不能入寐。在中醫文獻中，有稱「不寐」或「不得臥」，或「不得眠」。其病因病機主要有氣鬱化火，擾動心神；胃中不和，痰熱內擾；陰虛火旺，心腎不交；思慮勞倦，內傷心脾；以及心膽氣虛，神搖善驚等。本病常兼見頭暈、頭痛、心悸、健忘，以及心神不安等症。失眠多見於現代醫學的神經官能症、更年期綜合症等。

在治療失眠的同時，應當考慮其原發疾病，採用同時治療效果更佳。本病為世界衛生組織（WHO）1996年11月在義大利米蘭會議通過的64種針灸適應症之一。

【治法】益氣安神。

【處方】1. 毫針法：①四神聰ˇ、印堂ˇ、內關ˇ、神門ˇ；②百會ˇ、太陽ˇ、頭維ˇ、風池ˇ、足三里ˇ、三陰交ˉ；③百會ˇ、四神聰ˇ、大陵ˇ、通里ˇ、三陰交ˉ、太谿ˉ；④印堂ˇ、神庭ˇ、大陵ˇ、神門ˉ、後谿ˉ；⑤太白ˇ、太谿ˇ、太衝ˇ；⑥天柱ˇ、心俞ˇ、膏肓ˇ、膈俞ˇ、肝俞ˇ、脾俞ˇ、腎俞ˇ、志室ˇ；⑦膻中ˇ、中脘ˇ、神門ˉ、足三里ˉ、三陰交ˉ。⑧中極ˇ、歸來ˇ、血海ˇ、三陰交ˇ、太谿ˉ、內關ˉ。

方法：依據辨經處方，選1組或2組處方，每日或隔日1次，留針30～40分鐘，每10分鐘施呼吸或捻轉補瀉手法，10次為1療程。

2. 耳針法：①神門、心、脾、胃；②神門、腎、腦、內分泌。

方法：選1組處方，毫針刺留針30分鐘，或用藥籽壓穴均可。

3. 皮膚針法：①印堂、曲澤至大陵、陰陵泉至三陰交；②巨闕至神闕、梁門至天樞、足三里至解谿；③夾脊、肺俞至腎俞、膏肓至志室。

方法：選 1 組處方，用梅花針叩刺 50～60 次，每日或隔日 1 次；中等刺激，10 次為 1 療程。

4. 穴位注射法：①內關、三陰交；②曲池、太谿；③神門、足三里；④心俞、膏肓、肝俞。

方法：選 1 組處方，用注射用水或維生素 B_{12} 注射液，每穴注入 0.5～1 毫升藥液，隔日 1 次，10 次為 1 療程。

（二十八）神經衰弱

【簡述】本病是一種常見的神經症。患者容易疲勞，易於興奮，常感體力與腦力不足，工作效率下降，常有頭痛、胸悶、氣短、心悸、多汗、肢寒、厭食、腹脹、睡眠障礙、多夢易醒、注意力不集中，情緒不穩，常急躁發怒，精神緊張等。

該症發病緩慢，治療過程較長。應配合心理治療與體育鍛鍊相結合效果更佳。

【治法】調和氣血，抑肝補腎。

【處方】1. 毫針法：①百會⌐、太陽⌐、中脘⌐、足三里⊤；②四神聰⌐、頭維⌐、中極⌐、歸來⌐、三陰交；③印堂⌐、風池⌐、安眠⌐、內關⊤、神門⊤；④中脘⌐、天樞⌐、足三里、三陰交⊤、太谿⊤；⑤膻中⌐、關元⌐、歸來⌐、血海⌐、太衝⌐、太白⊤；⑥天柱⌐、肺俞⌐、心俞⌐、膏肓⌐、膈俞⌐、肝俞⌐、脾俞⊤、腎俞⊤、志室⊤。

方法：依據臨床症狀，選 1 組處方，隔日 1 次，留針 30 分鐘，15～20 次為 1 療程。

2. 耳針法：①神門、腦、心；②神門、脾、腎、內分泌。

方法：每日或隔日 1 次，2 組處方交替針刺或用藥籽壓穴，15 次為 1 療程，可配合毫針法應用。

3. 穴位注射法：①曲池、三陰交；②內關、足三里；③中脘、豐隆；④天樞、上巨虛；⑤腎俞、承山；⑥心

俞、太谿。

方法：選 1～2 組處方，隔日或隔 2 日 1 次，用維生素 B₁₂ 注射液，每穴注入藥液 1 毫升，15 次為 1 療程。

4. 皮膚針法：①中脘至神闕、曲澤至大陵、足三里至解谿；②神闕至中極、梁門至歸來、陰陵泉至三陰交；③心俞至腎俞、膏肓至志室、委中至承山。

方法：選 1 組處方，用梅花針叩刺 50～60 次中等刺激，隔日 1 次，20 次為 1 療程。

（二十九）癔　病

【簡述】癔病又稱歇斯底里，是一種多見的神經官能症。本病症是在歇斯底里性格的基礎上伴有精神因素而引起，女性多見。臨床表現有精神、感覺、運動及自主神經等方面的症狀。

精神方面可表現精神錯亂、時哭時笑、手舞足蹈、亂唱亂罵，或出現昏厥、木僵、痴呆、朦朧和精神病狀態等症狀。其他可表現為癱瘓、失音、失明、耳聾、痙攣、感覺障礙以及自主神經與內臟功能障礙等。經檢查不能發現相應器官的器質性病變。本病屬於中醫「鬱證」、「臟躁」、「厥證」等範疇。

【治法】調和陰陽，滋陰寧心。

【處方】1. 毫針法：①印堂⊢、內關⊢、合谷⊢、太衝⊣；②百會⊢、通里⊢、神門⊢、後谿⊣；③四神聰⊢、風池⊢、中脘⊢、天樞⊢、足三里⊣；④內關⊢、三陰交⊢、太谿⊢、太白⊢、太衝⊣；⑤百會⊢、膻中⊢、中脘⊢、氣海⊢、血海⊣、三陰交⊣；⑥大椎⊢、心俞⊢、膈俞⊢、肝俞⊢、脾俞⊢、腎俞⊢、承山⊢。

方法：選 1～2 組處方，每日或隔日 1 次，留針 30 分鐘，10 次為 1 療程。

2. 舌針法：①心、腎、脾；②心、肝、腎、上肢、下

肢。

方法：選 1 組處方，每日用毫針點刺 0.3～0.5 寸，10
次為 1 療程。

3. 穴位注射法：①中脘、三陰交；②關元、足三里；
③氣海、血海。

方法：選 1 組處方，用維生素 B$_{12}$ 注射液，每穴注入 1
毫升藥液，隔日 1 次，10 次為 1 療程。

（三十）精神分裂症

【簡述】本病是一種常見的精神病。青壯年發病較高。
臨床表現有思維、情感、感知和行為等多方面的障礙，一
般無意識及智能障礙，病程長，部分病人最後可導致人格
缺損。症狀：情感淡漠，對周圍事物甚至自己的親人漠不
關心，思維古怪離奇，意志低下，常出現幻覺妄想症候群
及青春型興奮，木僵狀態等症狀。

屬中國醫學的「鬱證」、「癲狂」範疇。本病為世界
衛生組織（WHO）於 1996 年 11 月在義大利米蘭會議通過
的 64 種針灸適應症之一。

【治法】滋陰降火，寧心安神。

【處方】1. 毫針法：①勞宮、湧泉、百會、素髎
、內關、足三里；②水溝、少商、隱白、大陵、風
府、勞宮、曲池、間使、太谿、太衝；③印堂、太
陽、素髎、勞宮、後谿、十宣；④天柱、風府、
大椎、身柱、神道、命門、長強、湧泉；⑤水溝、
承漿、長強、中極、合谷、太衝；⑥百會、四神
聰、太陽、安眠、神門、內關、足三里、三陰交。

方法：選 1～2 組處方，每日或隔日 1 次，留針 30
分～40 分鐘，20 次為 1 療程。

2. 穴位注射法：①間使、曲池、後谿；②內關、手三
里、三陰交；③中脘、關元、血海、足三里。

方法：選 1 組處方，用維生素 B₁₂ 或注射用水，每穴注入 1 毫升藥液，隔日 1 次，10～15 次為 1 療程。

（三十一）抑鬱症

【簡述】抑鬱症是一組常見的精神病，表現有三聯徵，即情緒低落，思維遲鈍和言語動作減少為主要特徵。近年來，生活工作壓力過大。該病是新世紀的主要慢性多發病之一。抑鬱心境是本病特徵之一，如情緒低沉、心煩意亂、悲觀絕望、自覺生活沒意思，並呈晝重夜輕的節律變化。病人早晨抑鬱情緒最明顯，自殺、自傷、行為多在這時發生，午後情緒漸好，夜晚可恢復正常，上床後又陷入了困境。思想常極端悲觀，為小事而自責自罪。伴有失眠、多夢、早醒、食慾減退等症狀。常常感到精力不足、身心疲勞，對任何事情都十分被動，顯得力不從心，對生活不感興趣，對工作學習缺乏信心。

屬中國醫學的「鬱證」、「不寐」範疇。本病為世界衛生組織（WHO）於 1996 年 11 月在義大利米蘭會議通過的 64 種針灸適應症之一。

【治法】益氣活血，寧志安神。

【處方】1.毫針法：①百會˩、頭維˩、太陽˩、膻中˩、內關˩、通里˩；②印堂˩、率谷˩、風池˩、後谿˩、外關˩；③水溝˩、勞宮、魚際˩、曲澤˩、足三里˩、三陰交˩；④素髎˩、內關˩、通里˩、中脘˩、天樞˩、氣海˩、血海˩、三陰交˩；⑤天柱˩、大椎˩、身柱˩、心俞˩、膈俞˩、肝俞˩、腎俞˩、膏肓˩、志室˩；⑥百會˩、神庭˩、率谷˩、天柱˩、安眠˩、膻中˩、氣海˩、太衝˩、太谿˩、合谷˩。

方法：選 1～2 組處方，每日或隔日 1 次，留針 30～40 分鐘，30 次為 1 療程。

2.電針法：①百會、印堂；②內關、曲池；③足三里、三陰交。

方法：選 1 組處方，用 G6805 型電針治療儀，中等刺激，頻率為 80～90 次／分，留針 40～50 分鐘，每日 1 次，30 次為 1 療程。

3. 穴位注射法：①後谿、手三里；②通里、曲池；③血海、三陰交；④足三里、豐隆。

方法：選 1 組處方，每日 1 次，用維生素 B$_{12}$ 注射液，每穴注入藥液 1 毫升，20 次為 1 療程。

（三十二）腦動脈硬化症

【簡述】本病是指中年以後腦動脈內膜的增厚，同時伴有類脂質的沉著。早期出現頭痛、頭昏、眩暈、乏力、記憶力明顯減退，伴有睡眠障礙，中晚期可出現情感淡漠，抑鬱狀態甚至痴呆等。

屬中國醫學的「頭痛」、「眩暈」、「鬱證」範疇。

【治法】滋陰潛陽佐以活血化淤。

【處方】1. 毫針法：①神庭、頭維、率谷、膻中、曲池、外關、合谷；②百會、風池、安眠、內關、通裡、後谿；③印堂、太陽、中脘、梁門、氣海、足三里、解谿、申脈；④四神聰、膻中、合谷、太衝、太谿、湧泉；⑤大椎、身柱、心俞、膈俞、肝俞、脾俞、腎俞、承山。

方法：選 1 組處方，每日或隔日 1 次，留針 30 分鐘，20 次為 1 療程。

2. 穴位注射法：①風池、曲池；②天柱、手三里；③足三里、懸鍾；④血海、三陰交。

方法：選 1 組處方，用維生素 B$_{12}$ 注射液或川芎嗪注射液，每穴注入 0.5 毫升藥液，隔日 1 次，20 次為 1 療程。

（三十三）枕神經痛

【簡述】枕神經痛是指枕大神經，枕小神經支配的枕區和上頸部的疼痛。常由於感受風寒，或頸椎病等引起，

其他如脊柱結核、脊髓腫瘤、各種感染等也可引發。疼痛部位在枕區和上頸部，可為自發性，亦可因頭部及頸部的動作、噴嚏、咳嗽等而誘發。

臨床表現主要為後頭部及上頸部發作性劇痛，痛引顳、頂部，甚則伴噁心、嘔吐、頭暈等，解熱止痛劑療效不滿意，且無發熱或感染體徵。

屬中國醫學的「太陽經頭痛」或「後頭痛」。

【治法】通經止痛。

【處方】1. 毫針法：①風池⊢、外關⊢、後谿┴；②完骨⊢、安眠⊢、百會⊢、崑崙┴；③天柱⊢、大椎⊢、中渚⊢、通里┴；④風池⊢、風府⊢、承山⊢、申脈┴。

方法：選 1 組處方，每日 1 次，留針 30～40 分鐘，10 次為 1 療程。

2. 耳針法：①神門、心、腦；②腦、腎、脾、內分泌。

方法：2 組處方交替應用，留針 20 分鐘，每日 1 次，10 次為 1 療程。

3. 穴位注射法：①天柱、支溝；②風池、外關。

方法：2 組處方交替應用，隔日 1 次，用維生素 B_{12} 注射液，每穴注入 0.5 毫升藥液，5 次為 1 療程。

（三十四）緊張性頭痛

【簡述】本病又稱肌收縮性頭痛，是由於長期焦慮、緊張及抑鬱引起頭面肌及頸肌的持久收縮以及頭頸部血管收縮和缺血而產生的頭痛。本病症狀是以頭痛的發作與精神因素有關，呈彌漫性，有如繩索束緊樣痛，伴有頭部悶脹、受壓及沉重感。疼痛日夜連續存在，無中間緩解為其主要特徵。頭痛持續時間短者數小時，長者可達數月。常伴有睡眠不實、多夢、心煩、急躁等神經症狀。

屬中國醫學「頭痛」範疇。本病為世界衛生組織（WHO）於 1996 年 11 月在義大利米蘭會議通過的 64 種

實用針灸經驗處方手冊

針灸適應症之一。

【治法】通經止痛。

【處方】1. 毫針法：①百會丨、天柱丨、大椎丨、支溝丨、後谿┴；②風池丨、翳風丨、完骨丨、曲池丨、外關┴；③率谷丨、頭維丨、太陽丨、列缺丨、合谷┴；④印堂丨、瞳子髎丨、安眠丨、血海丨、三陰交┴、太衝┴；⑤四神聰丨、率谷丨、頷厭丨、陽陵泉丨、懸鍾┴、足臨泣┴。

方法：選 1 組處方，每日 1 次，留針 30 分鐘，10 次為 1 療程。

2. 耳針法：①神門、腦、上屏尖；②心、腦、內分泌。

方法：兩組處方交替應用，每日 1 次，留針 20～30 分鐘，10 次為 1 療程。

3. 穴位注射法：①曲池、支溝；②後谿、承山；③外關、懸鍾。

方法：選 1 組處方，用維生素 B_1 或 B_{12} 注射液，每穴注入 1 毫升藥液，隔日 1 次，6 次為 1 療程。

（三十五）原發性低血壓

【簡述】本病是指血壓為 90／60 毫米汞柱以下，並伴有頭暈等症狀，但未發現有器質性疾病而持續低血壓者。約半數病人有眩暈、頭痛、頭重、耳鳴、乏力、注意力不集中、失眠、四肢冷感、厭食、便秘、腹脹等症狀。本病雖原因不明，但與遺傳、體質、環境、氣候等因素有密切關係，女多於男性。

屬中國醫學「眩暈」、「頭痛」範疇。本病為世界衛生組織（WHO）於 1996 年 11 月在義大利米蘭會議通過的 64 種針灸適應症之一。

【治法】益氣活血，健脾強心。

【處方】1. 毫針法：①百會丨、太陽丨、曲池丨、合谷┬、足三里┬；②印堂丨、風池丨、中脘丨、天樞丨、關元丨、三

陰交ㄒ；③四神聰｜、膻中｜、氣海｜、血海｜、手三里｜、外關｜、合谷ㄒ；④天柱｜、大椎｜、身柱｜、心俞｜、膈俞｜、肝俞｜、脾俞｜、腎俞｜。

方法：選 1 組處方，每日或隔日 1 次，留針 30～40 分鐘，15～20 次為 1 療程。

2. 穴位注射法：①曲池、三陰交；②中脘、關元、血海；③天樞、足三里。

方法：選 1 組處方，隔日 1 次，用維生素 B_{12} 注射液，每穴注入 1 毫升藥液，15 次為 1 療程。

3. 灸法：①神闕、關元、足三里；②膻中、氣海、三陰交。

方法：選 1 組處方，每日艾條灸 10 分鐘或艾炷灸 5～7 壯，20 次為 1 療程。

4. 耳針法：心、腎上腺、交感、腦。

方法：留針 30～40 分鐘，每日 1 次，或用藥籽壓穴，以痛為佳。

（三十六）癲　癇

【簡述】癲癇為常見的神經症狀。在臨床上出現短暫的感覺障礙，肢體抽搐、意識喪失，行為障礙或植物神經功能異常，稱為癲癇發作。臨床依據病情分為小發作、大發作及持續狀態。

從病因分為原發性和繼發性兩大類。原發性癲癇可能與遺傳有關；繼發性癲癇可因先天性腦缺陷、腦炎、腦腫瘤、腦外傷、腦寄生蟲病、尿中毒、妊娠中毒等引起。

中國醫學屬「癇證」範疇。是一種發作性神志異常的疾病，俗稱「羊癇風」。其特徵為發作性精神恍惚，甚則突然仆倒，昏不知人，口吐涎沫，兩目上視，四肢抽搐，或口中如作豬羊叫聲，移時蘇醒。本證的形成，大抵由於七情失調，先天因素，飲食不節，勞逸過度，或患它病之

後，造成臟腑失調，以肝脾腎損傷為主。出現痰濁阻滯，氣機逆亂，風陽內動所致。

【治法】豁痰醒腦、寧心安神。

● 發作時

【症狀】發作之前常有頭痛，頭暈，胸悶，神疲，呵欠等預兆。旋即突然昏倒，不省人事，面色蒼白，牙關緊閉，兩目上視，手足抽搐，口吐涎沫，甚則二便失禁，並發出類似豬、羊的叫聲，移時，漸漸蘇醒，症狀消失，但感疲乏無力，頭昏欲寐，舌苔白膩，脈弦滑。

【處方】1. 毫針法：①水溝、合谷、間使、豐隆、太衝；②水溝、後谿、勞宮、足三里、湧泉；③印堂、素髎、少商、中衝、少衝、內關。

2. 穴位注射法：①足三里、懸鍾；②曲池、後谿；③豐隆、三陰交。

方法：選 1 組處方，用安定 1 毫升，注射用水 3 毫升，混合注入每穴 1 毫升藥液即可。

● 間歇期

【症狀】發作後，精神萎靡，面色無華，頭暈心悸，食少，痰多，欲寐，腰酸肢軟，舌質淡，苔白，脈細滑。

【處方】1. 毫針法：①百會、太陽、率谷、風池、內關；②四神聰、攢竹、天柱、間使；③心俞、肝俞、脾俞、神門、後谿；④膻中、中脘、氣海、曲池、合谷、三陰交；⑤百會、鳩尾、關元、風府、風池、大椎、身柱；⑥印堂、神庭、率谷、心俞、肝俞、脾俞、腎俞。

方法：選 1 組處方，隔日 1 次，30 次為 1 療程。

2. 灸法：①神闕、關元、足三里；②中脘、氣海、關元、三陰交；③膻中、鳩尾、豐隆、三陰交。

方法：選 1 組處方，隔日或隔 2 日 1 次，用艾條灸 10

分鐘，穴位局部紅潤為宜；或用艾炷灸每穴 5～7 壯，隔 2 日 1 次，20 次為 1 療程。

3. 穴位注射法：①曲池、三陰交；②風池、足三里；③血海、間使。

方法：選 1 組處方，用維生素 B₁₂ 注射液，每穴注入 1 毫升藥液，隔 3 日 1 次，20 次為 1 療程。

（三十七）類風濕性關節炎

【簡述】本病是一種以關節病變為主的慢性全身性自身免疫性疾病，凡構成關節的各種組織如滑膜、軟骨、韌帶、肌腱和相連的骨骼均有病變，病變還累及心、肺、血管等器官與組織。

本病女性多於男性 3 倍，雖可發生任何年齡，但以 20～40 歲多見，病情頑固，病程長。多以感染，情緒波動、手術或外傷為誘因。其臨床症狀變化多端，常有前驅症狀如乏力，體重下降，關節周圍疼痛及晨僵，即清晨關節僵硬，活動後消失。對稱性廣泛的關節腫痛，一個關節腫脹至少 6 週以上，類風濕因子陽性等。

本病屬中國醫學「痹證」的範疇。多因素體虛弱，或外邪直中致使風寒濕邪流注經絡關節，氣血運行不暢，凝而成痹。本病為世界衛生組織於 1996 年 11 月在義大利米蘭會議通過的 64 種針灸適應症之一。

【治法】散寒除濕，通經活絡。

【處方】1.毫針法：①肩髃┤、曲池┤、陽池┤、合谷┤、足三里┬、解谿┬；②肩髎┤、手三里┤、外關┤、三間┤、陽陵泉┬、上巨虛┬；③肩貞┤、天宗┤、支溝┤、中渚┤、血海┬、三陰交┬；④大椎┤、風門┤、肺俞┤、尺澤┤、孔最┤、列缺┬、陰陵泉┬、懸鍾┬；⑤中脘┤、氣海┤、天樞┤、血海┬、足三里┬、三陰交┬；⑥大腸俞┤、次髎┤、環跳┤、風市┤、陽陵泉┤、懸鍾┬、崑崙┬；⑦腎俞┤、命門┤、志室┤、次髎┤、

膀胱俞┤、居髎┤、膝陽關┤、陽陵泉┤、光明┬、足臨泣┬。

方法：選 1～2 組處方，每日或隔日 1 次，留針 30～40 分鐘，20 次為 1 療程。

2.穴位注射法：①曲池、外關、三陰交；②肩髃、手三里、上巨虛；③肩髎、曲池、足三里；④次髎、居髎、風市；⑤承扶、陽陵泉、懸鍾。

方法：選 1～2 組處方，每隔日 1 次，用丹參或防風注射液，每穴注入 0.5～1 毫升藥液，15～20 次為 1 療程。

（三十八）皮肌炎

【簡述】本病是以皮膚、肌肉及小血管炎症為特徵的自身免疫性結締組織疾病。本病也可以只侵犯肌肉而無皮膚症狀，稱為多發性肌炎，臨床以面部紫紅斑、肌無力、肌痛及肌腫脹，以四肢近端最明顯。近年認為該病與腫瘤、感染、病毒、藥物、內分泌功能紊亂、肌代謝障礙有關，屬自身免疫性疾病。

屬中國醫學的「痿證」範疇。多因營衛不固，風寒濕邪外侵，內合於肺脾，鬱而化熱，蘊於皮膚肌肉，以致皮紅肌痛，或因肝腎陰虧、濕熱侵襲、氣血鬱滯、筋脈失養，可致手足廢痿不用。

【治法】健脾益氣，滋陰養血。

【處方】1. 毫針法：①肩髃┬、曲池┬、合谷┬、陽谿┬、梁丘┬、足三里┬、解谿┬；②肩髎┤、手三里┤、外關┬、後谿┬、血海┤、陰陵泉┤、三陰交┤；③大椎┤、風池┤、天柱┤、風門┤、肺俞┤、承山┬、崑崙┬、申脈┬；④心俞┤、膈俞┤、肝俞┤、脾俞┤、腎俞┤、承扶┬、委中┤、委陽┬；⑤中脘┤、天樞┤、關元┤、陽陵泉┤、懸鍾┬、太谿┬、太衝┬。

方法：選 1～2 組處方，每隔日 1 次，留針 30 分鐘，30～40 次為 1 療程。

2. 皮膚針法：①肩髃至合谷、曲澤至大陵、足三里至

解谿、陽陵泉至丘墟；②尺澤至太淵、肩髃曲池、中脘到曲骨、血海至三陰交；③大椎至命門、夾脊、風門到腎俞、膏肓至志室、承扶至承山；④環跳至膝陽關、陽陵泉至懸鍾、陰陵泉至三陰交、天樞至歸來、神闕至曲滑。

方法：選1～2組處方，用梅花針叩刺，中等刺激，隔日1次，叩50～80次，局部皮膚紅潤為宜。30次為1療程。

3.穴位注射法：①肩髃、曲池、足三里；②肩髎、手三里、陽陵泉；③肩貞、尺澤、血海；④風市、豐隆、三陰交。

方法：選1組處方，隔日1次，用維生素 B_{12} 注射液，每穴注入1毫升藥液，30次為1療程。

（三十九）重症肌無力

【簡述】重症肌無力是一種神經肌肉傳遞功能障礙的自身免疫性疾病。主要特徵為肌肉的顯著無力和易於疲勞，休息後可有不同程度的恢復。本病多數在15～35歲間發病，女性多見。發病大多緩慢，受累肌肉因人而異，即在同一病人也因時而異。全身肌肉均可受累，但以眼肌無力型最為多見。多數患者在病程中有緩解和復發，或時輕時重。少數呈暴發型，病情迅速惡化，可在數週內死亡。

本病的病因及發病機理目前尚不十分清楚，一般認為，病毒感染後，乙醯膽鹼受體的細胞免疫反應是重症肌無力的重要因素。對乙醯膽鹼受體的自身免疫過程發生的原因，目前認為可能和病人的胸腺異常有關。由於免疫反應的攻擊造成突觸後膜形態、功能的損壞，引起神經——肌肉傳導障礙。此外，本病的發生亦與遺傳因素有關。

中醫認為，本病屬中醫學「痿證」範疇，多因勞倦、飲食不節等原因傷脾及腎，或先天稟賦不足，脾腎虧虛所致。脾虛中氣下陷，氣血不足，四肢失養則無力；脾陽不

足傷及腎陽，陽虛不能溫養，則全身乏力，精神萎靡；脾陰虛傷及腎陰，陰虛則精血虧損，肝腎耗傷，筋肉失養，則發為痿證。或因先天腎氣不足，元氣虧虛，脾胃失於溫煦而發病。

【治法】益氣滋陰，溫補脾腎。

【處方】1.毫針法：①攢竹▎、陽白▎、風池▎、中脘⊤、天樞⊤、足三里⊤；②四白▎、太陽▎、天柱▎、梁門▎、關元▎、上巨虛⊤；③瞳子髎▎、率谷▎、完骨▎、膻中▎、中脘▎、梁丘⊤、三陰交⊤；④印堂▎、絲竹空▎、百會▎、曲池▎、外關⊤、合谷⊤、太白⊤、太谿⊤；⑤天柱▎、大椎▎、身柱▎、心俞▎、膈俞▎、肝俞⊤、脾俞⊤、胃俞⊤、腎俞⊤；⑥關元▎、氣海▎、血海▎、曲池⊤、合谷、足三里⊤、三陰交⊤。

方法：依據症狀選1～2組處方，每日或隔日1次，留針30～40分鐘，每10分鐘施呼吸補瀉補法，20次為1療程，休息1週後進行第2療程。

2.穴位注射法：①風池、曲池、血海；②天柱、手三里、三陰交；③肩髃、陽陵泉、足三里；④心俞、肝俞、脾俞。

方法：選1組處方，用維生素B_{12}注射液，每穴注入1毫升藥液，隔日1次，20次為1療程。

3.皮膚針法：①肩髃至曲池、尺澤至太淵、中脘至神闕、陰陵泉至三陰交；②曲池至合谷、曲澤至大陵、足三里至解谿、神闕至曲骨；③大椎至至陽、夾脊、肺俞至腎俞、膏肓至志室、委中至承山。

方法：選1組處方，用梅花針叩刺50～60次，中等刺激，隔日1次，20次為1療程。

（四十）硬皮病

【簡述】硬皮病是一種以皮膚變硬為特徵的結締組織疾病。一般分為兩型，即系統型硬化症和局限型硬化症。

前者多稱為進行性系統性硬化症，通常又有肢端硬化型和彌漫型兩種主要類型。本病病程緩慢，臨床表現主要有皮膚呈點滴狀、片狀或帶狀硬化，好發於面部、頸部、胸部、腹背部及臀部。帶狀者常好發於頭皮，點狀者多見於軀幹，往往成群分布，邊緣清楚。系統性硬化症皮膚變化廣泛並多累及全身，可出現內臟損害。彌漫型發展迅速，皮損遍及全身，內臟受累亦較嚴重，肢端硬化型的皮損變化以四肢最為明顯。

本病初起常有雷諾氏現象，同時有低熱、全身乏力及關節疼痛。皮膚病變可分為三期，開始為水腫，其次為硬化，最後為萎縮。一般無內臟損害，預後良好，而內臟受累者，5 年存活率為 36%～37%，男性、老年患者預後更差。

本病的病因及發病機理尚未完全清楚，一般認為有以下幾種：各種免疫異常。血管病變，膠原代謝障礙等。

中國醫學認為，本病屬「痺證」、「皮痺」、「風痺」等範疇。

【治法】益氣活血、滋補脾腎。

【處方】1. 毫針法：①曲池⊤、合谷⊤、中脘⊢、膻中⊢、血海⊤、三陰交⊤；②尺澤⊢、外關⊢、陽池⊤、中脘⊢、梁門⊢、關元⊤、足三里⊤、太谿⊤；③大椎⊢、身柱⊢、心俞⊢、肝俞⊤、腎俞⊤、膏肓⊤、志室⊤；④肩髃⊢、手三里⊢、支溝⊢、三間⊤、風市⊢、陽陵泉⊢、懸鍾⊤、三陰交⊤。

方法：選 1 組處方，每隔日 1 次，留針 30 分鐘，30 次為 1 療程。

2. 灸法：①神闕、氣海、足三里；②關元、膻中、三陰交；③膏肓、心俞、脾俞、腎俞；④命門、腎俞、氣海、血海。

方法：選 1 組處方，或 4 組處方交替應用，艾條灸每

穴 5～10 分鐘，艾炷灸 5～7 壯，每日 1 次，30 次為 1 療程。

（四十一）風濕性關節炎

【簡述】本病是因感染引起變態反應所致的急性或慢性全身性結締組織炎症。臨床以心臟炎、關節炎及皮膚損害等表現為特徵。根據病情，一般可分為急性期和慢性期。

現代醫學認為，本病與 A 族乙型溶血性鏈球菌或柯薩奇病毒感染引起的變態反應有關。風濕病的病理改變是結締組織炎症，主要累及心瓣膜、心肌間質小動脈和漿膜腔。其病理過程有變形滲出期、增殖期及瘢痕期。在漿膜腔以滲出為主，滲出物多可完全吸收。風濕病反覆發作，可使心瓣膜瘢痕增多，而形成慢性心瓣膜病。

風濕性關節炎是一種反覆發作的全身性疾病，多發於青壯年，急性活動期以多發性、游走性大關節紅腫熱痛為特徵。急性期過後自覺關節酸痛和活動不便。往往在氣候變化、寒冷潮濕時病情加重。

中國醫學認為本病屬「痺證」、「心痺」等範疇。由於人體正氣虛弱，腠理空虛，衛陽不固，復因饑飽勞倦、雨淋或久居潮濕之地等，使風寒、濕熱之邪乘虛而入。由表入裡，由氣入血，久之病邪由經絡及臟腑，使氣血壅塞不通。病在肌肉筋脈則可見皮下小結；侵襲關節經絡，則見關節腫痛而發為「痺證」。

熱入營血可出現皮膚紅斑，累及心臟，使成「心痺」。

【治法】益氣養陰，通經活絡。

【處方】1. 毫針法：①肩髃⊢、手三里⊢、外關⊢、三間⊢、陽陵泉⊤、三陰交⊤；②肩髎⊢、曲池⊢、支溝⊢、陽池⊢、合谷⊤、血海⊢、足三里⊤；③大椎⊢、肩貞⊢、天宗⊢、

曲池⊤、後谿⊤、環跳⊤、風市⊤、懸鍾⊤、崑崙⊤；④風池⊤、肩髃⊤、曲池⊤、外關⊤、合谷⊤、八邪⊤、次髎⊤、環跳⊤、居髎⊤；⑤命門⊤、腎俞⊤、志室⊤、大腸俞⊤、次髎⊤、膀胱俞⊤、承山⊤；⑥中脘⊤、梁門⊤、天樞⊤、氣海⊤、足三里⊤、三陰交⊤、太谿⊤。

方法：選1～2組處方，每日或隔日1次，留針30～40分鐘，20次為1療程。

2. 耳針法：①心、腎、肝、內分泌；②神門、腦、脾、胃、內分泌。

方法：2組處方交替應用，每日1次，用毫針刺，留針20分鐘，也可用藥籽壓穴。10～15次為1療程。

3. 穴位注射法：①曲池、三陰交、血海；②肩髃、手三里、陽陵泉；③肩髎、足三里、血海；④心俞、肝俞、腎俞；⑤次髎、環跳、風市。

方法：選1組處方，用地塞米松5毫克（1毫升）加利多卡因2毫升與注射用水2毫升混合後，每穴注入0.5～1毫升藥液，隔日1次，10次為1療程。

（四十二）多發性大動脈炎（無脈病）

【簡述】多發性大動脈炎係慢性血管炎症性疾病，好發於主動脈及其大的分支，病變可累及動脈各層，產生不同程度的管徑狹窄或閉塞，引起各種臨床症狀，上肢脈搏消失是本病最突出徵象。故又稱無脈病、高安病、主動脈弓動脈炎、主動脈縮窄大動脈炎綜合症等。

本病病因尚不明瞭，但免疫機理參與發病，尤其是自身免疫異常。本病可伴有其他膠原性血管疾病，有高丙種球蛋白血症和陽性的狼瘡細胞。病變主動脈部有丙種球蛋白，血中有抗動脈壁抗原抗體。本病多見於青年女性患者。

中國醫學並無大動脈炎的病名，但根據其臨床表現，

可大致歸屬於「脈痹」、「厥證」、「虛損」、「眩暈」等病證範疇。其病因病機為素體虧虛，復感風、寒、濕、熱之邪，導致血脈瘀滯，甚至閉塞心竅，氣血運行不暢，使臟腑組織失去溫煦濡養，而出現各種症狀，如眩暈，失眠，昏仆，肢麻疼痛，或四肢厥冷，脈沉伏或無脈等，但血脈瘀滯為其基本病理。

【治法】益氣活血，通經復脈。

【處方】1.毫針法：①風池⁻、大椎⁻、太淵⁻、合谷⁻；②曲池丨、血海丨、足三里⁻、三陰交⁻；③天柱丨、曲池⁻、外關⁻、合谷⁻、魚際⁻；④風市丨、陽陵泉丨、肝俞丨、腎俞丨、足臨泣⁻、太衝⁻。

方法：選1～2組處方，每日1次，留針30分鐘，20次為1療程。

2.穴位注射法：①曲池、足三里；②外關、三陰交；③風市、血海；④肝俞、腎俞。

方法：選1～2組處方，用維生素B₁₂注射液，每穴注入1毫升藥液，隔日1次，亦可配合毫針法應用。10次為1療程。

（四十三）克隆病

【簡述】克隆病又稱局限性腸炎、節段性腸炎、肉芽腫性小腸結腸炎。其病因尚未完全明瞭，主要是因感染引起的免疫反應所致。臨床以腹痛、腹瀉、腹部包塊、瘻管形成和腸梗阻為特點。可伴有發熱、營養障礙、關節炎等表現。根據臨床可分為活動期和緩解期。

近年研究認為，本病的主要病理改變是遲發型變態反應的組織變化，即肉芽腫性炎症。在組織培養中，患者的淋巴細胞對正常的結腸上皮細胞有細胞毒作用；約半數患者的血清中發現抗結腸上皮細胞抗體，或病變組織中查到抗原抗體復合物；患者對結核菌素和2，4－二硝基氯苯皮

膚試驗常為陰性，提示細胞免疫功能低下；本病常併發腸外表現，如關節炎、虹膜睫狀體炎等，經腎上腺糖皮質激素治療有效，說明有自身免疫現象。其基本病理特徵是腸道淋巴管閉塞，淋巴液外漏，黏膜下水腫及腸壁肉芽腫性炎症等一系列病理改變。

中國醫學認為本病屬「腹痛」、「泄瀉」和「積聚」等範疇。多由於感受寒熱暑濕，或飲食不潔，或情志抑鬱，或因臟腑虛弱，使脾胃受損，運化失司，致水濕、痰濁、宿食、瘀血停滯腸道，阻遏腑氣則見腹痛；積滯不化，合污下趨而作瀉利；熱毒蘊結，則見高熱；瘀熱交結，若腐腸蝕肉，則見瘻管形成；若痞結於腸道，則見癥瘕積聚。

【治法】健脾益氣，溫腎固腸。

【處方】 1.毫針法：①中脘˙、天樞˙、足三里┬；②梁門˙、氣海˙、大橫˙、上巨虛┬；③足三里┬、上巨虛┬、下巨虛┬、三陰交┬；④肝俞˙、膽俞˙、脾俞˙、胃俞˙、腎俞˙、大腸俞˙；⑤中脘˙、天樞˙、大橫˙、關元˙、闌尾穴┬、足三里┬。

方法：選 1～2 組處方，每日 1 次，留針 30 分鐘，15～20 次為 1 療程。

2.耳針法：①闌尾、大腸、內分泌；②盆腔、小腸、肺、神門。

方法：2 組處方，交替針刺，強刺激，留針 20～30 分鐘，每日 1 次，10 次為 1 療程。

3.穴位注射法：①天樞、足三里；②大橫、上巨虛；③曲池、闌尾穴；④次髎、大腸俞；⑤脾俞、腎俞。

方法：選 1～2 組處方，用注射用水或維生素 B_1 或 B_{12} 注射液，每穴注入 1 毫升藥液，隔日 1 次，10 次為 1 療程。

（四十四）震顫麻痺

【簡述】震顫麻痺是發生於中年以上的中樞神經系統變性疾病，其病理改變是腦組織的變性，特別是中腦可產生神經遞質多巴胺的黑質及其傳出通路的變性，以致紋狀體缺乏多巴胺而導致發病。本病主要症狀為震顫、僵硬和運動減少。原發性震顫麻痺多發於 50～65 歲之間，男多於女，部分病人有家族史。在臨床上每每遇到因腦炎、動脈硬化症、顱腦損傷、一氧化碳及藥物中毒引發的類似震顫麻痺症狀的患者統稱為「震顫麻痺綜合症」（帕金森氏綜合症）。

中國醫學根據本病臨床表現，歸之於「肝風」一類。《素問・至真要大論》載：「諸暴強直，皆屬於肝」。肝主藏血，若肝血不足，血不養筋，可出現手足震顫、肌肉強直。屬中醫的「肝風、」「痙證」範疇。

【治法】滋陰平肝，熄風止痙。

【處方】1.毫針法：①百會、率谷、風池、合谷、太衝；②印堂、頭維、頷厭、天柱、內關、神門；③天柱、大椎、身柱、心俞、肝俞、腎俞、承山；④曲澤、後谿、陽陵泉、懸鍾、太谿、太衝；⑤神庭、頭臨泣、安眠、八邪、支溝、足三里、三陰交。

方法：選 1 組或 2 組處方，每日 1 次，交替應用，留針 40 分鐘，30 次為 1 療程。

2. 頭針法：①頂中線、頂顳前斜線；②額中線、頂旁 2 線；③頂中線、頂顳後斜線。

方法：選 1 組處方，應用捻轉手法，約每分鐘 200 次左右，留針 20～30 分鐘，每 5～10 分捻轉手法 1～2 分鐘，以加強針感。隔日 1 次，20 次為 1 療程。

3. 舌針法：①心穴、肝穴、上肢；②脾穴、腎穴、下

肢。

　　方法：2 組處方交替應用，隔日 1 次，每穴點刺 0.3～
0.5 寸深即可。20 次為 1 療程。

（四十五）多發性硬化症

　　【簡述】本病是一種青壯年起病的中樞神經系統脫髓
鞘疾病。因視神經、脊髓和腦內有散在的脫髓鞘硬化斑塊
而得名。病因尚未清楚，目前認為與感染有關，還有受
寒、精神刺激和過度勞累是誘因。本病的首發症狀以視力
障礙為最多見，復視、面癱、頭暈、行走不穩、聽力減
退、肢體癱瘓、截癱多見，亦可有偏癱、單癱及三肢癱。
病程長，有緩解和復發的傾向。

　　本病屬中國醫學的「眩暈」、「痿證」範疇。

　　【治法】健脾益氣、通經活絡。

　　【處方】1. 毫針法：①攢竹、太陽、風池、肩
髃、手三里、外關；②印堂、絲竹空、肩髎、曲
池、支溝、合谷；③百會、天柱、大椎、身柱、心
俞、膈俞、肝俞、脾俞；④上星、瞳子髎、率谷、
下關、風市、陽陵泉、光明、懸鍾；⑤百會、頭
維、太陽、翳風、膻中、氣海、足三里、三陰交。

　　方法：選 1 組處方，留針 30～40 分鐘，每日或隔日 1
次，20 次為 1 療程。

　　2. 穴位注射法：①風池、陽陵泉；②天柱、足三里；
③心俞、肝俞、脾俞；④曲池、三陰交。

　　方法：選 1 組處方，用維生素 B_{12} 注射液，隔日 1 次，
每穴注入 1 毫升藥液，15 次為 1 療程。

（四十六）假性延髓麻痺

　　【簡述】假性延髓麻痺又稱中樞性延髓麻痺，是由雙
側上運動神經元病損所造成的。常見的病因是高血壓及腦
血管病，尤其多見於反覆發作的雙側腦血管病。其他原因

如腦炎、顱腦外傷、多發性硬化、顱內腫瘤、急慢性缺氧性腦病等。主要臨床表現為構音障礙和吞咽障礙。構音障礙主要表現為言語不清，同語反覆，和個人所獨具的音色消失。輕者吞咽困難，主要是舌不能將食物運至咽部，但吃固體或半固體食物時，只要細嚼慢嚥，仍可吞嚥，流質飲食易出現嗆咳。

中國醫學根據臨床表現屬於「語言蹇澀」、「噎膈」範疇。

【治法】滋陰平肝，通經醒腦。

【處方】1.毫針法：①水溝、廉泉、內關、合谷、三陰交；②百會、承漿、天柱、天突、膻中、後谿、內關；③風池、曲池、合谷、太谿、太衝、三陰交；④印堂、廉泉、旁廉泉、天柱、翳風、中衝、少衝；⑤百會、風池、大椎、身柱、心俞、肝俞、腎俞、承山。

方法：選 1 組處方，留針 30～40 分鐘，每日或隔日 1 次，20 次為 1 療程。

2.舌針法：①心、肝、上肢；②脾、腎、下肢。

方法：選 1 組處方，或 2 組處方交替應用，毫針點刺 0.3～0.5 寸深即可，每日或隔日 1 次，20 次為 1 療程。

3.頭針法：①額中線、頂顳前斜線；②頂中線、頂顳後斜線。

方法：選 1 組處方，應用捻轉手法，約每分鐘 200 次左右，留針 20 分鐘，隔日 1 次，20 次為 1 療程。

4.穴位注射法：①曲池、三陰交、太衝；②天柱、內關、足三里；③天容、通里、太谿。

方法：選 1 組處方，用維生素 B_{12} 注射液，每穴注入 0.5～1 毫升藥液，隔日 1 次，15 次為 1 療程。

（四十七）共濟失調

【簡述】本病分感覺性共濟失調和小腦性共濟失調兩種，均表現為運動障礙，協調動作失靈。

前者由於脊神經後根、脊髓後柱等處發生病變，如某些遺傳性共濟失調等。張眼時可以糾正活動的失調，一旦閉目更為明顯。後者的特點是共濟失調、肌張力低和眼球震顫，張眼時也不能糾正共濟失調。

中國醫學根據本病臨床表現，認為屬於風動於上，陰虧於下，上盛下虛，可致風邪搧動，火氣亢浮，出現步履不正，行走飄忽，頭目眩暈。肝陰不足，可致視力模糊。屬中醫的「中風」、「眩暈」等範疇。

【治法】平肝育陰，通經活絡。

【處方】1. 毫針法：①百會、率谷、風池、陽陵泉；②四神聰、頭維、天柱、太衝、太谿；③印堂、頭臨泣、完骨、合谷、三陰交、太谿；④心俞、膈俞、肝俞、脾俞、腎俞、承山、申脈；⑤神庭、瞳子髎、率谷、曲池、後谿、足三里、三陰交、太衝。

方法：選 1 組處方，留針 30 分鐘，每日或隔日 1 次，30 次為 1 療程。

2. 頭針法：①額中線、顳後線；②枕上正中線、枕下旁線；③顳後線、枕上旁線。

方法：選 1 組處方，單獨應用，亦可配合毫針法應用，隔日 1 次，20 次為 1 療程。

（四十八）脊髓空洞症

【簡述】本病是一種緩慢進展的脊髓退行性病變。其病理特徵為髓內有膠質增生與空洞形成。

臨床主要症狀是受損節段的分離性感覺障礙，下運動元病變及營養障礙。本病多發於青壯年人，以頸、胸段脊

髓空洞為多見，因而上肢出現單側或雙側的溫覺、痛覺消失、而輕觸覺，振動覺和位置覺仍存在，同時手部肌肉進行性無力和萎縮，可逐漸加重擴大至上肢肌和肩帶肌；腰骶段脊髓空洞相當少見，臨床以下肢、足部、會陰部及生殖器的痛覺及溫覺消失，伴有下肢及足部肌肉萎縮。本病進展緩慢，目前無特效療法。

中國醫學認為，脾虛血虧或肝腎不足而致精血不能輸注百脈，筋脈失去濡養，發為痿證。屬中醫「痿證」的範疇。

【治法】健脾益氣，滋補肝腎。

【處方】1. 毫針法：①肩髃ˋ、曲池ˋ、外關ˋ、三間ˋ、足三里ㄒ；②天柱ˋ、大椎ˋ、夾脊ˋ、委中ˋ、承山ㄒ、崑崙ㄒ；③百會ˋ、太陽ˋ、膻中ˋ、中脘ˋ、天樞ˋ、梁丘ㄒ、三陰交ㄒ；④肩髎ˋ、手三里ˋ、支溝ˋ、合谷ㄒ、上巨虛ㄒ、陽陵泉ㄒ；⑤風池ˋ、天柱ˋ、大椎ˋ、身柱ˋ、風門ˋ、心俞ˋ、膏肓ˋ、肝俞ㄒ、腎俞ㄒ、志室ㄒ；⑥膻中ˋ、中脘ˋ、氣海ˋ、天樞ˋ、曲池ㄒ、合谷ㄒ、足三里ㄒ、陰陵泉ㄒ、三陰交ㄒ。

方法：選 1～2 組處方，每隔日 1 次，留針 30～40 分鐘，30 次為 1 療程，休息 1 週進行第 2 療程。每年春分、秋分或夏至、冬至堅持進行治療 1～2 個療程。

2. 皮膚針法：①肩髃至曲池、尺澤至太淵、足三里至解谿、陰陵泉至三陰交；②曲池至合谷、曲澤至大陵、陽陵泉至懸鍾；③大椎至至陽、夾脊、膏肓至志室、風門至腎俞、足三里至解谿、曲池至合谷。

方法：3 組處方交替應用，每日或隔日 1 次，用梅花針叩刺 50～60 次，中等刺激，以局部皮膚紅潤為宜，20 次為 1 療程。

3. 穴位注射法：①肩髃、足三里；②曲池、陽陵泉；③心俞、肝俞、腎俞。

方法：選 1 組處方，用維生素 B_{12} 注射液，每穴注入 1 毫升藥液，隔日 1 次，15～20 次為 1 療程。

（四十九）發作性睡病

【簡述】發作性睡病是一種原因不明的睡眠障礙，其主要表現為陣發性難以自我控制的睡眠，每次持續數分鐘至數小時，可一日數次。多數病人伴有一種或數種其他症狀，包括猝倒症、睡癱症和入睡幻覺等。發病年齡一般在兒童期至成人期，以 10～20 歲最多見，男女發病率相同。中國醫學稱為「多寐」、「嗜臥」。

【治法】益氣醒神。

【處方】1. 毫針法：①印堂⊥、太陽⊥、內關⊥；②百會⊥、絲竹空⊥、天柱⊥；③合谷⊥、太衝⊥；④水溝⊥、勞宮⊥、後谿⊥；⑤勞宮⊥、湧泉⊥、三陰交⊥。

方法：選 1～2 組處方，留針 60 分鐘，每 10 分鐘施捻轉手法 1 次，每日 1 次，10 次為 1 療程。

（五十）糖尿病

【簡述】凡是空腹血糖增高者，超過 6.1mmol／L 即可診斷為「糖尿病」。是由於體內胰島素分泌的相對不足或絕對不足而引發的代謝紊亂性疾病，近年我國糖尿病隨著生活水準的提高而增多，尤其無症狀糖尿病較多。很多病人既沒有口渴、多尿及饑餓症狀，亦無消瘦等症狀。

據國外醫學報告，在發展中國家約有 4／5 的糖尿病患者不知道自己患有糖尿病，遲至已產生了心、腦、眼、腎、神經系統的併發症後，才明確診斷，我國某省一項全省糖尿病防治普查結果顯示，毫無症狀的糖尿病人占糖尿病患者總數的 52.84％。

糖尿病是一種嚴重影響人類健康的疾病。據最新的學術資料估計，在今後的 10 年內全世界的糖尿病發病人數將增加一倍，而在亞洲和非洲，糖尿病的病人將增加 3 倍，

在中國將增加 4 倍。這種病將導致心、腦、腎臟併發症、眼盲、肢體壞疽等。

近年研究本病不僅有家族史，且與基因有著密切關係。

中國醫學認為心火偏亢，消爍肺陰發為上消，脾胃積熱，化燥傷津而消渴善饑發為中消，陰虛燥熱而致下消。屬於「消渴」的範疇。

【治法】滋陰益氣，潤燥生津。

【處方】1.毫針法：①承漿↓、關衝↓、然谷↓、太谿↓、中脘↓、天樞↓、太白↓；②金津↓、玉液↓、曲池↓、勞宮↓、商丘↓、照海↓、隱白↓；③肺俞↓、心俞↓、胃俞↓、胰俞↓、脾俞↓、腎俞↓、小腸俞↓、陽池↓、三陰交↓；④胰俞↓、肺俞↓、心俞↓、內關↓、通里↓、合谷↓；⑤胰俞↓、肝俞↓、胃俞↓、脾俞↓、三陰交↓、足三里↓、內庭↓；⑥胰俞↓、腎俞↓、膀胱俞↓、委陽↓、陽池↓、太谿↓、行間↓。

方法：選 2 組處方，交替應用，每日或隔日 1 次，留針 30～40 分鐘，每 10 分鐘行針 1 次。15～20 次為 1 療程。

2.耳針治：①胰、腎、三焦、內分泌；②神門、心、肝、脾。

方法：2 組處方，交替應用，隔日 1 次，留針 20～30 分鐘，15 次為 1 療程。

3.穴位注射法：①肺俞、胰俞、孔最；②胃俞、胰俞、足三里；③腎俞、胰俞、三陰交。

方法：3 組處方，交替應用，每日 1 次，用維生素 B_{12} 注射液，每穴注入 0.5 毫升藥液，20 次為 1 療程。

4.皮膚針法：①肺俞至腎俞、尺澤至太淵、陰陵泉至三陰交；②身柱至至陽、曲池至陽谿、足三里至解谿；③夾脊（胸 3～10）、陽陵泉至懸鍾、曲澤至大陵。

方法：3 組處方，交替應用，用梅花針叩刺 30～50 次，隔日 1 次，15～20 次為 1 療程。

（五十一）老年性和早老性痴呆症

【簡述】本病是一組慢性進行性精神衰退性疾病。病理改變以大腦的萎縮和變性為主。因而又稱為「腦萎縮」。凡是 60 歲以上者稱為老年痴呆症，而在中年或老年前期發生的稱為早老痴呆。本病原因尚未完全明確，從臨床研究證明與代謝障礙、內分泌減退、衰老，機體解毒功能減弱，反覆發作的腦中風等有密切關係。

該病起病緩慢，發病日期難以確定，呈進行性加重，其臨床表現與腦萎縮或反覆腦梗塞的部位及程度有關。主要症狀為記憶力減退，性格主觀任性，固執自私，對家人淡漠，急躁、易怒、多疑。神情呆滯，反應遲鈍，行走不穩，遇事善忘，理解多誤，計算力差，定向力障礙。有時伴有頭暈目眩，語言不暢，手足震顫，重者二便失禁，生活不能自理等。

現代檢查，CT 或核磁共振表現為腦室擴大，腦溝增寬，腦回變平，蛛網膜下腔增寬或出現軟化灶。也可發生於丘腦、基底節、小腦及中腦黑質。

中國醫學認為腦為髓海，腦是依賴腎精充養。年老體衰之人腎精虧損，髓海不得充養，瘀血痰濁阻遏清陽，上蒙頭竅；如遇中風，風火痰瘀痺阻腦絡，致神明失養。

【治法】通經豁痰，醒神開竅。

【處方】1.毫針法：①水溝┷、太陽┷、內關┷、三陰交┷；②印堂┷、率谷┷、風池┷、間使┷、太谿┷、太衝┷；③百會┷、四神聰┷、天柱┷、曲池┷、外關┷、血海┷、復溜┷、照海┷；④大椎┷、身柱┷、心俞┷、膈俞┷、肝俞┷、腎俞┷、次髎┷、風市┷、陽陵泉┷、承山┷、申脈┷。

方法：選 2 組處方，交替應用，留針 40～60 分鐘，每

實用針灸經驗處方手冊

10分鐘行針 1 次，每日或隔日 1 次，15～20 次為 1 療程。

2. 穴位注射法：①風池、三陰交；②天柱、足三里；③曲池、太谿；④內關、血海；⑤肝俞、腎俞；⑥承山、懸鍾。

方法：選 2 組處方，交替應用，用維生素 B_{12} 注射液，每穴注入 0.5 毫升藥液，隔日 1 次，15～20 次為 1 療程。

3. 舌針法：①心穴、肝穴、腎穴；②舌柱、海泉、金津、玉液。

方法：2 組處方，交替應用，毫針點刺，每穴 0.5 寸深，少量出血。每日 1 次，10 次為 1 療程。

4. 頭針法：①頂中線、顳前線、頂旁線；②額中線、顳後線、頂旁 2 線。

方法：2 組處方，交替應用，留針 30 分鐘，每 10 分鐘行針 1 次。每日或隔日 1 次，10 次為 1 療程。

（五十二）痙攣性斜頸

【簡述】痙攣性斜頸是指頸肌痙攣性或強直性收縮，引起頭向一側扭轉或痙攣性傾斜。其原因目前認為係錐體外系器質性疾患，少數可為精神因素或局部刺激所引起。本病可發生於任何年齡，但以成人最多見。每因精神緊張或情緒激動而加重，日重夜輕，睡眠時正常。

本病屬中國醫學的「痙證」範疇。

【治法】通經安神。

【處方】1. 毫針法：①百會丨、天柱十、完骨十、合谷十；②四神聰丨、風池十、翳風十、支溝十；③率谷丨、頭維丨、天柱十、大椎十、後谿十；④上星丨、天容丨、扶突丨、風池十、完骨十、外關十、三間十；⑤神庭丨、印堂丨、翳風丨、天柱十、風府十、大椎十、曲池十、後谿十；⑥百會丨、風府十、大椎十、肩井十、天宗十、風門十、心俞十、膏肓十、三陰交十、太衝十。

方法：選 1 組處方，留針 30～60 分鐘，每日 1 次，20次為 1 療程。

2.舌針法：①心、海泉、腎；②脾、肝、金津、玉液。

方法：選 1 組處方，用毫針法點刺 0.3～0.5 寸深即可，每隔日 1 次，單獨針刺或配合毫針法均可。

3.穴位注射法：①天柱、後谿；②風池、曲池；③完骨、支溝；④天容、外關。

方法：選 1 組處方，隔日 1 次，用注射用水或維生素 B_1、B_{12} 注射液，每穴注入 1 毫升藥液，15 次為 1 療程。

（五十三）不寧腿綜合症

【簡述】本病又稱不安腿綜合症或艾克包姆氏綜合症。病因尚未明確，目前認為與糖尿病、腦血管病、腦動脈硬化症、貧血等疾病有一定關係，在人群中約有 5%的發病率。臨床症狀，主要是小腿及足部深處在黃昏和夜晚休息時出現難以忍受和令人煩心的沉重，酸懶、脹麻、緊箍、燒灼感。多在傍晚休息或上床準備睡覺時發作，起床下地活動後漸漸好轉。

如果停止活動上述症狀又立即出現，迫使病人在室內不停的行走或用拳頭打小腿部以減輕腿和足部的症狀。該病多發生在老年人群中，男女均可患病。

中國醫學認為，年老氣虛，不能催血運行，致使下肢經脈，經筋失於濡養，故而發病。屬「痹證」的範疇。

【治法】活血化瘀，通經活絡。

【處方】1.毫針法：①次髎⊥、居髎⊥、風市⊥、懸鍾⊥、崑崙⊥；②腎俞⊥、志室⊥、承扶、陽陵泉⊥、申脈⊥；③環跳⊥、足三里⊥、下巨虛⊥、內庭⊥；④血海⊥、陰陵泉⊥、地機⊥、三陰交⊥、太谿⊥；⑤梁丘⊥、上巨虛⊥、光明⊥、丘墟⊥、照海⊥、太衝⊥；⑥百會⊥、印堂⊥、膻中⊥、氣海⊥、血海⊥、足三里⊥、三陰交⊥。

方法：選 1 組處方，每日 1 次，留針 30～ 40 分鐘，10 次為 1 療程。

2. 耳針法：①神門、心、內分泌；②脾、腎、腦。

方法：2 組處方交替應用，每隔日 1 次，用王不留行藥籽壓穴，可配合毫針或穴位注射法同用。

3. 穴位注射法：①風市、三陰交；②陽陵泉、地機；③足三里、太谿；④血海、懸鍾。

方法：選 1 組處方，隔日 1 次，用維生素 B_{12} 或川芎嗪注射液，每穴注入 1 毫升藥液，10 次為 1 療程。

（五十四）面肌痙攣

【簡述】面肌痙攣是一種以中老年婦女為多見的常見病。表現為半側面部肌肉呈陣發性不規則不自主的抽搐。通常多見於眼瞼、口角或頰部，精神緊張、過度疲勞時加重，入睡後停止。

有原發性和繼發性兩種，原發性面肌痙攣其病因不明，而繼發性多有其他疾病史，如面神經炎後遺症、腦炎、腦血管疾病、脊髓空洞症等疾病。

本病屬中國醫學「眼瞼瞤動」症。

【治法】安神止痙。

【處方】1. 毫針法：①攢竹┷、陽白┷、顴髎┷、合谷┤；②絲竹空┤、太陽┤、下關┷、地倉┷、外關┷、三間┷；③瞳子髎┤、風池┤、曲溝┷、支溝┷；④四白┤、迎香┤、地倉┤、後谿┤；⑤印堂┤、瞳子髎┤、顴髎┤、頰車┷、翳風┷、外關┷、三間┷。

方法：選 1 組處方，每日 1 次，留針 40～60 分鐘，20 次為 1 療程。

2. 穴位注射法：①翳風、曲池；②下關、外關；③顴髎、手三里。

方法：選 1 組處方，用利多卡因 1 毫升與注射用水 3

毫升混合後，每穴注入 1 毫升藥液，隔日 1 次， 10 次為 1
療程。

（五十五）咀嚼肌痙攣

【簡述】咀嚼肌痙攣是由於某些原因使咀嚼肌突然發
生痙攣收縮，致使患者牙關緊閉，張口不能，面部咀嚼肌
隆起，按之堅硬的疾病。屬中國醫學「痙證」範疇。

【治法】通經活絡。

【處方】1.毫針法：①下關＋、頰車＋、合谷＋；②顴髎
＋、外關＋；③風池┃、翳風┃、支溝＋。

方法：選 1 組處方，留針 20～30 分鐘，每日 1～2 次
直至症狀消失。

2.穴位注射法：①顴髎、合谷；②下關、外關。

方法：選 1 組處方，用維生素 B_{12} 注射液，每穴注入
0.5 毫升藥液，每日 1 次。

（五十六）腓腸肌痙攣

【簡述】腓腸肌痙攣俗稱「轉筋」。其特點是腓腸肌
突然發作的強直性痙攣。一般持續數十秒至數分鐘。其原
因多由寒冷刺激、過勞等引起，常反覆發作。屬中國醫學
的「痺證」範疇。

【治法】通經活絡。

【處方】1.毫針法：①合陽＋、懸鍾＋；②委中＋、承山
＋；③水溝、承山＋；④陽陵泉＋、承筋＋；⑤攢竹┃、崑崙＋。

方法：選 1 組處方，留針 30 分鐘，每 5 分鐘施用提插
補瀉之瀉法 1 次。每日 1 次直至痊癒。

2.穴位注射法：①承山；②合陽；③承筋。

方法：選 1 穴位，用注射用水每穴注入 1 毫升藥液即
可，每隔日 1 次，10 次為 1 療程。

（五十七）股外側皮神經炎

【簡述】股外側皮神經炎主要是大腿外側皮膚感覺麻

木、蟻行感或疼痛，故又稱感覺異常性股痛。一般多為慢性或亞急性起病，男性發病率較女性高出 2～3 倍。多發生於成年人，多為一側。常可由外傷、腰大肌壓迫、糖尿病、肥胖、腹部手術後引起，亦可在妊娠期發病。本病屬中國醫學「痺證」、「麻木」等範疇。

【治法】通經止痛。

【處方】1.毫針法：①風市￨、梁丘￨、膝陽關￨、懸鍾￨；②承扶￨、委中￨、豐隆￨、崑崙￨；③居髎￨、陽陵泉￨、足三里￨、懸鍾￨；④環跳￨、次髎￨、足三里￨、崑崙￨、申脈￨。

方法：選 1 組處方，留針 30 分鐘；每日 1 次，10 次為 1 療程。

2. 皮膚針法：①環跳至風市、足三里至解谿；②承扶至委中、陽陵泉至懸鍾。

方法：選 1 組處方，用梅花針叩刺 30～50 次，以局部皮膚紅潤為宜，每日 1 次，10 次為 1 療程。

3.穴位注射法：①居髎、足三里；②風市、陽陵泉；③承扶、懸鍾。

方法：選 1 組處方，用地塞米松 1 毫升（5 毫克）與利多卡因 1 毫升混入注射用水 2 毫升，每穴注入 1 毫升藥液，隔日 1 次，6 次為 1 療程。

（五十八）遺　精

【簡述】遺精有夢遺與滑精之分，有夢而遺精的，名為「夢遺」；無夢而遺精，甚至清醒時精液出者，為「滑精」。一般成年未婚男子，或婚後夫妻分居者，1 個月遺精 1～2 次，屬於生理現象。若遺精頻繁，每週 2 次以上，或清醒時流精，並有頭暈、精神萎靡、腰膝酸軟、失眠等症則屬於病態。病理性的遺精可見於神經官能症、前列腺炎以及某些慢性疾病。

中國醫學認為「夢遺」由於相火熾盛，或濕熱下注，也有由於思慮過度；或未能正確對待兩性問題，導致夢遺。夢遺日久，必致心腎虧耗，又可導致氣不攝精，精關不固，而成滑泄；滑精也可見於中年以上患者，主要由於腎虛所致，病情嚴重者，甚至在白天也可由於性慾衝動即可出現精液外泄。

【治法】滋陰補腎，益氣寧心。

【處方】1.毫針法：①中極⊥、三陰交⊥、太谿⊤；②關元⊥、足三里⊥、太白⊥、太谿⊤；③百會⊥、內關⊥、氣海⊥、大赫⊥、太谿⊤；④天柱⊥、心俞⊥、腎俞⊥、膏肓⊥、志室⊥；⑤次髎⊥、命門⊥、腎俞⊥、志室⊥、三陰交⊤；⑥會陰⊥、太谿⊤、太衝⊤。

方法：選1組處方，每日或隔日1次，留針30分鐘，10次為1療程。

2.耳針法：處方：精宮，內分泌；腎（均雙側，針刺）。

方法：中等刺激，也可針1側，用藥籽貼敷另1側。夢遺者加心、神門。隔天1次，10次為1療程。

3.穴位注射法：①中極、太谿；②關元、三陰交；③大赫、足三里；④次髎、腎俞。

方法：選1組處方，用維生素 B_{12} 注射液，每穴注入1毫升藥液，隔日1次，10次為1療程。

（五十九）陽 痿

【簡述】陽痿即陽事不舉，或臨房舉而不堅。陽痿有神經系統器質性病變，如腫瘤、損傷、炎症等引起的神經功能紊亂而影響，也有些為大腦皮層加強勃起的抑制所影響，是神經衰弱的一種表現，患者可能會兼有頭昏眼花、乏力、失眠等合併症。

中國醫學認為本病與命門火衰、心脾受損、恐懼傷

實用針灸經驗處方手冊

腎、濕熱下注有關。屬中醫「陽痿」範疇。《靈樞》稱為「陰痿」。

本病為世界衛生組織（WHO）於 1996 年 11 月在義大利米蘭會議通過的 64 種針灸適應症之一。

【治法】補脾益腎、寧心安神。

【處方】1. 毫針法：①天柱｜、心俞｜、脾俞T、腎俞T；②百會｜、膻中｜、氣海｜、血海T、三陰交T；③中極｜、歸來｜、足三里T、太谿T；④次髎╯、膀胱俞╯、承山╯、三陰交T；⑤關元｜、大赫｜、足三里｜、三陰交T、太谿T。

方法：選 1 組處方，或選 2 組處方交替應用，每日或隔日 1 次，留針 30～40 分鐘，10 次為 1 療程。

2. 穴位注射法：①心俞、腎俞、志室；②中極、三陰交；③大赫、足三里；④次髎、太谿。

方法：選 1 組處方，每隔日 1 次，用維生素 B_1 或 B_{12} 注射液，每穴注入 1 毫升藥液，15 次為 1 療程。

3. 耳針法：①心、腎、精宮；②腦、脾、內分泌。

方法：處方①②交替使用，中等刺激，15 次為 1 療程。也可針刺 1 側，用藥籽貼敷另 1 側。

（六十）尿瀦留

【簡述】尿瀦留又稱尿閉，是指膀胱內大量尿液不能隨意排出的一種常見症狀。以排尿困難，少腹脹滿，甚至小便閉塞不通為主症。尿瀦留分為阻塞性和非阻塞性兩類。前者常因尿道梗阻、包莖、前列腺肥大、膀胱頸部狹窄、膀胱腫瘤或結石等引起；後者多因大腦及脊髓受傷，或因產後以及下腹部、會陰部、肛門等處手術後引起。

中國醫學根據本病的臨床表現，歸之於「癃閉」範疇。早在《素問‧宣明五氣篇》就載有「膀胱不利為癃。」《靈樞本輸》載：「實則閉癃，虛則遺溺，遺溺則補之，閉癃則瀉之。」

中醫對非阻塞性尿瀦留認為屬於膀胱氣化失常所致，多由腎氣不足，膀胱氣化無權；濕熱下注，氣機阻滯，外傷膀胱，氣化受損所致。本病為世界衛生組織（WHO）於1996年11月在義大利米蘭會議通過的64種針灸適應症之一。

【治法】補腎益氣，通調水道。

【處方】1. 毫針法：①關元⊤、水道⊤、三陰交⊤；②中極丨、歸來丨、太谿⊤；③大赫丨、曲骨丨、足三里丨、陰陵泉⊤；④次髎丨、膀胱俞丨、白環俞丨、太谿⊤；⑤中極丨、大赫丨、足三里丨、三陰交⊤、太衝⊤、然谷⊤。

方法：選1組處方，每日1～2次，留針30～40分鐘。

2. 耳針法：處方：尿道，腎，膀胱。

方法：強刺激，每天1～2次。

3. 穴位注射法：①陰陵泉、太谿；②足三里、三陰交；③次髎、膀胱俞。

方法：選1組處方，用維生素 B_1 或注射用水，每穴注入1毫升藥液，每日1～2次。

（六十一）尿失禁

【簡述】尿失禁是一種常見的症狀，病人不能控制排尿，致使尿液淋漓不盡或不自主的外溢。

臨證見有小便失禁和睡中遺尿兩種，前者多見於老人，後者多見於未成年人。本病的發病原理有器質性與習慣性兩類。器質性中又有多種因素，如泌尿生殖系畸形、隱性脊柱裂、大腦發育不全等先天性疾病；泌尿系感染、寄生蟲病、脊柱或顱腦受傷、發育營養不良等原因，均可能導致大腦的功能紊亂或脊髓的反射弧失常或因局部性刺激，而發生本病。或因自幼尿床，不加糾正，日久成為習慣而致病。老年人因糖尿病或中風後遺症，腦動脈硬化

症，腦萎縮等也可併發本病。

本病為世界衛生組織（WHO）於 1996 年 11 月在義大利米蘭會議通過的 64 種針灸適應症之一。

【治法】滋補肝腎，益氣固本。

【處方】1. 毫針法：①水溝ˍ、印堂ˍ、水道ˍ、三陰交ㄒ；②次髎ˍ、秩邊ˍ、承山ˍ、委陽ㄒ；③中極ˍ、足三里ˍ、陰陵泉ㄒ、太谿ㄒ；④關元ˍ、歸來ˍ、血海ˍ、三陰交ㄒ、太衝ㄒ；⑤氣海ˍ、大赫、太谿ㄒ、然谷ㄒ；⑥大腸俞ˍ、腎俞ˍ、志室ˍ、上髎ㄒ、中髎ㄒ、三陰交ㄒ。

方法：選用 1～2 組處方，留針 30 分鐘，每日 1 次，10 次為 1 療程。

2. 穴位注射法：①水道、三陰交；②次髎、足三里；③歸來、太谿；④氣海、中極、陰陵泉。

方法：選 1 組處方，用維生素 B_{12} 或注射用水，每穴注入 1 毫升藥液，隔日 1 次，10 次為 1 療程。

（六十二）陰莖異常勃起

【簡述】陰莖持續性勃起稱為陰莖異常勃起。此症多由功能性病變引起，往往發生於性交過頻所致，亦有因久病如肺結核或中毒痢疾病後體虛而出現的性神經功能紊亂。

中國醫學稱之為「陽強」、「強中」，亦有文獻記載稱其為「莖縱」。《靈樞·經筋》篇所說：「足厥陽之筋病，……傷於熱則縱挺不收」就是描述「陰莖異常勃起」之症。中國醫學認為此症的主要病機是肝經濕熱，相火偏亢。

【治法】平肝益氣，寧心安神。

【處方】1. 毫針法：①蠡溝ˍ、太谿ˍ、太衝┴；②中極ˍ、歸來ˍ、足三里┴；③關元ˍ、太赫ˍ、三陰交ˍ；④氣海ˍ、水道ˍ、陰陵泉ˍ；⑤肝俞ˍ、脾俞ˍ、腎俞ˍ、志室ˍ、

承筋⌐；⑥百會⌐、水溝⌐、膻中⌐、足三里⊥、三陰交⊥、然谷⊥。

方法：選 1 組處方，每日 1 次，留針 60 分鐘，每 10 分鐘施用提插或呼吸瀉法 1 次，10 次為 1 療程。

2. 耳針法：處方：①神門、心、內分泌；②腦、脾、腎。

方法：選 1 組處方或 2 組處方交替應用，針刺留針 20 分鐘，或用藥籽壓穴，每日 1 次，10 次為 1 療程。

3. 穴位注射法：①三陰交、太衝；②足三里、太谿；③次髎、腎俞。

方法：選 1 組處方，每穴用維生素 B_1 或 B_{12} 注射液注入 1 毫升藥液，每日 1 次，10 次為 1 療程。

（六十三）不射精症

【簡述】不射精症是指性交活動時有正常的興奮，陰莖能勃起，但性交過程中達不到性慾高潮，沒有精液射出者。常伴有遺精或陰莖挺而不收。該病的確切原因尚不清楚，導致不射精的機制主要有二：一是為射精中樞興奮抑制達不到射精中樞興奮的閾值而不能引起射精反射；二是輸精管阻塞，影響精子的運行和排出。

中國醫學認為其與肝腎兩臟的關係最為密切，而導致不射精的直接原因則是精關不開，精竅失靈。

【治法】平肝補腎，益氣固本。

【處方】1. 毫針法：①氣海⌐、大赫⌐、太谿⊤；②關元⌐、歸來⌐、太衝⊤、然谷⊤；③中極⌐、歸來⌐、足三里⊤、太谿⊤、行間⊤；④次髎⌐、膀胱俞⌐、志室、三陰交⊤、太谿⊤。

方法：選 1 組處方，留針 30～40 分鐘，每日或隔日 1 次；30 次為 1 療程。

2. 穴位注射法：①中極、三陰交；②大赫、太谿；③

關元、太衝。

方法：選 1 組處方，用維生素 B_1 或 B_{12} 注射液，每穴注入 1 毫升藥液，每日 1 次，10 次為 1 療程。

（六十四）慢性前列腺炎

【簡述】慢性前列腺炎是泌尿生殖系統較常見的疾病，可繼發於急性前列腺炎或慢性後尿道炎，也可繼發於全身其他部位的感染。誘發因素可以是過度飲酒、會陰部損傷、前列腺肥大、房事過度等引起的前列腺長期充血，大多數病例都伴發精囊炎。臨床症狀主要表現為小腹反覆墜脹作痛，多有尿頻、排尿不盡感及尿道灼熱、疼痛，多向陰莖頭及會陰部放散、恥骨上及腰骶部不適，腰酸痛，四肢乏力，有時尿乳白色黏液，有時伴有頭暈、失眠多夢等。前列腺液檢查有慢性炎症。

中國醫學認為房勞過度，損傷及腎，使腎陰或腎陽虧虛；或因濕熱下注，精關不固所致。屬「淋證」範疇。

【治法】健脾利濕，補腎益氣。

【處方】1. 毫針法：①氣海⊢、水道⊢、足三里⊢、太谿⊤、然谷⊤，②關元⊢、歸來⊢、陰陵泉⊢、復溜⊢、太衝⊤；③腎俞⊢、膀胱俞⊢、次髎、三陰交⊤；④中極⊢、曲骨⊢、血海⊢、地機⊢、三陰交⊤、照海⊤、行間⊤；⑤脾俞⊢、胃俞⊢、腎俞⊢、志室⊢、中髎⊢、白環俞⊢、太谿⊤；⑥關元⊢、大赫⊢、地機⊢、三陰交⊤、太谿⊤、然谷⊤。

方法：選 1～2 組處方，交替應用，每日或隔日 1 次，留針 30 分鐘，20 次為 1 療程。

2. 耳針法：①腎，前列腺，盆腔；②膀胱，尿道；內分泌。

方法：①②處方交替應用，中等刺激，隔天 1 次，15 次為 1 療程。

3. 穴位注射法：①中極、足三里；②關元、三陰交；

③大赫、太谿；④會陽、陰陵泉。

方法：選 1 組處方，用維生素 B_1 或 B_{12} 注射液，每穴注入 1 毫升藥液，隔日 1 次，15 次為 1 療程。

（六十五）不育症

【簡述】育齡夫婦同居 2 年以上，由於男方原因使女方不能受孕者，稱為不育。

臨床常見者多為精子缺少，精子成活率低下，精子活動力缺乏。中國醫學認為本病是由於腎陽虛、命門火衰、腎陰虧損或肝氣鬱結、濕熱下注、氣血兩虛所致。

本病為世界衛生組織（WHO）於 1996 年 11 月在義大利米蘭會議通過的 64 種針灸適應症之一。

【治法】溫腎壯陽，益精填髓。

【處方】1. 毫針法：①關元┬、三陰交┬；②中極┬、復溜┬；③歸來┬、太谿┬；④腎俞┬、志室┬、次髎┬；⑤大赫┬、足三里┬。

方法：選 1～2 組處方，或 5 組處方交替應用，留針 30～40 分鐘，每 10 分鐘行針 1 次，每日或隔日 1 次，2～3 個月為 1 療程。

2. 艾灸法：①神闕、氣海、歸來、足三里；②關元、大赫、陰陵泉、三陰交、太谿；③命門、腎俞、志室、脾俞、次髎、承山。

方法：3 組處方，交替用艾條溫灸，每穴灸 5～10 分鐘，每日或隔日 1 次，2～3 個月為 1 療程。

（六十六）競技綜合徵

【簡述】本病是指由於比賽或考試的參加者精神過度緊張而產生的頭昏、頭痛，麻木，反應遲鈍，思維緩慢，記憶力缺失，手顫，甚則昏倒在地，不省人事等神經功能紊亂的一系列證候。又稱為「考場綜合徵」。近年來，由於考試的壓力使許多人出現不同程度的症狀。由於考生的

心身素質欠佳，神經敏感，心理緊張，每遇考場的嚴肅氣氛，內心就有些膽怯繼而看到試題較多、難、複雜，就立馬感到思維混亂，無法答題。

其次，有的考生基礎知識不紮實，家長對其期望值又偏高，過分的壓力致使心理逆反，感到空虛，因而拿到試卷後，無法使自己鎮靜思考，越著急越心慌，甚至中斷考試。也有一些考生基礎知識牢固，雖對考試信心十足，但因求勝心切，翻開試卷遇到難題，又突感失望，甚至驚慌失措而發生怯場。

臨床表現為考試前幾天或考試中出現情緒不安，煩躁，心暈小便次數增多，女性出現痛經等症狀。據近年資料分析，上述症狀出現者可占考生的 15% 左右。

【治法】醒腦安神。

【處方】1. 毫針法：①百會、率谷、內關；②風池、通里、合谷；③四神聰、神門、曲池。

方法：選 1 組處方，留針 30 分鐘，每日 1 次，考試或比賽前一週治療，5～7 次為 1 療程。考試前百會穴可留針 4～8 小時。

2.耳針法：①神門、心、內分泌；②腦、肝、腎上腺。

方法：選 1 組處方，用藥籽壓耳穴，每隔日 1 次，考試前 10 日開始，直至考試終止。

【附註】本病為世界衛生組織（WHO）於 1996 年 11 月在義大利米蘭會議通過的 64 種針灸適應症之一。通過臨床實踐證明治療效果確切而顯著。

二、外科病症

（一）血栓性深靜脈炎

【簡述】本病常發生在下肢的深靜脈，因栓子阻塞而致靜脈血流不暢而發生的疾病。病人常有手術、外傷或中

風後久臥床等病史，發病急，患肢疼痛、腫脹、膚溫升高，皮膚顏色可為暗紅色。如患部在髂股深靜脈者，自臀部以下整個下肢疼痛、腫脹，大腿部明顯壓痛，或有腿足部淺靜脈曲張；病在小腿深靜脈者，腓腸肌壓痛，或下肢抬高伸直勾腳時，疼痛更為明顯。

中國醫學認為經絡閉阻不通而致，屬「痺證」、「熱痺」範疇。

【治法】通經活絡，活血止痛。

【處方】1. 毫針法：①髀關＋、風市＋、陽陵泉＋、懸鍾＋、申脈＋；②血海＋、地機＋、三陰交＋、公孫＋、行間＋；③次髎＋、白環俞＋、居髎＋、承山＋、太谿＋、復溜＋、然谷＋；④伏兔＋、足三里＋、豐隆＋、陰陵泉＋、中封＋、太衝＋。

方法：選 2 組處方，交替應用；留針 30～40 分鐘，每 10 分鐘行針 1 次，每日 1 次，10 次為 1 療程。

2. 穴位注射法：①髀關、血海；②足三里、地機；③風市、三陰交；④伏兔、懸鍾；⑤陽陵泉、太谿；⑥陰陵泉、豐隆。

方法：依據患病部位選 2 組處方，交替應用，用川芎嗪注射液，每穴注入 0.5～1 毫升藥液，每日 1 次，10 次為 1 療程。

（二）膽囊炎　膽石症

【簡述】膽囊炎分急性和慢性兩種，常伴有結石，引起膽囊炎的細菌，可來自腸道，經膽道蔓延到膽囊，也可從血液或淋巴管播散到膽囊。

膽結石可分為原發性和繼發性，前者結石在膽管或肝內膽管內形成，與膽道蛔蟲病有密切關係，多為膽色素結石；後者結石來自膽囊。膽管結石呈塊狀或泥沙狀，往往阻塞肝內外膽管，引起嚴重的膽管炎和黃疸。

膽囊炎和膽結石往往互為因果，二者又常同時存在，

本病以上腹部疼痛為特點，或伴有消化不良症狀。

　　中國醫學根據膽囊炎、膽石症的臨床表現，辨證為肝鬱氣滯，飲食不節，中焦濕熱等，屬「脅痛」、「黃疸」、「胃脘痛」等範疇。

　　膽石症為世界衛生組織（WHO）於 1996 年 11 月在義大利米蘭會議通過的 64 種針灸適應症之一。

　　【治法】舒肝理氣、通經利膽。

　　【處方】1.毫針法：①膽囊穴ˇ、丘墟ˇ、申脈ˉ；②日月ˇ、中脘ˇ、陽陵泉ˉ；③至陽ˇ、膽俞ˇ、肝俞ˇ；④梁門ˇ、章門ˇ、天樞ˇ、足三里ˉ、太衝ˉ。

　　方法：選 1 組處方，每日 1 次，留針 40 分鐘，15 次為 1 療程。

　　2.耳針法：①膽、心、內分泌；②肝、脾、神門。

　　方法：2 組處方交替應用，每日 1 次，留針 20 分鐘，或用藥籽壓穴，15 次為 1 療程。

　　3.穴位注射法：①膽囊穴、懸鍾；②陽陵泉、丘墟；③足三里、三陰交、膽俞。

　　方法：選 1 組處方，用維生素 B$_{12}$ 或雙黃連注射液，每穴注入 1 毫升藥液，隔日 1 次，10～15 次為 1 療程。

　　（三）膽道蛔蟲症

　　【簡述】膽道蛔蟲症是因蛔蟲鑽進膽道而導致的急腹症，多見於青少年及兒童。症見突發腹中劇痛，按之有塊，或脘部劇痛，甚至出現肢冷而厥，或右腹疼痛拒按，右腿屈不能伸，或右脅劇痛等，其痛有鑽、頂、撕裂樣感覺，常伴有噁心、嘔吐。

　　中國醫學依據其臨床症狀，屬「厥證」範疇的「蛔厥」。

　　【治法】通經止痛。

　　【處方】1.毫針法：①迎香透四白ˉ、陽陵泉ˉ；②日

月⁻、中脘⁻、膽囊穴⁻；③章門⁺、日月⁺、天樞⁺、足三里⁻、陽陵泉⁻；④迎香⁻、合谷⁻、曲池⁻、足三里⁻。

方法：選 1 組處方，留針 40 分鐘，每 10 分鐘施捻轉或提插瀉法 1 次，每日 1～2 次。

2. 穴位注射法：①中脘、膽囊穴；②曲池、陽陵泉；③膽俞、足三里。

方法：選 1 組處方，用維生素 B_1 或 B_{12} 注射液，每穴注入 1 毫升藥液，每日 1–2 次。

（四）單純性闌尾炎

【簡述】闌尾炎有急性和慢性兩種。闌尾由於腔細小，又是盲管，所以，腔內糞便容易滯留而成梗阻，並由於闌動脈為終末動脈，一旦血供應有障礙時，容易壞死穿孔。慢性闌尾炎為急性期經非手術治療而又未治癒，並反覆發作，即轉變為慢性闌尾炎。

本病相當於中醫「腸癰」範疇，多因濕熱積滯腸腑，氣血瘀阻所致。

【治法】通經利腸。

【處方】1. 毫針法：①闌尾穴⁺、足三里⁺、內關⁺；②天樞⁻、大橫⁻、足三里⁻、上巨虛⁺；③曲池⁻、合谷⁻、闌尾穴⁺、內庭⁻；④足三里⁻、上巨虛⁻、下巨虛⁺；⑤大腸俞⁻、次髎⁻、承山⁻、上巨虛⁺。

方法：選 1～2 組處方，留針 30～40 分鐘，急性者每日 2～3 次，慢性者每日 1 次，直至症狀消失。

2. 耳針法：處方：闌尾，交感，神門（均雙側，針刺）。

方法：強刺激，每天 1～2 次，留針 1～2 小時，也可針刺 1 側，用藥籽貼敷另 1 側，頻頻按壓，以痛為佳。

3. 穴位注射法①闌尾穴、天樞；②上巨虛、大橫；③次髎、大腸俞。

方法：選1組處方，用雙黃連注射液，每穴注入1～2毫升藥液，急性者每日1～2次；慢性者每日或隔日1次即可。

（五）腎絞痛、泌尿道結石

【簡述】腎絞痛多由小結石向下移動引起腎盂、輸尿管痙攣所致。結石由尿內的結晶與膠體物質混合而成，多發於一側；以男性為多見。其形成因素常與感染、尿液鬱結及新陳代謝紊亂等有關。泌尿系結石包括腎、輸尿等、膀胱、尿道結石。發作時以劇烈絞痛開始，以腰痛、下腹痛為主，疼痛由腰向下腹、外陰部放散，痛苦難言，並伴有尿頻、尿痛、淋漓不斷、血尿等。

中國醫學認為濕熱蘊積於下焦，尿液受其煎熬，日積月累，尿中雜質結為砂石淤阻膀胱，排泄失暢，氣機滯塞不通所致。本病屬於「淋證」的「石淋」範疇。

本病為世界衛生組織（WHO）於1996年11月在義大利米蘭會議通過的64種針灸適應症之一。

【治法】通經止痛。

【處方】1.毫針法：①京門﹣、大橫﹣、太谿﹢、然谷﹢；②腎俞﹣、志室﹣、次髎﹢、承山﹣﹢、湧泉﹢；③關元﹣、天樞﹣、足三里﹣﹢、三陰交﹢、太衝﹣；④腎俞﹣、大腸俞﹣、次髎﹣、血海﹣、太衝﹣﹢、然谷﹢；⑤脾俞﹣、胃俞﹣、腎俞﹣、志室﹣、中髎﹣﹢、秩邊﹣﹢、居髎﹣、承山﹣、崑崙﹣﹢、申脈﹢。

方法：選1～2組處方，留針30分鐘，每日1～2次，10次為1療程。

2.舌針法：腎、膀胱、心、膽。

方法：用毫針點刺0.3～0.5寸，每日1～2次，10次為1療程。

3.穴位注射法：①次髎、承山；②足三里、太谿；③腎俞、三陰交。

方法：選 1～2 組處方，交替應用，用維生素 B₁ 或 B₁₂ 注射液，每穴 1 毫升藥液，每日 1 次，10 次為 1 療程。

4. 耳針法：神門、腎、內分泌。

方法：每日 1 次，留針 20～30 分鐘，10 次為 1 療程。可配合毫針法或穴位注射法同用。

（六）頸淋巴結結核

【簡述】頸淋巴結結核，多為結核桿菌感染後經血液循環侵入頸深部淋巴群而引起。以兒童、青年多見，成人次之，症狀表現為頸部出現 1 個或多個硬結，皮色正常，按之痛，有的患者可有低熱、全身乏力等症狀。

中國醫學認為多因憂思鬱怒、情志不暢、痰火凝結所致。本病屬「瘰癧」範疇，破潰後稱為「鼠瘡」。

【治法】活血化瘀，通經散結。

【處方】1.毫針法：①天柱、大椎、夾脊；②風池、風門、身柱；③阿是（淋巴結的上、下、左、右）、支溝、中渚；④膈俞、肝俞、足三里；⑤天容、完骨、率谷、外關。

方法：選 1～2 組處方，每日或隔日 1 次，留針 20～30 分鐘，20 次為 1 療程。

2. 穴位注射法：①大椎、天柱、支溝；②身柱、風池、外關；③曲池、肝俞。

方法：選 1 組處方，用維生素 B₁₂ 注射液，每穴注入 0.5 毫升藥液，隔日 1 次，10 次為 1 療程。

3. 挑治法：處方：膈俞、肝俞。

方法：用三棱針，在上述穴位，經嚴密消毒後，挑破皮下脂肪層即可，再用無菌紗布塊敷上。一週挑治 1 次，連做 3 次為 1 療程。

（七）頸椎病

【簡述】頸椎病為骨外科常見病，多因頸椎骨、椎間

盤及其周圍纖維結構的損害致使頸椎間隙變窄，壓迫神經、血管、脊髓引起的一組症狀。多表現為頭、頸、臂、手指麻木，嚴重者有肌肉萎縮，甚至伴有頭暈、頭痛等全身症狀。

本病早期屬中醫「痺證」範疇，而晚期出現肌肉萎縮則屬「萎證」的範疇。本病為世界衛生組織（WHO）1996年11月在義大利米蘭會議通過的64種針灸適應症之一。

【治法】活血化瘀，通經活絡。

【處方】1. 毫針法：①風池⌐、大椎⌐、外關⌐；②天柱⌐、定喘⌐、肩髃⌐、中渚⌐；③崇骨⌐、大椎⌐、定喘⌐、支溝⌐；④大椎⌐、陶道⌐、定喘⌐、後谿⌐；⑤頸夾脊⌐、完骨⌐、曲池⌐、中渚；⑥大椎⌐、陶道⌐、肩外俞⌐、手三里⌐、外關⌐。

方法：選1～2組處方，交替應用，留針30～40分鐘，每日或隔日1次，20次為1療程。

2. 耳針法：①神門、肩、腎；②頸、腦、內分泌。

方法：2組處方交替應用，每隔日1次，留針20分鐘，或用藥籽壓穴，10次為1療程。

3. 穴位注射法：①大椎、肩髃；②陶道、支溝；③定喘、外關；④頸夾脊、曲池。

方法：選2組處方，交替應用，將利多卡因注射液1毫升與地塞米松注射液（5毫克）1毫升，注射用水1毫升混合後，每穴注入0.5毫升藥液，每隔日1次，10次為1療程。

（八）頸肩痛

【簡述】頸肩部疼痛是臨床上常見的症狀。頸肩部骨折、脫位、炎症、腫瘤、神經和血管等疾患均可引起頸肩部疼痛。臨床上以急性軟組織損傷、慢性軟組織勞損、頸椎病等頸部疾病引起的頸肩痛最為常見。患者可有外傷或

受風著涼史。頸項部疼痛，可向肩背部放散，頸肌僵硬或痙攣，頸部活動時患處有牽扯感或不適。局部往往有明顯的壓痛。

中國醫學認為氣血不足時，感受風、寒、濕邪或過度勞累後致經絡閉阻不通而致病，屬於「痺證」範疇。

本病為世界衛生組織（WHO）於 1996 年 11 月在義大利米蘭會議通過的 64 種針灸適應症之一。

【治法】通經止痛。

【處方】1. 毫針法：①大椎˙、肩井˙、肩髎˙；②陶道˙、巨骨˙、肩貞˙；③天柱˙、肩髃˙、外關┴；④崇骨˙、肩外俞˙、天宗˙、支溝┴；⑤大椎˙、夾脊（胸1～3）、風門˙、手三里┴、後谿┴；⑥風池˙、風門˙、肺俞˙、阿是┴、曲池┴。

方法：選 1～2 組處方，留針 30～40 分鐘，每日或隔日 1 次，10 次為 1 療程。

2. 穴位注射法：①肩髃、天宗；②肩髎、支溝；③風門、肩貞。

方法：選 1 組處方，或 3 組處方交替應用均可，用維生素 B_1 或 B_{12} 注射液，每穴注入 1 毫升藥液，隔日 1 次，15 次為 1 療程。

（九）肩背痛

【簡述】肩背痛是指肩關節及其周圍肌肉組織疼痛，並連及肩胛的症狀。患者自覺肩背部酸痛不舒，肩部用力及上肢活動時疼痛加劇。肩胛骨內緣、肩胛內緣、肩胛區處常有明顯的壓痛點。有時可觸及硬結或條索狀物。

中國醫學認為，汗後、勞損後風寒濕邪乘虛而侵入人體經筋而致閉阻不通，屬「痺證」範疇。

本病為世界衛生組織（WHO）於 1996 年 11 月在義大利米蘭會議通過的 64 種針灸適應症之一。

【治法】通經止痛。

【處方】1. 毫針法：①身柱┬、風門┬、天宗┬、委中┴；②靈臺┬、心俞┬、肩髃┬、承山┴；③大椎┬、肩外俞┬、肩髎┬、曲池┴、後谿┴；④肩髃┬、天宗┬、手三里┴、外關┴；⑤肩貞┬、天宗┬、肩外俞┬、膈俞┬、肝俞┬、承筋┴、陽陵泉┴；⑥風門┬、肺俞┬、心俞┬、膈俞┬、委中┴、崑崙┴、申脈┴；⑦夾脊┬（胸 3～8）、肩髎┬、陽陵泉┬、懸鍾┴。

方法：依據疼痛的部位辨經選 1 組處方，每日或隔日 1 次，留針 30 分鐘，亦可選 2 組處方交替應用。10 次為 1 療程。

2. 皮膚針法：①大椎至至陽、夾脊（胸 3～8）、肩髃至曲池；②風門至膈俞、委中至承山、曲池至陽谿；③夾脊（胸 3～10）、心俞至脾俞、陽陵泉至懸鍾。

方法：選 1 組處方，用梅花針重刺 60～100 次，隔日 1 次，10 次為 1 療程。

3. 穴位注射法：①肩髎、曲池；②肩髃、手三里；③肩貞、承山；④天宗、陽陵泉。

方法：選 1 組處方，用利多卡因注射液 1 毫升與地塞米松注射液（5 毫克）1 毫升，注射用水 1 毫升混合後，每穴注入 0.5～0.8 毫升藥液，隔日 1 次；10 次為 1 療程。

（十）第三腰椎橫突綜合徵

【簡述】第三腰椎橫突綜合徵是指因附著於第三腰椎橫突的韌帶、肌肉、筋膜等軟組織損傷而引起腰部疼痛的綜合徵。多見一側腰臀部酸痛或鈍痛，疼痛時輕時重，甚者可放射到大腿的後外側。患者不能久坐或久站，勞累後疼痛加重，休息後症狀可明顯減輕。第三腰椎橫突處有明顯的壓痛點，局部可觸及條索狀物、硬結或結節。本病屬於中國醫學「腰痛」、「痺證」範疇。

【治法】通經止痛。

【處方】1.毫針法：①阿是⌐（局部壓痛點）、委中⊥；②大腸俞⌐、腎俞⌐、志室⌐、承山⊥、陽陵泉⊥；③居髎⌐、次髎⌐、風市⌐、陽陵泉⊥、懸鍾⊥；④大腸俞⌐、環跳⌐、承扶⌐、承筋⊥、崑崙⊥。

方法：選1組處方，每日1次，留針30～40分鐘，10次為1療程。其中阿是穴用「揚刺法」。

囑患者俯臥位，術者位於患者右側，用兩手拇指按壓第三腰椎橫突處，若有明顯壓痛，此處就是穴位。先在穴位正中刺1針，深度15～20寸，然後在上下左右各刺1針，深度為10～15寸，用平補平瀉法，使其得氣，留針30～40分鐘。每日1次。

2.耳針法：處方：神門、腎、盆腔、內分泌。

方法：每日1次或隔日1次，留針20～30分鐘，10次為1療程。

3.穴位注射法：①阿是、承山；②大腸俞、委中；③次髎、陽陵泉。

方法：選1組處方，用維生素 B_1 或 B_{12} 注射液，每穴注入1毫升藥液，隔日1次，10次為1療程。

（十一）梨狀肌綜合徵

【簡述】梨狀肌綜合徵是指因梨狀肌充血、水腫、痙攣、肥厚等刺激或壓迫坐骨神經而引起的綜合徵。多有外傷史，以臀部疼痛和坐骨神經痛為主要症狀，腰部無明顯痛，活動正常。在梨狀肌處有明顯壓痛和放射痛，梨狀肌痙攣、腫脹或肥厚，可觸及條索狀物，沿坐骨神經可有壓痛，直腿抬高試驗陽性。

本病屬中國醫學的「痹證」、「腰腿痛」範疇。

【治法】通經止痛。

【處方】1.毫針法：①居髎⌐、風市⌐、足三里⌐；②環跳⌐、陽陵泉⌐、崑崙⊥；③次髎⌐、阿是⌐、委中⊥；④秩

邊¦、中髎¦、承山├。

方法：選 1 組處方，留針 30～40 分鐘，每日 1 次，10 次為 1 療程。

2. 艾灸法：①阿是、足三里；②居髎、風市；③環跳、陽陵泉。

方法：選 1 組處方，或 3 組處方交替應用，每日或隔日艾條灸，每穴 5～10 分鐘，艾炷灸 7～9 壯。10 次為 1 療程。

3. 穴位注射法：①居髎、陽陵泉；②阿是、風市。

方法：2 組處方交替應用，用維生素 B_1 注射液，每穴注入 2 毫升，隔日 1 次，10 次為 1 療程。

（十二）腰椎後關節紊亂症

【簡述】腰椎後關節紊亂症是腰椎後關節滑膜嵌頓、腰椎後關節錯縫、腰椎後關節炎的統稱，為臨床最常見的引起腰痛的病因之一。患者有腰扭傷史或著涼史，腰痛以下部為主或單（雙）側腰肌酸痛，甚至向臀部、大腿或骶尾部放射痛，一般無腰腿串痛。臥床翻身時疼痛加劇，尤以晨起明顯。無神經根刺激症狀。X 線檢查無明顯陽性發現。

中國醫學認為，正氣虛損，風、寒、濕、邪或勞損過度，致使經筋氣血不能濡養而發病，屬「痺證」、「腰痛」的範疇。

【治法】通經止痛。

【處方】1. 毫針法：①百會¦、大腸俞¦、腎俞¦、志室¦、委中¦、崑崙├；②後頂¦、次髎¦、居髎¦、風市¦、承筋├；③風府¦、身柱¦、命門¦、腎俞¦、上髎¦、承山├；④天樞¦、氣海¦、血海¦、三陰交├、太谿├；⑤阿是¦、夾脊¦（腰 1～5）、委陽¦、陽陵泉├、懸鍾├。

方法：選 1 組處方，每日或隔日 1 次，留針 30 分鐘，

10次為1療程。

2. 穴位注射法：①次髎、承山；②大腸俞、委中；③阿是、陽陵泉。

方法：選1組處方或3組處方交替應用，用利多卡因1毫升，地塞米松（5毫克）1毫升與注射用水2毫升混合，每穴注入1毫升藥液，隔日1次，6次為1療程。

（十三）腰椎小關節紊亂綜合症

【簡述】腰椎小關節紊亂綜合症是因為關節退變不光滑、肌肉疲勞及腰部運動突然發生不協調導致腰椎小關節嵌頓，產生突發性的腰痛。極少數患者出現下肢放射痛。中老年肥胖體質者易患本病，除急性發作外，亦有反覆發作，以腰部疼痛，多為單側，也有雙側同時出現，彎腰時加重。

中國醫學認為，年老後氣血虛衰，風、寒、濕、邪或過勞而致，屬於「痺證」、「腰痛」的範疇。

【治法】補腎益氣，通經活絡。

【處方】1. 毫針法：①腎俞⊥、志室⊥、承山⊤；②脾俞⊥、大腸俞⊥、承筋⊤；③次髎⊥、志室⊥、陽陵泉⊥、懸鍾⊤；④命門⊥、腰陽關、上髎⊥、風市⊥、崑崙⊤；⑤阿是⊥、夾脊⊥（腰1～5）、陽陵泉⊥、三陰交⊤、太谿⊤。

方法：選1組處方，每日或隔日1次，留針30～40分鐘，10次為1療程。

2. 艾灸法：①命門、腰陽關、腎俞；②志室、次髎；③腎俞、大腸俞、神闕；④夾脊（腰2～4）、志室、陽陵泉。

方法：選1～2組處方，每隔日1次，艾條灸5～10分鐘或艾炷灸5～7壯，以局部皮膚紅潤為宜。10次為1療程。

3. 穴位注射法：①夾脊（腰2～4）、承山；②大腸

俞、陽陵泉；③次髎、承筋；④命門、腰陽關、委中。

方法：選 1 組處方，每隔日 1 次，用維生素 B$_1$ 或 B$_{12}$ 注射液，每穴注入 1 毫升藥液，10 次為 1 療程。

（十四）腱鞘囊腫

【簡述】腱鞘囊腫是指關節囊或腱鞘附近某些組織的黏液變性所形成的囊腫，有單房性和多房性之分。本病發生與各種急、慢性外傷史有密切關係。症見囊腫部隆起，有時伴有酸痛、乏力，多見於腕關節背面、足背、膝的內外側，膕窩內亦可發生，觸診呈核狀，可稍有滑動，當囊腫內充滿液體致張力增大時，則顯得堅硬。

【治法】通經活絡。

【處方】1. 毫針法：①阿是穴$^+$（腫塊局部）、合谷$^+$；②阿是穴$^+$（腫塊局部）、曲池$^+$；③阿是穴$^+$（腫塊局部）、手三里$^-$。

方法：選 1 組處方，阿是穴的操作為在囊腫局部皮膚以 75% 酒精常規消毒，在囊腫四周扎 3～4 針，針尖要針透囊腫壁斜向囊腫基部，囊腫正中部加扎 1 針至基部，用強刺手法，然後用 G6805 晶體管治療儀，將導線夾在毫針柄上，調節旋鈕通電 10～15 分鐘，用斷續波電流量以病人能耐受為度。出針後，用酒精棉球加壓按摩 2～3 分鐘。每隔日 1 次。

2. 三棱針法：①阿是$^-$、足三里$^+$；②阿是$^-$、曲池$^+$。

方法：選 1 組處方，阿是穴（腫塊局部取穴）。單房性在囊腫最高點垂直進針；多房性在每個結節狀的最高點進針，用三棱針進針後，針尖向四周做旋轉式深刺，勿用力過猛，出針後及時在針孔周圍擠壓，擠淨內容物，加壓包紮固定，每日 1 次或隔日 1 次。

（十五）落　枕

【簡述】本病為在睡眠時感受風寒，或酣睡時間過

久，未曾轉側翻身，也有在勞動中或看書時俯視、側視時間過久，造成一側肌肉過度疲勞、緊張所致。臨床表現為一側項部肌肉強直，酸痛，活動受限，活動時疼痛加劇，並牽拉肩背和上臂部擴散痛，檢查可見項部肌肉痙攣，明顯壓痛，頭項可向一側歪斜，中國醫學認為由於風寒客於經絡，或氣血運行不暢所致。屬中醫的「痺證」範疇。

【治法】通經止痛。

【處方】1. 毫針法：①天柱﹢、外關﹢、合谷﹢；②攢竹﹣、後谿﹢；③印堂﹣、養老﹢；④懸鍾﹣、陽陵泉﹢；⑤條口﹢、崑崙﹢；⑥風池﹢、支溝﹢；⑦翳風﹣、大椎﹣、曲池﹢；⑧完骨﹣、肩井﹣、後谿﹢。

方法：選 1 組處方，留針 30～40 分鐘，在留針過程中，輕微轉動頸部，慢慢活動數次，每日 1 次，一般 1～3 次可癒。

2. 穴位注射法：①天柱、支溝；②風池、外關。

方法：選 1 組處方，用利多卡因 1 毫升，地塞米松（2毫克）0.4 毫升與注射用水 1 毫升混合注入每穴 0.5 毫升藥液，1 日 1 次即可。

（十六）橈骨莖突部狹窄性腱鞘炎

【簡述】橈骨莖突部狹窄性腱鞘炎是指腕部的拇長展肌和拇短伸肌因慢性勞損而引起肌腱和腱鞘的炎症反應，造成肌腱變粗、腱鞘壁增厚，以致腱鞘狹窄而影響肌腱的活動。臨床表現為患者橈骨莖突部疼痛，有時可放射至手或肩、臂部，腕及拇指活動時加劇。握力減弱，伸拇活動受限，橈骨莖突部有明顯壓痛，常可觸及黃豆大小的壓痛硬結。

本病根據症狀屬中國醫學的「痺證」範疇。

【治法】通經活絡，止痛。

【處方】1. 毫針法：①曲池﹣、太淵﹣、魚際﹣；②手三

里ˇ、列缺ˇ、孔最ˇ；③陽谿ˇ、合谷ˇ、偏歷ˇ；④肩髃ˇ、列缺ˇ、陽谿ˇ；⑤三間ˇ、魚際ˇ、偏歷ˇ。

方法：選 1 組處方，留針 20～30 分鐘，10 次為 1 療程。

2.穴位注射法：①陽谿、列缺；②魚際、偏歷。

方法：選 1 組處方，或 2 組交替應用，用維生素 B₁₂ 注射液，每穴注入 0.5 毫升藥液，隔日 1 次，10 次為 1 療程。

（十七）踝關節軟組織損傷

【簡述】踝關節軟組織損傷多由間接暴力和直接暴力所致，發生於行走不平道路、上下樓梯、跑步、跳躍時。損傷與受傷的姿勢有密切關係。傷後明顯腫脹、疼痛，甚則不能站立和行走，傷處有明顯壓痛，局部皮下瘀血。X線檢查除外骨折和脫位等。

中國醫學根據臨床症狀，屬於「損傷」、「傷筋」範疇。本病為世界衛生組織（WHO）於 1996 年 11 月在義大利米蘭會議通過的 64 種針灸適應症之一。

【治法】舒筋活絡，祛瘀止痛。

【處方】1.毫針法：①照海ˇ、三陰交ˇ、丘墟⁺；②太谿ˇ、太白ˇ、陰陵泉⁺；③懸鍾ˇ、申脈ˇ、復溜⁺；④攢竹⁺、崑崙⁺；⑤三陰交ˇ、申脈ˇ、陽池⁺；⑥環跳、照海⁺、丘墟⁺。

方法：選 1 組處方，留針 30 分鐘，每日 1 次，3～5 次為 1 療程。

2. 穴位注射法：①三陰交、阿是；②懸鍾、丘墟。

方法：選 1 組處方，用利多卡因 1 毫升，注射用水 1 毫升混合注入，每穴 0.5～1 毫升藥液，每日 1 次 2～3 次為 1 療程。

（十八）腰扭傷

【簡述】腰扭傷多因活動時姿勢不正，用力不當，過

度負重，劇烈運動或外力撞擊損傷所致。

以局部軟組織疼痛，活動時加重為特點；一般受傷後即感疼痛，活動受限，也有在受傷半天或一天、多天後出現疼痛、活動不便的。檢查可見局部壓痛（可有壓痛點），肌肉緊張。

中國醫學根據其症狀，屬於「痺證」、「腰痛」範疇。本病為世界衛生組織（WHO）於 1996 年 11 月在義大利米蘭會議通過的 64 種針灸適應症之一。

【治法】通經止痛。

【處方】1. 毫針法：①水溝┴、外關┴；②印堂┴、支溝┴；③天柱┴、百會┴、合谷┴；④素髎┴、曲池┴；⑤攢竹┴、後谿┴；⑥阿是┴、合谷┴。

方法：選 1 組處方，留針 30～40 分鐘，隨著疼痛減輕，囑患者前後左右活動腰部，範圍由小到大，每日 1次。3 次為 1 療程。

2. 耳針法：①神門、腰、內分泌；②盆腔、腎、神門。

方法：2 組處方交替應用，選扭傷同側的耳穴即可，留針 20 分鐘，令患者前後左右輕微活動腰部，範圍由小到大，每日 1 次，3～5 次為 1 療程。

（十九）跟痛症

【簡述】在行走或站立時足跟發生疼痛，稱為跟痛症。是跟骨底面由於慢性勞損，或伴有跟骨骨刺、跟骨結節滑囊炎等所致。是中老年較常見的一種慢性疾病。屬中國醫學的「痺證」範疇。

【治法】通經止痛。

【處方】1. 毫針法：①太谿┬、照海│、然谷│；②丘墟│、申脈│、崑崙┬；③三陰交│、懸鍾│、公孫┬；④足三里│、三陰交│、大鍾┬；⑤百會│、風池┬、合谷┬。

方法：選 1 組處方，每日 1 次，留針 30 分鐘，10 次為 1 療程。

2. 艾灸法：①阿是（疼痛局部）、三陰交；②申脈、太谿。

方法：2 組處方交替應用，每日 1 次，用艾條灸 5～10 分鐘或艾炷灸 5～7 壯，10 次為 1 療程。

3. 穴位注射法：①三陰交、崑崙；②懸鍾、太谿；③陽陵泉、申脈。

方法：選 1 組處方，用維生素 B_{12} 注射液，每穴注入 0.5～1 毫升藥液，隔日 1 次，6 次為 1 療程。

（二十）痔　瘡

【簡述】痔，通稱痔瘡，是肛門最常見的一種疾病。是由於肛門直腸靜脈曲張而形成的單個或數個靜脈結節。其發病原因與久坐、過度負重、嗜食辛辣或長期便秘以及妊娠等有關。主要表現為肛門部脹痛或刺痛，異物感或下墜感，便後有腫塊脫出肛門，或大便帶血或便後帶血。痔瘡生長在肛門齒線之內者為內痔，齒線之外者為外痔，兩者兼有者為混合痔。

中國醫學認為本病多由濕熱下注，或飲食不節，飲酒過量，久坐久立，負重久行，房勞過度，或因久痢，長期便秘，妊娠及腹部腫塊等，致使氣血失調，經絡阻滯，瘀血濁氣下注肛門所致。中醫亦稱「痔瘡」。

【治法】活血化瘀，通經止痛。

【處方】1. 毫針法：①二白⊥、次髎⊥；②大腸俞⊥、承山⊥；③長強⌐、承筋⊥；④阿是穴⊺（外痔壓痛點處）、合陽⊥。

方法：選 1 組處方，每日 1 次，留針 30 分鐘，其中第 4 組處方，阿是穴的操作為先讓患者取側臥位，用 75% 酒精棉球在肛門周圍外進行常規消毒，在取壓痛點後進行針

刺，深度 0.3～0.5 寸，每日 1 次，1 次 1 針，強刺激，留針 10～20 分鐘，10 次為 1 療程。

2. 三棱針挑治法：①大腸俞；②齦交。

方法：①囑患者暴露出背部皮膚，醫者站在患者背後，用左手扶在患者左肩上，右手從患者背椎第一胸椎大杼穴沿背椎向下直摸，數到第十六椎旁開 1 寸 5 分處便是大腸俞穴。用棉簽蘸上紫藥水在此穴位上做上標記。用碘酒、酒精常規消毒後，用三棱針挑破表皮，向內深刺，可挑出白色纖維樣物，患者僅感微痛，不易出血。挑後以酒精棉球消毒，貼上膠布。1 次挑一側穴位。3～5 日後再挑另一側穴位。

②醫者左手或右手拇指、示指，翻起患者口唇，唇內正中與牙齦交界處的繫帶上有形狀不同、大小不等的小濾泡及小白疙瘩。用紅汞棉球消毒後，用三棱針將小濾泡及小白疙瘩挑破即可，每週挑治 1 次。

（二十一）肛　裂

【簡述】肛裂是肛腸科常見病之一。肛管皮膚全層裂開並形成慢性感染性潰瘍，稱為肛裂。以周期性疼痛為主要特點，伴有便時出血，肛門周圍瘙癢、便秘等。好發於肛門的正前方和正後方，兩側極少見。

中國醫學屬「裂痔」、「鈎腸痔」的範疇。

【治法】通經活絡。

【處方】1. 毫針法：①次髎┴、大腸俞┴；②長強┠、會陽┠、白環俞┴；③長強┠、承山┌、飛揚┴。

方法：選 1 組處方，每日 1 次，留針 20 分鐘，10 次為 1 療程。

2. 穴位注射法：①長強、承筋；②阿是穴（病變局部）、承山。

方法：選 1 組處方，常規嚴密消毒後，用利多卡因 1

毫升與川芎嗪注射液 4 毫升混合注入，每穴 15～2 毫升，每週 1 次。

（二十二）脫　肛

【簡述】脫肛亦稱直腸脫垂，是指肛管、直腸、乙狀結腸下移的黏膜層或腸壁向外脫出於肛門外的病症，老人、婦女和兒童易發。本病是直腸黏膜下層組織和肛門括約肌鬆弛，或大便用力過度而致。臨床表現為大便時腸壁自肛門口脫出，輕症僅覺肛門墜脹，脫出後能自行回復。重症則每次脫出後必須用手托回，甚至咳嗽、噴嚏、行走、勞動時都可脫出。

中國醫學認為是由於體質虛，中氣不足，氣虛下陷所致。

【治法】益氣固脫。

【處方】1. 毫針法：①百會⊤、大腸俞⊤、長強⊤；②天樞⊤、氣海⊤、足三里⊤、上巨虛⊤；③脾俞⏐、胃俞⏐、腎俞⏐、大腸俞⊤、次髎⊤、承山⊤。

方法：選 1 組處方，每日或隔日 1 次，留針 30～40 分鐘，20 次為 1 療程。

2. 艾灸法：①命門、大腸俞、承扶；②中脘、神闕、氣海、足三里；③腰陽關、腎俞、承山。

方法：選 1 組處方，用艾條灸 5～10 分鐘或艾炷灸每穴 5～7 壯。隔日 1 次，15 次為 1 療程。

3. 穴位注射法：①大腸俞：承山、三陰交；②次髎、承扶、足三里。

方法：選 1 組處方，用維生素 B_{12} 注射液，每穴注入 1 毫升藥液，隔日 1 次，10 次為 1 療程。

三、皮膚科病症

（一）帶狀疱疹

【簡述】帶狀疱疹是一種病毒性皮膚病，本病症為皮膚起紅斑、水疱、皮疹累累如珠形，沿周圍神經分布區排列呈帶狀，多數水疱簇集成群，伴有神經痛，好發於胸脇，亦見於頭面及其他部位。本病驟然發病，多見於春秋季節，雖不受年齡限制，但近年以老年患病較多。一次罹患後，一般可獲免疫。偶有在局部及胸脇的隱性帶狀疱疹，只有劇疼，日輕夜重，皮膚表面並無皮疹。過度疲勞，抵抗力下降每每是本病的誘因。

中國醫學認為本病多因肝膽火鬱和脾胃濕熱內蘊，又復感受火熱時邪。肝火、濕熱與時邪相互蘊蒸，浸淫肌膚，損傷脈絡而發為疱疹。中醫對本病稱為「纏腰火丹」、「纏腰龍」、「蜘蛛瘡」。

【治法】祛風利濕，和血止痛。

【處方】1.毫針法：①曲池⁺、外關⁺、血海⁻、委中⁻、太衝⁺；②肩髃⁻、曲池⁺、血海⁺、陰陵泉⁺、行間⁺；③手三里⁺、支溝⁺、陰陵泉⁺、地機⁺、內庭⁺；④曲池⁺、孔最⁺、血海⁺、地機⁻、三陰交⁺；⑤大椎⁺、身柱⁺、靈臺⁻、夾脊⁺（胸1～7）、脾俞⁺、膈俞⁺、心俞⁺。

方法：選1組處方，每日1次，留針40分鐘，10次為1療程。

2.耳針法：神門、肺、脾、內分泌。

方法：每日1次，留針20～30分鐘，10次為1療程。

3.皮膚針法：①大椎至靈臺、夾脊（胸1～12）、曲池至合谷；②風門至膈俞、尺澤至太淵、陰陵泉至三陰交；③阿是穴（疱疹周圍上、下、左、右）、支溝至陽池。

實用針灸經驗處方手冊

方法：選 1 組處方，用梅花針叩刺，重刺激，每日 1 次，叩刺 50～60 次。10 次為 1 療程。

（二）疣

【簡述】疣是病毒感染的皮膚病，多見於青少年，以手背、顏面、足背等處為多見，以尋常疣和扁平疣為多見，尋常疣俗稱「瘊子」。中國醫學認為是血虛風燥，精氣不榮所致。

【治法】祛風和血。

【處方】1. 毫針法：①阿是⁺、曲池、合谷⁺、②四白⁺、顴髎⁺、手三里⁺、外關⁺；③阿是⁺、三陰交⁺、行間⁺。

方法：選 1 組處方，每日 1 次，留針 30 分鐘，10 次為 1 療程。

2. 穴位注射法：①曲池、外關；②足三里、三陰交。

方法：選 1 組處方，用雙黃連注射液，每穴注入 1 毫升藥液，隔日 1 次，10 次為 1 療程。

3. 皮膚針法：用梅花針輕輕叩打局部，以微出血為度，每日或隔日治療 1 次，10 次為 1 療程。

（三）真菌性皮膚病

【簡述】真菌性皮膚病是皮膚科常見疾病，是由於真菌感染所致。分為頭癬（中國醫學稱為「禿瘡」）、手癬（屬中國醫學「鵝掌風」範疇）、足癬（中國醫學中稱「臭田螺」，俗稱腳氣）、甲癬（中國醫學稱為「灰指甲」、「鵝爪風」）、股癬（中國醫學稱為「陰癬」）、體癬（中國醫學稱為「錢癬」、「圓癬」）等。

【治法】祛風和血，通經止癢。

【處方】1. 毫針法：①風池⁺、曲池、足三里⁺；②百會⁺、合谷⁺、外關⁺、八邪⁺；③血海⁺、三陰交⁺、八風⁺。

方法：依據病變選 1 組處方，每日 1 次，留針 30～40 分鐘，10 次為 1 療程。

2. 三棱針法：（1）陽白、太陽、印堂；（2）孔最、八邪；（3）血海、委中、八風。

方法：頭癬選（1）組處方，手癬選（2）組處方，股癬、足癬選（3）組處方，均用三棱針放血，每隔日1次，10次為1療程。

（四）斑　禿

【簡述】斑禿以毛髮突然發生限局性斑狀脫落為主要表現，脫落處呈圓形或橢圓形，大小不等，頭皮光滑，皮膚正常，不痛不癢，界限清楚。本病發病與精神因素、自身免疫失調等相關。因本病突然發生，無明顯誘因，如神差鬼使，故又有「鬼剃頭」之名。嚴重者頭髮、眉毛、鬍鬚等全部脫落，有時伴有睡眠障礙，無其他症狀。

中國醫學認為肝腎虧虛、陰血不足、或肝氣鬱結，血不能隨氣上榮於發而致，中醫稱「油風」、「落髮」。

【治法】調和氣血、補益肝腎。

【處方】1.毫針法：①百會┬、上星┬、頭維┬、曲池┬、合谷┬；②阿是┬、率谷┬、風池┬、手三里┬、外關┬；③百會┬、天柱┬、大椎┬、肺俞┬、心俞┬；④大椎┬、膈俞┬、肝俞┬、脾俞┬、腎俞┬、志室┬；⑤膻中┬、中脘┬、天樞┬、血海┬、足三里┬、三陰交┬。

方法：選1組處方，每日或隔日1次，留針30分鐘，20次為1療程。須治療3～5個療程。

2. 皮膚針法：①阿是、大椎至靈臺、肩髃至曲池；②百會至後頂、曲池至陽谿、風門至腎俞；③夾脊（胸1～12）、膏肓至志室、曲澤至大陵。

方法：選1組處方，用梅花針每日或隔日1次，中等刺激，每穴叩50～60次，20次為1療程。

（五）痤　瘡

【簡述】痤瘡俗稱粉刺，是一種毛囊皮脂腺的慢性炎

症，主要發生在青年男女，現代醫學認為本病與內分泌、細菌感染有關。中國醫學認為乃肺胃內熱，上薰顏面，血熱鬱滯而成。

【治法】清熱袪濕、活血化瘀。

【處方】1. 毫針法：①大椎⁺、夾脊⁺（胸1～5）、曲池⁺；②天柱⁺、崇骨⁺、肩髃⁺、手三里⁺；③風池⁺、曲池⁺、孔最⁺、魚際⁺、合谷⁺。

方法：選1組處方，隔日1次，留針30分鐘，每10分鐘做手法捻轉瀉法1次，10次為1療程。

2. 耳針法：①神門、肺、脾；②心、腎、內分泌。

方法：2組處方交替應用，每隔日1次，留針20分鐘，或用藥籽壓穴，隔2日更換1次，10次為1療程。

3. 三棱針法：①大椎、定喘；②脊柱旁反應點（用手掌在脊柱兩側摩擦數次，在第一胸椎至第十二胸椎旁開0.5～3寸範圍內，找到類似丘疹，稍突起於皮膚，針帽大小，呈灰白色、棕褐、暗紅或淺紅色，壓之不退色的反應點。）

方法：選1組處方，將上述穴位或反應點，用三棱針刺入皮內，挑出少許白色纖維，再拔火罐，有少量出血即可，針孔消毒，包紮。7天挑刺1次，6次為1療程。

（六）黃褐斑

【簡述】黃褐斑是一種以面部發生黃褐斑片為特徵的皮膚病。由於妊娠婦女及肝病患者常有黃褐斑，故又有妊娠斑、肝斑之稱。因為黃褐斑的形狀似蝴蝶，又名蝴蝶斑。本病好發於青壯年，女性多於男性。一般妊娠期黃褐斑可視為生理現象，半年至1年內不能自然消退者，可視為疾病。

本病屬於中國醫學中「黧黑斑」、「面黑皯」、「面皯皰」、「皯䵟」等病的範疇。

【治法】活血化瘀，健脾血利濕。

【處方】1.毫針法：①印堂⁺、陽白⁺、曲池⁺、顴髎－；②上星⁺、太陽⁺、頰車－、合谷⁺；③絲竹空－、下關－、血海⁺、三陰交⁺、足三里⁺；④風池－、大椎⁺、風門⁺、肺俞⁺、心俞－、肝俞－、脾俞－。

方法：選 1～2 組處方，每日或隔日 1 次，留針 30 分鐘，15 次為 1 療程。

2.耳針法：①神門、面頰、內分泌；②心、肺、肝、脾、腦穴。

方法：2 組處方，交替應用，隔日 1 次，毫針刺留 30 分鐘。或用三棱針點刺上述穴位。20 次為 1 療程。

3.穴位注射法：①風池、手三里；②天柱、曲池；③足三里、血海。

方法：選 1 組處方，用維生素 B_{12} 注射液，每穴注入 1 毫升藥液，隔日 1 次，15 次為 1 療程。

（七）銀屑病（牛皮癬）

【簡述】銀屑病是一種慢性、反覆發作、以表皮細胞過度增生為特點的常見皮膚病，俗稱「牛皮癬」。皮損為紅色斑丘疹或斑塊，其表面覆蓋著多層發亮的銀白色鱗屑，境界清楚，大多發生在四肢伸側和頭皮部位，自覺癢感，男女老少均可患病，且以青壯年為多見，男性多於女性，城市高於農村，北方高於南方。

近年研究認為，銀屑病的病因病機與遺傳因素、免疫機能異常、表皮生成障礙性疾病、病毒或鏈球菌感染，以及精神因素有關。近年來，由於皮膚免疫學的不斷發展，有人認為銀屑病的發病機理可能是有一種尚未明瞭的抗原，活化巨噬細胞和真皮肉細胞，導致產生 γ－干擾素，後者結合在角朊細胞的受體，由此引起角朊細胞 HLA–DR 及 ICAMI 表達。角朊細胞可產生多種細胞因子，如白細胞

介素 -1、白細胞介素 -3、白細胞介素 -6、白細胞介素 -8 和 TNF 及各種集落刺激因子等，促進外周血液單核細胞和淋巴細胞的生長，引起一系列免疫反應。中國醫學認為，本病成因不外乎與風、熱、寒和血熱、血燥、血瘀及肝腎不足等有關。本病屬中醫學「鬆皮癬」、「乾癬」、「蛇虱」等範疇。

【治法】活血化瘀，通經止痛。

【處方】1. 毫針法：①風池┴、曲池、太淵┴、陰陵泉┴、太白┴；②天柱┤、風門┤、肺俞┤、膈俞┤、血海┴、三陰交┴；③百會┤、印堂┤、中脘┤、天樞┤、氣海┤、足三里┤、太谿┴、太白┴、太衝┴。

2. 皮膚針法：①大椎至靈臺、夾脊（胸 1～12）、足三里至解谿、曲池至合谷；②風門至腎俞、膏肓至志室、肩髎至曲池、尺澤至太淵；③中脘至神闕、天樞至歸來、陽陵泉至懸鍾、陰陵泉至三陰交。

方法：選 1 組處方，每日 1 次，用梅花針叩刺 50～60 次，隔日 1 次，15 次為 1 療程。

3. 穴位注射法：①曲池、血海、中脘；②手三里、三陰交、天樞；③尺澤、陰陵泉、足三里。

方法：選 1 組處方，用地塞米松（5 毫克）1 毫升，利多卡因 2 毫升與注射用水 2 毫升混合注入，每穴 0.8～1 毫升藥液，隔 2 日 1 次，15 次為 1 療程。

（八）濕 疹

【簡述】濕疹是常見的病因尚不清楚的可由多種誘因引發的變態反應性疾病。在有些專著中又被稱為特殊性皮炎、異位性皮炎、遺傳過敏性皮炎等。臨床表現多種多樣。炎症的情況可分為急性（紅斑、丘疹、水疱、腫脹、滲出、糜爛、結痂等）、慢性（皮膚呈褐紅色，浸潤、肥厚、皸裂、鱗屑，或者苔蘚樣改變，脫屑性片塊等）和亞

急性三種，皮損往往呈對稱性分布，有劇烈瘙癢，慢性病程，反覆發作與難於治療等特點。引起各類濕疹的因素可能與下列幾種有關：

①體質因素：與遺傳基因有關，病人有形成 IgE 的素質，對體內外的致病因子的敏感性較常人為高，同時還易伴發與 IgE 有關的其他過敏性疾病，或家族中有這類病人的家族史等。

②精神與神經因素：由於過度精神刺激，疲勞，可引起濕疹症狀加重，尤其是慢性苔蘚化濕疹、錢幣狀濕疹。植物神經功能紊亂，肢端發涼，常是手部濕疹的原因之一。

③病灶感染：細菌、真菌與病毒物質的感染可使皮膚發生濕疹樣改變；牙齦感染，或鼻竇炎、扁桃體炎、膽囊炎、膀胱炎，也可成為慢性濕疹的誘因。

④消化系統功能障礙：胃腸功能失調可造成黏膜的分泌物吸收功能失常，使異體蛋白等過敏原進入體內而引發濕疹，同時也可造成維生素 B、維生素 C 等的缺乏，易引發濕疹。

⑤血液循環障礙：最常見的如下肢靜脈曲張及象皮腿、痔瘻等易引發下肢濕疹、肛周濕疹。

⑥內分泌與代謝紊亂：某些人的月經疹或黃體酮自家過敏性濕疹，糖尿病病人的濕疹樣皮疹，都說明內分泌與代謝性疾病也是濕疹的發病因素之一。

以上六個方面是誘發濕疹的主要因素，另外，目前已明確的直接引發的變態反應原有各種蛋白食物、花粉、皮毛、細菌等。

中國醫學認為其發病機理是由於心緒煩擾，心火內生導致血熱，或感受風濕熱邪，邪氣鬱阻於肌膚，或由於飲食不慎，脾失健運，濕從內生，鬱而化熱，濕熱相結，外

走肌膚。本病屬中醫「癬瘡」範疇，中醫根據其臨床表現及發病部位不同，又稱此病為「濕癬」、「濕瘡」、「四彎風」、「旋耳風」、「浸淫瘡」、「繡球風」、「臍瘡」等。

【治法】健脾利濕，通經止癢。

【處方】1.毫針法：①尺澤⌐、曲池⌐、合谷⌐、外關⌐、委中⌐、承山⌐；②曲澤⌐、手三里⌐、支溝⌐、中渚⌐、合陽⌐、足三里⌐；③大椎⌐、風門⌐、肺俞⌐、心俞⌐、肝俞⌐、脾俞⌐；④中脘⌐、天樞⌐、大橫⌐、氣海⌐、血海⌐、足三里⌐、三陰交⌐。

方法：選 1 組處方，每隔日 1 次，留針 30～40 分鐘，15 次為 1 療程。

2. 艾灸法：①大椎、肝俞、脾俞、腎俞、命門、志室；②中脘、神闕、氣海、關元、足三里、三陰交；③曲池、外關、合谷、足三里、豐隆、血海、地機。

方法：選 1 組處方，用艾條灸 5～10 分鐘，或用艾炷灸 5～7 壯，隔日 1 次，10 次為 1 療程。

3. 皮膚針法：①大椎至靈臺、風門至脾俞、足三里至解谿；②夾脊（胸 1～12）、膏肓至志室、陰陵泉至三陰交；③中脘至神闕、天樞至歸來、曲池至合谷。

方法：選 1 組處方，用梅花針中等叩刺 50～60 次，每日或隔日 1 次，15 次為 1 療程。

（九）接觸性皮炎

【簡述】接觸性皮炎是皮膚或黏膜接觸某些物質後，在接觸部位所發生的皮膚炎，可分為原發刺激性接觸性皮炎（亦稱毒性皮炎，系非變態反應性）和由變態反應所致的接觸性皮炎兩種，臨床所見的接觸性皮炎主要屬於後者，故本節主要討論變態反應性接觸性皮炎。本病發病率較高，在發展中國家僅次於感染性皮膚病。

引起接觸性皮炎的物質有動物性、植物性、化學性以及日常生活用品等，其他如接觸藥物的報道亦不少見。雖然接觸性皮炎的確切免疫學發病機理尚不完全清楚，但大量的研究證明，它是由 T 細胞介導的遲發超敏反應所致的一種濕疹性病變。

中國醫學認為其發病是由於素體稟賦不耐，接觸某些「有毒」物質，邪毒侵入皮膚，鬱而化熱，邪熱與氣血相搏而致。根據其接觸物的不同而有不同名稱。如因漆刺激引起者名「漆瘡」，因貼膏藥引起的名「膏藥」風，因接觸馬桶引起者稱「馬桶癬」等，皆屬本病範疇。

【治法】祛風和血。

【處方】1.毫針法：①大椎⁻、身柱⁻、風門⁻、肺俞⁻、外關⁺、合谷⁺；②尺澤⁻、孔最⁻、血海⁻、地機⁻、三陰交⁻；③曲澤⁻、內關⁻、足三里⁻、豐隆⁻、太白⁺、委中⁺。

方法：選 1 組處方，留針 40 分鐘，每日 1 次，10 次為 1 療程。

2.穴位注射法：①曲池、三陰交；②孔最、足三里；③風門、心俞。

方法：選 1 組處方，用地塞米松（5 毫克）1 毫升，利多卡因 2 毫升與注射用水 2 毫升混合，每穴注入 08～1 毫升藥液，隔日 1 次，10 次為 1 療程。

（十）藥　疹

【簡述】藥疹又稱藥物性皮炎，是指藥物由內服、注射、吸入、外用等途徑進入人體，在皮膚黏膜上引起的炎症反應。其臨床表現多種多樣，同一藥物在不同的個體可發生不同的症狀，而同一臨床表現又可以是由不同的藥物所致。一般藥疹多於用藥 7～10 天後經過致敏而出現，但如既往用過同類藥物的患者，可在再次用藥後數小時或 1～2 日內迅速出現。

常見的藥疹皮膚表現有以下各型：蕁麻疹及血管性水腫型、猩紅熱樣或麻疹樣發疹型、剝脫性皮炎或紅皮病型、大疱性表皮鬆解萎縮壞死型、固定性藥疹型、多型紅斑型、紫癜型、系統性接觸性皮炎型、光敏皮炎型、扁平苔蘚樣皮疹型、痤瘡樣疹型以及血管炎型，其中以固定性藥疹型為較常見，而以大疱性表皮鬆解萎縮壞死型為最嚴重。除皮疹外，有些藥疹可合併全身症狀，癢是最常見和最明顯的全身症狀。嚴重者會累及機體各個系統。

中國醫學近年研究，認為本病的發病機理為先天稟賦不耐，邪毒內侵，或脾濕不運，蘊濕生熱，或風、濕、熱蘊蒸，復受藥物毒邪，濕熱毒邪鬱於肌膚，或鬱久化火，血熱妄行，溢於肌表，甚則毒邪熾盛，氣血兩燔，客於營血，內攻臟腑，久而陰液耗竭，陰損及陽，而出現危候。本病屬「中藥毒」的範疇。

【治法】活血化瘀，通經解毒。

【處方】1. 毫針法：①曲池⁻、內關⁻、血海⁻、地機⁻；②尺澤⁻、外關⁻、血海⁻、三陰交⁻；③水溝⁻、勞宮⁻、三陰交⁻、太衝⁻、湧泉⁻。

方法：選 1 組處方，每日 1 次，留針 20～30 分鐘，5 次為 1 療程。

2. 穴位注射法：①曲池、足三里；②尺澤、三陰交；③大椎、身柱、肺俞。

方法：選 1 組處方，用維生素 B_1 或 B_{12} 注射液，每穴注入 1 毫升藥液，隔日 1 次，5 次為 1 療程。

（十一）蕁麻疹

【簡述】蕁麻疹是一種常見的以風團為主要表現的多數與變態反應有關的皮膚病。從發病機理上可分為兩型：變態反應型與非變態反應型：一些藥物、食物、化學物、酶及組織損傷等，可直接使肥大細胞釋放組胺等介質，引

起蕁麻疹。另外，遺傳在本病的發生中亦是重要的因素。

中國醫學認為本病與感受風邪關係密切，風為百病之長，善行而數變，風不可獨傷人，而又易與寒或熱相搏，客於肌膚，則起風疹。素體虛弱，或因病致氣血不足，血虛則可生風，或風邪乘虛而入，客於肌膚而發疹；內傷七情，沖任不調，營血不足，肝腎失養，生風化燥，阻於肌膚，亦可發疹，稟賦不足，不耐膏粱發性之物，導致胃腸不和，蘊濕生熱，鬱於肌膚，亦為常見的病理機制。中醫稱本病為「風疹塊」、「風疹」或「癮疹」。

【治法】疏風散寒，理氣和血。

【處方】1. 毫針法：①大椎﹢、風池﹢、風門﹢、肺俞﹢、曲池﹢、血海﹢；②曲池﹢、合谷﹢、外關﹢、風市﹢、血海﹢、陰陵泉﹢、地機﹢；③中脘﹣、氣海﹣、關元﹣、天樞﹣、足三里﹢、三陰交﹢；④風池﹢、天柱﹢、大椎﹢、身柱﹢、風門﹣、肺俞﹣、心俞﹣、膈俞﹣、肝俞﹣、脾俞﹣、腎俞﹣、委中﹢。

方法：選 1 組處方，每日 1 次，留針 30～40 分鐘，10～15 次為 1 療程。

2. 艾灸法：①曲池、陽池、行間、解谿；②手三里、外關、太衝、三陰交。

方法：2 組處方交替應用，艾條灸 5 分鐘或艾炷每穴每次各灸 3 壯，一般每日灸 1 次，至症狀完全消失停灸。本法適用於慢性患者。

3. 穴位注射法：①大椎、曲池；②身柱、手三里；③血海、三陰交；④足三里、懸鍾。

方法：選 2 組處方，交替應用，用地塞米松（5 毫克）1 毫升，利多卡因 2 毫升與注射用水 2 毫升混合注入，每穴 1 毫升，隔日 1 次，10 次為 1 療程。

（十二）天疱瘡

【簡述】天疱瘡是一組以表皮內棘細胞鬆解為特點的

自身免疫性大疱性皮膚病，病程緩慢，容易發作，嚴重者可危及生命。其特徵是在正常皮膚或黏膜上出現鬆弛性水疱，尼科耳斯基徵陽性。一般分為尋常性、增殖性、落葉性及紅斑型四種類型。臨床以紅斑性天疱瘡較常見，皮疹好發於頭部、面中部及胸背中部，表現為紫紅斑片，有鬆弛大疱，很快乾枯結痂成污垢痂皮的鱗屑損害，易誤診為脂溢性皮炎、紅斑狼瘡等。

中國醫學認為本病是濕、熱、毒邪侵入氣血而致病。屬「浸淫瘡」範疇。

【治法】益氣養陰，清熱解毒。

【處方】1. 毫針法：①大椎⌐、身柱⌐、靈臺⌐、曲池⌐、外關⌐、太谿⌐、太白⌐；②風池⌐、風門⌐、肺俞⌐、心俞⌐、膈俞⌐、脾俞⌐、委中⌐；③印堂⌐、承漿⌐、中脘⌐、氣海⌐、天樞⌐、足三里⌐、三陰交⌐、中衝↓、隱白↓。

方法：選 1 組處方，每日 1 次，留針 30 分鐘，20 次為 1 療程。

2. 穴位注射法：①曲池、三陰交、太谿；②手三里、支溝、血海。

方法：選 1 組處方，用維生素 B_{12} 注射液或雙黃連注射液，每穴注入 1 毫升藥液，隔日 1 次，15 次為 1 療程。

(十三) 丹 毒

【簡述】丹毒是由溶血性鏈球菌從皮膚或黏膜的細微破損處侵犯皮內網狀淋巴管所引起的彌漫性炎症，局部皮色鮮紅，與周圍健康組織界限清楚，一般不化膿，但有復發傾向。由於發病時皮膚突然變赤，狀如塗丹，故名丹毒。

中國醫學認為本病多由脾胃濕熱蘊結，下流足脛；或風邪熱毒外襲，以致血分生熱，鬱於肌膚而致，根據其發病時局部紅、腫、熱、痛、色如赤丹、界限分明的特點，

屬於中醫學中「流火」、「抱頭火丹」、「赤游丹」等症的範疇。

【治法】清熱解毒，通絡涼血。

【處方】1. 毫針法：①曲池⁻、支溝⁻、陽池⁻、陰陵泉⁻、三陰交⁻、隱白↓；②肩髃⁻、手三里⁻、外關⁻、地機⁻、內庭⁻、厲兌↓；③曲澤⁻、勞宮⁻、後谿⁻、血海⁻、委中↓；④大椎⁻、身柱⁻、心俞⁻、膈俞⁻、中脘⁻、天樞⁻、上巨虛⁻、內庭⁻。

方法：選 1 組處方，每日 1 次，留針 30～40 分鐘，10 次為 1 療程。

2. 三棱針法：①阿是（病變周圍）、隱白、厲兌；②四縫、少商、商陽。

方法：2 組處方交替應用，阿是穴在病變四周用三棱針點刺微出血即可；三棱針速刺四縫，擠出黏液。病在左側刺左手，病在右側刺右手，病在中刺兩手。病輕時只刺中指 1 穴即可。

其餘穴位均用三棱針點刺出血，隔日 1 次，直至症狀消失為止。

3. 穴位注射法：①曲池、外關、三陰交；②血海、豐隆、懸鍾。

方法：選 1 組處方，隔日 1 次，用利多卡因 2 毫升，地塞米松 1 毫升（5 毫克）與注射用水 2 毫升混合注入，每穴 0.8～1 毫升，10 次為 1 療程。

（十四）癤　腫

【簡述】癤是金色葡萄球菌自毛囊或汗腺侵入所引起的單個毛囊及其所屬皮脂腺的急性化膿性感染，炎症常擴展到其周圍的皮下組織。本病可發生於任何有毛囊的皮膚區，但以頭面部、頸部、胸背和臀部等易受摩擦部位多見。初起為一個疼痛性紅色丘疹，繼而擴大形成半球形結

節，數日後其中央軟化形成黃白色膿栓，最後潰破流出膿液而逐漸癒合，留有瘢痕，或炎性腫塊逐漸吸收而痊癒。

中國醫學認為本病多因恣食膏粱厚味及醇酒辛辣，致使臟腑蘊熱，毒從內生；或因肌膚不潔，外傷感染，氣血壅阻經絡而成。本病屬於中國醫學「癤」、「疔瘡」、「瘡」等的範疇。

【治法】清熱解毒，通經止痛。

【處方】1.毫針法：①身柱⁺、靈台⁺、合谷⁺、委中⁺；②商陽↓、迎香⁺；③少商↓、中府⁺；④中衝↓、曲澤⁺；⑤大敦↓、期門⁺；⑥厲兌↓、足三里⁺；⑦足竅陰↓、陽陵泉⁺；⑧至陰↓、委中⁺；⑨印堂⁺、承漿⁺、顴髎⁺、合谷⁺、外關⁺。

方法：依據發病部位選 1 組處方，在局部先用毫針「癤腫」四周沿皮刺後立即出針，其餘穴位留針 20～30 分鐘，隔日 1 次，3～5 次為 1 療程。

2.艾灸法：①阿是（癤腫局部）、曲池；②阿是（癤腫局部）、血海。

方法：上肢及面部選①組處方，下肢選②組處方，用艾條灸 5～10 分鐘，艾炷灸 5～7 壯，每日 1 次，3～5 次為 1 療程。

（十五）皮下囊蟲病

【簡述】皮下囊蟲病是人感染囊蟲蟲卵後，囊蟲的幼蟲寄生於肌肉或皮下的疾病。在皮下可摸到一堅硬的結節，如黃豆粒大小，可活動，有壓痛。

【治法】通經散結。

【處方】1.毫針法：①阿是⁺（即囊蟲結節部）、曲池⁺；②阿是⁺、血海⁺；③阿是⁺、足三里⁺。

方法：選 1 組處方，以阿是，即囊蟲結節為中心刺點，左手拇、食二指固定囊蟲結節，右手持 26 號針，直刺

入囊蟲結節中心，順向大幅度捻轉 10 餘週出針即可，或刺入後用針尖向囊蟲結節中心搗刺數針，再大幅度捻轉後出針。隔日 1 次，一般 5～7 次為 1 療程。

2. 艾灸法：①阿是、三陰交；②阿是、曲池；③阿是、神闕。

方法：選 1 組處方，用艾炷灸每穴 7～9 壯，每日 1 次，10 次為 1 療程。

（十六）皮膚瘙癢症

【簡述】皮膚瘙癢症是指皮膚無原發性損害，只有瘙癢及因瘙癢而引起的繼發性損害的一種皮膚病。本病好發於老年及成年人，性別無明顯差異。多見於冬季。臨床症狀常在腹部兩側，少腹部、會陰部及四肢外側或內側出現奇癢，每誘使病人用手指抓癢而發生皮膚更加發癢，夜重日輕。

中國醫學認為由於風、濕之邪鬱於肌膚而發病，屬「風瘙癢」、「癢風」的範疇。

【治法】袪風止癢。

【處方】1. 毫針法：①肩髃￢、手三里￢、外關￢、後谿￢；②肩髎￢、曲池￢、支溝￢、中渚￢；③曲澤￢、外關￢、合谷￢、孔最￢、勞宮￢；④環跳￢、風市￢、懸鍾￢、申脈￢、太谿￢；⑤血海￢、陰陵泉￢、三陰交￢、公孫￢；⑥風府￢、百會￢、大椎￢、身柱￢、風門￢、肺俞￢、心俞￢、膈俞￢。

方法：依據患病部位，選 1 組處方，每日或隔日 1 次，留針 30 分鐘，10 次為 1 療程。

2. 穴位注射法：①關元、足三里；②百蟲窩、三陰交；③肩髃、支溝；④曲池、外關。

方法：依據部位選 1 組處方，腹部及會陰部用①處方，下肢選②處方，上肢選③④處方，均用維生素 B_{12} 注射液，每穴注入 1 毫升藥液，每日或隔日 1 次，10 次為 1

療程。

3. 皮膚針法：①曲池至合谷、曲澤至大陵；②血海至三陰交、足三里至解谿；③風門至脾俞、大椎至靈台、膏肓至志室；④神闕至曲骨、天樞至歸來。

方法：依據患病部位選 1 組處方，用梅花針叩刺 50～60 次，每日 1 次，20 次為 1 療程。

（十七）雞　眼

【簡述】雞眼是足部長期受擠壓或摩擦而發生的圓錐形角質增生物。是一種常見病，多在趾緣和腳底前等處生長，略高於皮膚面的硬結，硬結中心為一圓形的角化組織，形似雞眼，其尖端向內生長，行走或按壓時疼痛。在中國醫學中稱「雞眼」、「肉刺」等。

【治法】通經散結。

【處方】1. 毫針法：阿是穴（雞眼處）。

方法：局部消毒，用 0.5～15 寸毫針刺入雞眼中心基底部，留針 20～30 分鐘。取針後擠壓針孔使其微出血，再用膠布貼敷，以防感染。3 日 1 次，一般 3 次後，病人感覺疼痛消失。經 20 日左右自行脫落而癒。

2. 三棱針法：阿是穴（雞眼周圍處取穴）。

方法：常規消毒後，在雞眼周圍取 2～4 點，三棱針以 45°角斜刺入雞眼至基底部，微出血即可。為避免痛苦，可採用局麻。

3. 艾灸法：阿是穴（雞眼處取穴）。

方法：先用溫水浸泡患處 30～45 分鐘，使皮膚軟化，然後用 75％酒精棉球消毒皮膚，再用刀片削去老皮為目的，但不要削痛、出血。在上述處置之後，根據雞眼大小選不同大小艾炷，將艾炷直接放在雞眼上，點燃艾炷尖端，自行燃燒，待局部有灼痛時，用鑷子夾掉，再放 1 壯，連續灸 5～7 壯，每日 1 次。

4.火針法：阿是穴（雞眼處取穴）。

方法：囑患者仰臥位，術者右手持5分毫針1根，左手將患者雞眼捏緊，酒精燈一盞，將5分毫針燒紅，立即刺入雞眼中央硬索處0.5～1公分深度後即可拔針。針刺後無需包紮，待20～30天後雞眼可自行脫落，一般只刺1次。

（十八）凍　瘡

【簡述】凍瘡指機體因受嚴寒侵襲引起的損傷，凍瘡好發於手背、足跟、趾伸面、鼻尖、耳廓、面頰等部位，因為這些部位的皮膚血管比較豐富，容易散熱，表現為：局部皮膚蒼白，發紺，水腫，刺癢灼痛；或腫痛、出現水疱；或局部皮膚發黑、壞死，感覺麻木；甚則潰破、脫落等症狀。

中國醫學認為素休陽虛，正氣不足，寒邪侵襲而致，屬「凍傷」的範疇。

【治法】通經活絡、散寒止痛。

【處方】1.毫針法：①百會┬、中脘┬、曲池┬、合谷┬；②關元┬、天樞┬、足三里┬、三陰交┬；③阿是┬、心俞┬、膈俞┬、肝俞┬、脾俞┬。

方法：選1組處方，留針30分鐘，隔日1次，10次為1療程。

2.艾灸法：①阿是（凍瘡局部）、曲池；②阿是（凍瘡局部）、足三里。

方法：2組處方交替應用，將點燃的艾條，直接接觸患處，每秒快速點灸2～3次為宜，治療時患處有灼熱或輕度灼痛感，但不留瘢痕。

隔日1次，5次為1療程。反覆發作的凍瘡應在每年「秋分」時節開始「灸療」，對預防冬季復發有良好效果。

四、婦科病症

（一）痛　經

【簡述】凡是經期或行經前後，發生下腹疼痛或痛引腰骶，以致影響工作及日常生活者稱痛經。痛經分原發性與繼發性兩種，前者指生殖器官無器質性病變，亦稱功能性痛經；多見於未婚或未孕婦女，往往在婚育後自癒。身體虛弱，有慢性病、精神緊張、感覺過敏的婦女，常有痛經。此外，還與子宮痙攣性收縮等原因有關。後者指因生殖器官器質性病變所引起的痛經，如子宮內膜異位症、盆腔炎、子宮黏膜下肌瘤等。本病嚴重者伴有腰痛、噁心、嘔吐、甚則昏厥。

中國醫學認為本病多與氣滯血瘀、寒濕凝滯、氣血虛弱或肝腎虧損等有關，屬「經行腹痛」、「痛經」的範疇。本病為世界衛生組織（WHO）於 1996 年 11 月在義大利米蘭會議通過的 64 種針灸適應症之一。

【治法】活血化瘀，通經止痛。

【處方】1. 毫針法：①血海⊥、三陰交⊥、太谿⊤、太衝⊤；②足三里⊤、三陰交⊥、地機⊥、懸鍾⊥；③次髎⌐、腎俞⊤、志室⊤、命門⊤、大腸俞⌐；④中極⌐、歸來⌐、血海⊥、地機⊥；⑤天樞⌐、關元⊤、大赫⊤、足三里⊤、合谷⊤；⑥水溝⊥、內關⊥、合谷⊥、勞宮⊥。

方法：選 1 組處方，在月經前 5～7 天開始針刺，每日 1 次，留針 20～30 分鐘，10 次為 1 療程。連針 3 個療程。出現疼痛嘔吐或昏厥時，選第⑥組處方，留針 1 小時。

2. 艾灸法：①神闕、關元、歸來；②天樞、氣海、子宮；③中極、大赫、三陰交；④命門、腎俞、次髎、承山、至陰。

方法：選 1 組處方，在月經前 3 天開始，用艾條灸，

每穴 5 分鐘或艾炷灸 5～7 壯，至月經停止為 1 療程，可進行 2～3 個療程。

3. 穴位注射法：①血海、三陰交、懸鍾；②足三里、太白、太衝；③次髎、承山、三陰交；④地機、足三里、申脈。

方法：選 1 組處方，用利多卡因 1 毫升與注射用水 2 毫升混合注入，每穴 0.5 毫升藥液，每日 1 次，5～10 次為 1 療程。

4. 耳針法：處方：子宮，神門，交感。

方法：強刺激，每天 1～2 次，直至經淨，也可針刺 1 側，用藥籽貼敷另 1 側，頻頻按壓，以痛為佳。

（二）白帶異常

【簡述】白帶是由陰道黏膜滲出物、宮頸腺體及子宮內膜分泌物混合而成，內含陰道上皮脫落細胞、白細胞和一些非致病性細菌。如果白帶的色、質、量發生異常改變稱為白帶異常。其原因有多種：

①膿性白帶。色黃或黃綠，如膿樣，有臭味，由感染造成，例如：慢性宮頸炎、子宮內膜炎等。

②豆腐渣樣白帶，是霉菌性陰道炎的特徵。

③血性白帶，應警惕宮頸癌、宮體癌等惡性腫瘤。還有其他等等。

中國醫學認為白帶異常的病因病機可分為實熱證和虛寒證兩類。實熱證為濕毒或濕熱，虛寒證為脾虛和腎陰不足。濕毒型為感染不潔，濕毒內蘊，蘊而化熱，多屬感染性疾病，如子宮內膜炎，宮頸炎等。濕熱型為平素形體豐腴，屬於濕體，復因感受濕邪，濕戀下焦，久而化熱。或由脾運不健，聚而生濕，也可濕戀下焦，久而化熱。或由脾運不健，聚而生濕，也可濕戀下焦，久而化熱。脾虛型為平素形體消瘦，脾氣虛弱，復因飲食不節，勞倦過度，

重傷脾氣，運化失常，聚而生濕。腎虛型為平素腎陰不足，下元虧損，沖任不固，帶脈失約。

白帶異常的辨證分型可分實熱證和虛熱證。實熱證的辨證為帶下稠厚、色黃，或黃綠夾雜，或黃赤夾雜。實熱證的濕毒型證候為帶下稠厚如膿液（膿性分泌物），或黃綠色夾雜，或黃赤色夾雜。多伴有陰部瘙癢，小便短赤，口苦，苔黃脈數。濕熱型的證候為帶下稠黏，色黃，苔黃，口乾或苦或甜，小便黃赤而有熱感。虛寒證的辨證為帶下清稀，色白或淡黃。本病屬中醫的「帶下」範疇。

【治法】調脾不健、散熱解虛。

【處方】1. 毫針法：①帶脈┘、陰陵泉┘、地機┘；②關元┬、中極┬、太谿┬；③次髎、膀胱俞┘、三陰交┘；④肝俞┬、脾俞┬、腎俞┬、三陰交┬；⑤命門┘、腰陽關┘、環跳┴、懸鍾┴、丘墟┴。

方法：選 1 組處方，每日或隔日 1 次，留針 30～40 分鐘，15 次為 1 療程。

2. 艾灸法：①命門、腎俞、血海；②帶脈、足三里、三陰交；③神闕、關元、歸來。

方法：選 1 組處方或 3 組處方交替應用，用艾條灸每穴 5 分鐘，艾炷灸 5～7 壯，隔日 1 次，10 次為 1 療程。

3. 穴位注射法：①子宮、足三里；②歸來、陰陵泉；③關元、中極、三陰交。

方法：選 1 組處方，用維生素 B_{12} 注射液，每穴注入 1 毫升藥液，隔日 1 次，10 次為 1 療程。

（三）閉　經

【簡述】凡年過 18 歲，月經尚未來潮者稱為原發性閉經，凡以往已有過正常月經，現月經連續 3 個月以上不來潮者稱為繼發性閉經。妊娠期、哺乳期、絕經期後各時期，月經不來潮稱為生理性閉經。病理性閉經發病原因較

為複雜，常與內分泌、神經、精神因素有關。

中國醫學認為本病可因血枯與血滯所致，前者多虛，多由腎氣虛耗，陰血不足，沖任脈絡空虛所致。其因多緣於多產，失血，傷津，虛勞及憂思等；後者多實，多因肝鬱氣滯，瘀阻脈絡，沖任不調而然。屬「經閉」、「閉經」、「經閉不通」、「月事不來」、「女子不月」、「血枯」等範疇。

【治法】調補肝腎、補益氣血。

【處方】1. 毫針法：①肝俞ᴛ、脾俞ᴛ、腎俞ᴛ、次髎ᴛ、三陰交ᴛ；②中脘ᴛ、天樞ᴛ、子宮ᴛ、關元ᴛ、足三里ᴛ；③氣海ᴛ、關元ᴛ、歸來ᴛ、陰陵泉ᴛ、三陰交ᴛ、太谿ᴛ。

方法：選 1 組處方，留針 30 分鐘，每日或隔日 1 次，10 次為 1 療程。

2. 耳針法：肝、腎、脾、神門、內分泌。

方法：隔日 1 次，留針 20 分鐘，或用藥籽壓穴，10 次為 1 療程。

3. 艾灸法：①神闕、氣海、歸來、足三里；②關元、子宮、上巨虛、三陰交。

方法：2 組處方交替應用，艾條灸每穴 5 分鐘或艾炷灸 5～7 壯，隔日 1 次，10 次為 1 療程。

（四）子宮脫垂

【簡述】子宮脫垂即子宮從正常位置沿陰道下降，子宮頸外口達坐骨棘水平以下，甚者子宮同陰道前後壁一起脫出陰道口外。臨床根據脫垂程度的輕重分為三度。

初起時自覺症狀不明顯，輕度子宮脫垂時在用力、咳嗽、久蹲久立時感到陰部不適。重度子宮脫出陰道外，甚至陰道壁一起脫出，休息後亦難回復，甚者無法還納，給患者帶來極大痛苦。

子宮脫垂常由綜合因素造成，分娩時，過早下地、急

產、滯產；產後不注意保健；如產後經常仰臥，子宮常向後傾；過早參加勞動。或有慢性咳嗽、習慣性便秘，或長期從事蹲站工作，引起向下移位。子宮脫垂常發生於中老年，或在經絕後加劇。

子宮脫垂患者有腰酸和下垂感，並在行走和勞動時加重。病情較重時，自覺似有塊狀物從陰道脫出，臥床休息後回縮變小。隨著病情的加重，脫出塊狀物逐漸增大，且不再自動回縮，必需用手推納。最嚴重者，一起立，塊狀物就脫出外面。脫出的塊狀物即子宮頸，由於長期暴露在外，易破損、感染或潰爛。常伴尿頻、排尿困難、尿瀦留或尿失禁和月經過多。

中國醫學認為，本病由於中氣下陷，沖任不固或產後過早勞動以及長時間站立，下蹲所致。屬於「陰挺」範疇。

【治法】益氣升陽，補脾固攝。

【處方】1. 毫針法：①中脘T、天樞T、子宮T、足三里T；②百會T、關元T、歸來T、足三里T；③次髎、志室T、承山T、三陰交T、照海T；④帶脈T、子宮T、大赫T、中極T、陰陵泉T、三陰交T。

方法：選 1 組處方，留針 30～40 分鐘，每 10 分鐘，施呼吸補瀉補法 1 次，每日或隔日 1 次，20 次為 1 療程。

2. 艾灸法：①神闕、氣海、歸來；②天樞、子宮、關元；③中極、大赫、三陰交。

方法：選 1 組處方，或 3 組處方交替應用，每日或隔日 1 次，用艾條灸每穴 5 分鐘，艾炷灸 5～7 壯，15 次為 1 療程。

3. 穴位注射法：①歸來、關元、足三里；②子宮、中極、三陰交；③次髎、承山、陰陵泉。

方法：選 1 組處方，用維生素 B_{12} 注射液，每穴注入 1

毫升藥液，隔日 1 次，15 次為 1 療程。

4. 耳針法：處方：子宮，腎，皮質下（均雙側，針刺）。

方法：中強刺激，每天或隔天 1 次，也可針刺 1 側，用藥籽貼敷 1 側，每天按壓 3～5 次，以痛為度。

（五）功能失調性子宮出血

【簡述】本病又稱為功能失調性月經紊亂，簡稱「功血」，指內分泌調節系統的功能失常所導致月經的紊亂和出血異常。本病是婦科常見病，分為無排卵功血和有排卵功血兩種，前者約占功血的 80％，最常見於青春期和更年期，後者大多數發生於生育年齡的婦女。

中國醫學認為本病多因素體陰虛，沖任不固，統血無力，或思慮過度，損傷心脾，心脾氣虛則不能統攝血液，亦有鬱怒傷肝，氣分逆亂以致血不循經而發病。屬於「崩漏」、「血崩」的範疇。

【治法】活血行瘀，健脾理氣。

【處方】1. 毫針法：①血海⁺、三陰交⁺、太衝⁺、隱白⁺；②中極⁺、歸來⁺、三陰交⁺、太衝⁺；③中脘⁻、天樞⁻、大橫⁻、子宮⁻、足三里⁻；④血海⁺、地機⁺、三陰交⁺、太谿⁺、然谷⁺；⑤肝俞⁻、脾俞⁻、腎俞⁻、次髎、三陰交⁺、隱白⁺。

方法：依據辨經選穴，選 1 組處方，每日 1 次，留針 30～40 分鐘，10 次為 1 療程。

2. 皮膚針法：①地機至三陰交、神闕至中極、天樞至歸來；②夾脊（腰 1～5）、膈俞至腎俞、委中至承山；③氣海至曲骨、足三里至解谿、血海至地機。

方法：選 1 組處方，用梅花針中等刺激叩刺 60～80 次，每日 1 次，10 次為 1 療程。

3. 耳針法：處方：子宮、皮質下、卵巢、內分泌。

方法：用毫針刺，留針 20 分鐘，或用藥籽壓穴，每隔日 1 次，10 次為 1 療程。

4. 艾灸法：①中極、神闕、三陰交；②關元、大赫、隱白、大敦。

方法：選 1 組處方，用艾條灸每穴 5 分鐘或用艾炷灸 5～7 壯，每日或隔日 1 次，10 次為 1 療程。

（六）外陰瘙癢

【簡述】外陰瘙癢是指由多種原因引起的一種症狀。瘙癢多發生在陰蒂、小陰唇區，嚴重者可波及整個外陰部及肛門周圍。瘙癢程度不一，嚴重者坐臥不安，以致影響工作、生活和睡眠。引起外陰瘙癢原因複雜，主要有慢性局部刺激、原發於外陰的疾病及全身因素。

中國醫學認為，本病多因脾虛濕盛，鬱久化熱、濕熱蘊結，注下焦而致。屬中醫的「陰癢」、「陰門瘙癢」範疇。

【治法】利濕止癢。

【處方】1. 毫針法：①上髎⁻、膀胱俞⁻、委中⁻、崑崙⁻；②中髎⁻、白環俞⁻、承山⁻、至陰⁻；③中極⁻、曲骨⁻、大赫⁻、血海⁻、風市⁻、地機⁻、三陰交⁻。

方法：選 1 組處方，留針 30～40 分鐘，每日 1 次，10 次為 1 療程。

2. 皮膚針法：①環跳至風市、血海至陰陵泉、天樞至歸來；②陽陵泉至懸鍾、地機至三陰交、關元至曲骨。

方法：2 組處方交替應用，用梅花針叩刺 60～80 次，每日 1 次，10 次為 1 療程。

3. 穴位注射法：①血海、關元；②三陰交、中極；③陰陵泉、大赫。

方法：選 1 組處方，用利多卡因 1 毫升與注射用水 2 毫升混合注入，每穴 0.8～1 毫升藥液，隔日 1 次，10 次為

1療程。

（七）妊娠嘔吐

【簡述】孕婦在妊娠早期（6週左右）時，常有輕度噁心、嘔吐，至妊娠 10～12 週一般自然消失，不影響健康。如嘔吐頻繁，甚至不食亦吐，吐出膽汁或血而出現脫水、電解質紊亂等，稱為妊娠劇吐，原因尚不明，多見於精神過度緊張、神經系統不穩定的年輕初孕婦。

中國醫學認為本病多因胃氣虛、肝熱犯胃或痰滯而致，屬中醫的「妊娠惡阻」範疇，又稱「子病」、「病食」等。

本病為世界衛生組織（WHO）於 1996 年 11 月在義大利米蘭會議通過的 64 種針灸適應症之一。

【治法】理氣止嘔。

【處方】1. 毫針法：①膻中⊤、中脘⊤、內關⊤；②上脘⊤、梁門⊤、足三里⊤；③中脘⊢、內關⊢、太衝⊢、公孫⊥；④上脘⊥、陰陵泉⊥、豐隆⊥、三陰交⊥。

方法：選 1 組處方，留針 40 分鐘，每日 1 次，3～5 次為 1 療程。

2.耳針法：胃、神門、內分泌。

方法：用毫針刺，每日 1 次，留針 20 分鐘，3～5 次為 1 療程。

3.穴位注射法：①曲池、足三里；②手三里、豐隆。

方法：2 組處方交替應用，每日 1 次，用維生素 B_6（100 毫克）2 毫升，每穴注入 0.5 毫升注射液，2～3 次為 1 療程。

（八）急性乳腺炎

【簡述】急性乳腺炎為急性化膿性細菌（以金黃色葡萄球菌多見）致病，多發於初產婦，多由乳腺管不暢通以及哺乳時未完全吸盡，乳汁積聚在乳房內形成塊狀物，當

乳頭被嬰兒吸破，病菌由此侵入乳房，破壞乳腺，引起化膿。臨床表現為患側乳房脹痛或搏動性疼痛，伴紅腫，摸之灼熱，可觸及結塊，有明顯壓痛，或伴有全身反應，如發熱、怕冷、同側腋窩淋巴結腫大、白細胞增多等等。

中國醫學認為由於產後乳絡阻塞，導致乳汁積滯外流不暢，瘀而成癰，還認為亦有因情志內鬱，肝氣不舒，脾胃失調，陽明積熱，以致經絡阻塞，氣血凝滯，而成腫塊，熱盛成膿，而致本病。中醫屬「乳癰」的範疇。

【治法】活血化瘀，通經止痛。

【處方】1. 毫針法：①大椎＋、天宗＋、膻中＋、肩髃＋、曲池＋、外關＋；②肩井＋、膻中＋、上脘＋、足三里＋、合谷＋；③膻中＋、乳根＋、膺窗＋、內關＋、手三里＋。

方法：選 1 組處方，留針 40～60 分鐘，每 10 分鐘施呼吸補瀉的瀉法 l 次，每日 1 次，5～6 次為 1 療程。

2. 耳針法：乳腺，胸，內分泌，腎上腺。

方法：中強刺激，每天 1～2 次，也可針刺 1 側，用藥籽貼敷另 1 側，頻頻按壓，以痛為佳。

3. 穴位注射法：①天宗、足三里；②乳根、曲池。

方法：2 組處方交替應用，每日 1 次，用雙黃連注射液，每穴注入 1 毫升藥液，6 次為 1 療程。

（九）乳腺小葉增生

【簡述】乳腺小葉增生又稱囊性乳腺病，是婦女多發病之一，常見於 25～40 歲之間，此病的發生與內分泌功能紊亂，尤其與卵巢功能失調密切相關。臨床表現為乳房脹痛或刺痛，一側或兩側乳房中發生多個大小不等的圓形結節，結節與周圍組織分界不很清楚，但結節可以活動，表面光滑。脹痛多在經前加劇，經後減輕，亦可因情志變化而消長。常兼有胸悶，噯氣等症狀。

中國醫學認為多因肝氣橫逆、脾失健運、胃失和降、

濕痰氣血互結於乳房而成腫塊。中醫屬於「乳癖」的範疇。

【治法】調和脾胃，舒肝理氣。

【處方】1.毫針法：①膻中┤、膺窗┤、中脘┤、足三里┴、太衝┴；②天宗┤、肩井┤、肝俞┤、脾俞┤、胃俞┤、承山┴；③膻中┤、中脘┤、乳根┤、期門┤、梁丘┤、血海┤、太衝┴。

方法：選1組處方，每隔日1次，留針30～40分鐘，15次為1療程。

2.穴位注射法：①天宗、肝俞、豐隆；②乳根、中脘、足三里。

方法：選1組處方，或2組處方交替應用，隔日1次，用維生素 B_{12} 注射液，每穴注入1毫升藥液，15次為1療程。

（十）產後乳汁不足

【簡述】產後乳汁不足係指婦女無乳或乳汁分泌量少，不能滿足嬰兒的需要。常與產婦平素體弱、營養不良或情志失調等因素有關。

中國醫學認為產後乳汁不足，多為身體虛弱，氣血生化之源不足，亦有由於突然情志拂逆，氣機不暢，乳汁運行受阻所致。前者屬於虛證，後者屬於實證。屬中醫的「缺乳」、「乳少」、「無乳」等範疇。

【治法】補益氣血，通經催乳。

【處方】1.毫針法：①膻中┬、中脘┬、足三里┬；②中脘┤、天樞┤、合谷┬、曲池┬；③天宗┤、心俞┤、膈俞┤、肝俞┤、三陰交┬；④膻中┤、膺窗┤、乳根┤、足三里┬、三陰交┬、合谷┤、少澤↓。

方法：選1組處方，每日1次，留針30～40分鐘，5次為1療程。

2. 艾灸法：①膻中、膺窗、乳根、三陰交；②天宗、心俞、膈俞；③膻中、中脘、曲池、足三里。

方法：選 1 組處方，或 3 組處方交替應用，用艾條灸每穴 5 分鐘，艾炷灸 5～7 壯，每日 1 次，5～7 次為 1 療程。

（十一）胎位不正

【簡述】胎位不正指胎臀向骨盆的臀位，或胎兒縱軸與母體骨盆軸垂直的橫位，是造成難產的原因之一。

針灸糾正胎位，適用於在妊娠 7 個月後的孕婦。

本病為世界衛生組織（WHO）於 1996 年 11 月在義大利米蘭會議通過的 64 種針灸適應症之一。

【治法】糾正胎位。

【處方】1. 至陰。2. 隱白、血海。

方法：先用至陰穴艾灸 10～15 分鐘，每日 1～2 次，至胎位轉正為止，不配合針。第 2 組處方，留針 30 分鐘，或艾灸。每日 1 次，10 次後灸療至胎位轉正為止。

（十二）滯　產

【簡述】滯產是指產程超過 24 小時者而言。

中國醫學認為多因體質素弱，正氣不足，或產時用力過早，以致產時疲乏力弱，亦有因臨產心懷憂懼，過度緊張，以致氣鬱血滯等皆可引發。屬中醫的「難產」範疇。

近年研究認為針灸對子宮收縮無力而引起的滯產，具有推產作用，但因子宮畸形，骨盆狹窄，腫瘤等原因而引起者，應作其他處理。

本病為世界衛生組織（WHO）於 1996 年 11 月在義大利米蘭會議通過的 64 種針灸適應症之一。

【治法】理氣益血，通經催產。

【處方】1. 毫針法：①足三里＋、三陰交＋、復溜＋、至陰＋；②合谷＋、三陰交＋、隱白＋、行間＋；③氣海＋、子

宮⊥、血海⊥、地機⊥、太谿⊥、申脈⊥。

方法：選 1 組處方，留針 15～20 分鐘，每 5 分鐘施呼吸補瀉的瀉法 1 次。1 日可針 2～3 次。

2.艾灸法：①至陰、神闕；②隱白、三陰交；③獨陰、氣海。

方法：選 1 組處方，或 3 組處方，交替應用，用艾條灸 10～15 分鐘。反覆艾灸有明顯催產效果。

（十三）不孕症

【簡述】凡是婦女婚後同居二年以上不能生育者可稱為不孕症（男方確實無病者）。

中國醫學認為婦女不孕多因任脈不暢通與沖脈血海逆亂，故不能攝精成孕。屬中醫的「不孕證」範疇。

本病為世界衛生組織（WHO）於 1996 年 11 月在義大利米蘭會議通過的 64 種針灸適應症之一。

【治法】補腎固本，通調沖任。

【處方】1.毫針法：①氣海⊤、歸來⊤、足三里⊤、太谿⊤；②中極↓、子宮↓、陰陵泉↓、三陰交⊤；③關元↓、大赫↓、子宮↓、三陰交⊤、合谷↓；④命門↓、腎俞↓、志室↓、上髎⊤、次髎⊤、承山⊤、申脈⊤。

方法：選 1 組處方，留針 30～40 分鐘，每日或隔日 1 次，20 次為 1 療程。

2.艾灸法：①神闕、氣海、歸來、足三里；②關元、子宮、陰陵泉、地機；③中極、大赫、三陰交、太谿。

方法：選 1 組處方，或 3 組處方交替應用，用艾條灸每穴 5 分鐘，或艾炷灸 7～9 壯，隔日 1 次，15～20 次為 1 療程。

（十四）經前期緊張症

【簡述】凡是在月經前 1 週前後出現精神緊張、注意力不集中、情緒不穩定、煩躁易怒、精神抑鬱、失眠、頭

痛（或偏頭痛）、乳房脹痛、眼瞼和下肢水腫、腹脹、噁心、嘔吐等症狀，當中的 2～3 種或更多的不適症狀，稱為經前期緊張症，亦稱經前期綜合徵。這些症狀周期性地出現在月經來潮之前，並於月經來潮後很快減輕或消失。多是由於某種內分泌腺機能失調以致水和鈉鹽瀦留造成的。

本病屬中國醫學的「不寐」、「頭痛」、「鬱證」等範疇。

本病為世界衛生組織（WHO）於 1996 年 11 月在義大利米蘭會議通過的 64 種針灸適應症之一。

【治法】通經和血，寧心安神。

【處方】1. 毫針法：①百會‖、太陽‖、關元‖、足三里‖、三陰交‖；②印堂‖、頭維‖、中極‖、血海‖、陰陵泉‖；③天柱‖、大椎‖、身柱‖、心俞‖、肝俞‖、脾俞‖、腎俞‖；④風池‖、內關‖、神門‖、氣海‖、歸來‖、三陰交‖、太谿‖。

方法：選 1 組處方，留針 30～40 分鐘，每日 1 次，5～7 次為 1 療程，於月經前 1～2 週開始針治為最佳時期。

2. 耳針法：①神門、腎、內分泌；②心、脾、腦。

方法：2 組處方交替應用，針刺留針 20 分鐘，隔日 1 次，或用藥籽貼敷穴位，隔日 1 次，5 次為 1 療程。

3. 穴位注射法：①曲池、三陰交；②內關、足三里；③氣海、關元、地機；④腎俞、次髎；⑤承山、太谿。

方法：選 1～2 組處方，用維生素 B_{12} 注射液，每穴注入 1 毫升藥液，隔日 1 次，3～5 次為 1 療程。

（十五）外陰白斑病

【簡述】本病以陰部皮膚變白，粗糙、增厚、甚至角化、萎縮，引起陰道口縮小，導致性生活和排尿困難等症。本病原因至今不明，病程長且無理想的治療方法。多

發生於中老年婦女當中。嚴重影響生活與休息。

中國醫學認為多因肝腎不足，氣血失和，濕熱下注而致，屬中醫「陰癢」、「陰瘡」、「陰蝕」的範疇。

【治法】通調氣血，舒經活絡。

【處方】1. 毫針法：①曲骨⊥、會陰⊥；②腎俞⊥、次髎⊥、會陽⊥；③中極⊥、大赫、三陰交⊥；④關元⊥、曲骨⊥、歸來⊥、血海⊥；⑤次髎⊥、白環俞⊥、會陽⊥、承扶⊥、申脈⊥。

方法：選 1 組處方，每日或隔日 1 次，留針 40～60 分鐘，20 次為 1 療程。

2. 耳針法：①神門、腦、心、內分泌；②子宮、脾、肝、腎。

方法：2 組處方交替應用，每日 1 次，留針 30 分鐘，20 次為 1 療程。

3. 皮膚針法：①神闕至曲骨、血海至陰陵泉、環跳至風市；②天樞至歸來、陰陵泉至三陰交、足三里至解谿。

方法：2 組處方交替應用，每隔日 1 次，用梅花針叩刺 40～50 次，中等刺激，20 次為 1 療程。

4. 穴位注射法：①髀關、三陰交；②環跳、風市；③血海、地機；④次髎、白環俞。

方法：選 2 組處方，每隔日 1 次，用維生素 B_{12} 注射液，每穴注入 1 毫升藥液，15 次為 1 療程。

（十六）更年期綜合徵

【簡述】凡是婦女在 45～55 歲，由於卵巢功能衰退而產生的各種植物神經症狀為主的全身性綜合徵，稱為更年期綜合徵，或更年期症候群。近年臨床研究認為在絕經的前、後各 3 年間發生的諸如出汗增多、心悸、冷感、熱感、尿頻、便秘、口乾、善饑感或食慾不振、疲勞、無力、焦慮、憂鬱、頭痛、記憶減退，甚至感覺過敏、感覺

遲鈍、腰痛、脊椎痛、關節痛、肩痛及腿痛等，睡眠障礙均屬本病的症狀。

中國醫學認為年老腎氣漸衰、血海空虛、沖任失養及腎水不足，肝陽上亢，或水不能上濟於心；腎陽虛弱，不能溫養脾胃，脾胃虛弱，不化痰濁，使痰氣鬱結。屬中醫的「絕經前後諸證」、「臟躁」、「不寐」等範疇。

【治法】補氣益血，通調沖任。

【處方】1. 毫針法：①百會⌐、太陽、翳風⌐、膻中⌐、氣海⊤、三陰交⊤、太谿⊤；②印堂⌐、頭維⌐、安眠⌐、中脘⌐、關元⌐、足三里⊤、丘墟⊤；③神庭⌐、瞳子髎⌐、率谷⌐、內關⌐、神門⌐、三陰交⊤、然谷⊤；④大椎⌐、天柱⌐、心俞⌐、膈俞⌐、肝俞⌐、腎俞⌐、次髎、承山、申脈⊤；⑤關元⌐、中極⌐、大赫⌐、歸來⌐、血海⊤、三陰交⊤、太谿⊤；⑥四神聰⌐、太陽、膻中⌐、中脘、天樞、關元⌐、子宮⌐、陽陵泉⊤、足三里⊤、地機⊤、公孫⊤、內關⊤。

方法：選 2 組處方交替應用，每日或隔日 1 次，留針 30～60 分鐘，10～15 次為 1 療程。

2. 穴位注射法：①心俞、脾俞、腎俞；②中脘、關元、三陰交；③子宮、氣海、血海；④中極、歸來、地機。

方法：選 2 組處方交替應用，隔日 1 次，用維生素 B_{12} 注射液，每穴注入 0.5～1 毫升藥液，10 次為 1 療程。

3. 耳針法：①神門、心、脾、內分泌；②卵巢、肝、腎、腦。

方法：2 組處方交替應用，隔日 1 次，留針 20 分鐘，或用藥籽壓穴，以痛為佳。10 次為 1 療程。

（十七）盆腔炎

【簡述】盆腔炎是子宮、膀胱及直腸以外盆腔內炎性病變，是婦科中常見的疾病之一。本病主要症狀為白帶增

多，下腹疼痛，月經不調，久之可形成不孕等症。

中國醫學認為本病多為素體虛弱、肝腎陰虧，或憂思傷脾、濕熱下注，或產後、流產及月經期、勞傷氣血，外受風寒，客於胞絡，使肝經及沖、任脈失調而引起。中醫屬於「帶下」、「月經不調」的範疇。

【治法】活血化瘀，通經止痛。

【處方】1. 毫針法：①次髎丨、腎俞丅、白環俞丅、三陰交丨；②膈俞丨、肝俞丨、脾俞丨、上髎丨、陰陵泉丨、太谿丅；③關元丨、中極丨、歸來丨、血海丅、公孫丅、然谷丅；④氣海丨、歸來丨、子宮丨、帶脈丨、曲泉丨、地機丅、足三里丅、申脈丅。

方法：選 2 組處方，隔日 1 次，交替應用，留針 30～40 分鐘，15～20 次為 1 療程。

2. 穴位注射法：①次髎、承山；②子宮、三陰交；③歸來、地機；④大赫、太谿；⑤氣海、關元、足三里；⑥水道、血海。

方法：選 2 組處方，交替應用，用維生素 B_{12} 注射液或雙黃連注射液，每穴注入 0.5 毫升藥液，隔 1 日或隔 2 日 1次，15 次為 1 療程。

3. 皮膚針法：①神闕至中極、陰陵泉至三陰交、足三里至解谿；②天樞至歸來、三陰交至商丘、陽陵泉至懸鍾；③命門至腰陽關、腎俞至膀胱俞、志室至秩邊。

方法：選 1 組處方，或 3 組處方交替應用，用梅花針中等刺激叩刺 40～60 下，隔日 1 次，15 次為 1 療程。

五、兒科病症

（一）流行性腮腺炎

【簡述】本病又稱「痄腮」，是由腮腺炎病毒，經呼吸道侵入而引起的急性非化膿性腮腺炎症。多見於 5～15

實用針灸經驗處方手冊

歲少年兒童；流行於冬春季。主要症狀體徵為一側或兩側腮腺腫大，灼熱（但不紅），脹痛，以致張口、咀嚼困難，腮腺導管開口處紅腫。伴有發熱、惡寒、頭痛、身痛、納減、噁心、嘔吐等全身症狀。病毒侵犯腦、睪丸、卵巢或胰腺時，可分別出現腦膜、睪丸、卵巢或胰泉發炎的症狀。化驗白細胞正常或略高，但淋巴細胞相對增加，若發生腦膜及睪丸炎症時，白細胞總數常升高。

中國醫學認為本病由風溫病毒所引起，屬於「時毒」、「發頤」的範疇。

【治法】清熱解毒，通經止痛。

【處方】1. 毫針法：①翳風﹢、曲池﹣；②風池﹢、外關﹢；③頰車﹢、支溝﹢；④阿是穴（頰部腫痛最高處）、合谷﹣；⑤疰腮穴（耳垂下3分處）、手三里﹣、三間﹣；⑥頰車﹢、關衝↓、商陽↓。

方法：選1組處方，留針3～5分鐘或不留針，每日1次，3～5次為1療程。

2. 穴位注射法：①曲池、翳風；②頰車、合谷；③疰腮穴、外關。

方法：選1組處方，用維生素 B_{12} 注射液，每穴注入0.5毫升藥液；或用雙黃連注射液，每穴注入0.2毫升，每日1次，3～5次為1療程。

3. 艾灸法：①頰車、外關；②疰腮穴、合谷。

方法：選1組處方，用艾條溫和灸10分鐘，每日2次，6次為1療程。

（二）百日咳

【簡述】本病是由百日咳杆菌經呼吸道傳染而引起的，以痙攣性、頓咳為主症的急性傳染病，常見於兒童，多發於冬春季。病兒有百日咳接觸史。臨床表現可見低熱、咳嗽、噴嚏、流涕，熱退而咳嗽加劇，日輕夜重。反

覆發作的陣發性、痙攣性頓咳，劇咳連聲不斷，咳後有特殊之吸氣聲如雞啼狀。劇咳時，面紅耳赤、涕淚俱下，並有嘔吐。

本病重症者可引起百日咳腦病，而出現驚厥、失語等症狀；又因劇烈咳嗽尚可引起舌系帶潰瘍、眼瞼浮腫、球結膜出血、鼻衄、咳血、疝氣、脫肛等症，故應及時救治。

中國醫學認為由於感染時邪風熱，肺失清肅，痰濁阻滯氣道，肺氣不能通降而致病，日久可引起肺絡損傷，而纏綿難癒。屬中醫的「頓咳」、「鷺鶯咳」、「天哮嗆」、「痙咳」等範疇。

【治法】清熱解毒，潤肺止咳。

【處方】1. 毫針法：①尺澤↓、天突↓、關元↓、豐隆┷；②四縫↓、合谷┷、內關┷、曲池┷；③大椎┷、定喘┷、風門┷、肺俞┷、膻中┷；④尺澤↓、孔最↓、膻中┷、足三里┷。

方法：選 1 組處方，每日 1 次，留針 10～15 分鐘，10 次為 1 療程。

2. 穴位注射法：①定喘、肺俞；②尺澤、足三里；③孔最、豐隆。

方法：選 1 組處方，每日 1 次，用雙黃連注射液或維生素 B_1 注射液，每穴注入 0.5 毫升，7 次為 1 療程。

3. 皮膚針法：①尺澤至太淵、中脘至神闕、大椎至身柱；②曲池至陽谿、天突至膻中、風門至心俞；③支溝至陽池、足三里至解谿、夾脊（胸 1～6）。

方法：選 1 組處方，或 3 組處方交替應用，每日 1 次，用梅花針中等叩刺 50～60 次，7 次為 1 療程。

（三）白　喉

【簡述】白喉是由白喉桿菌經呼吸道傳染而引起的急性傳染病。主要表現為咽喉部黏膜的急性炎症、壞死和偽

膜形成，以及偽膜堵塞氣道造成窒息。本病多流行於秋冬兩季，以1～5歲兒童多見，臨床表現可見全身中毒症狀：中等度發熱、頭痛、咽痛、拒食、噁心，偶有嘔吐，軟弱無力；病情嚴重時，體溫反而略低。兼見四肢冰冷，面色灰白，脈搏細而快，隨時可能發生心力衰竭。

另有局部病變：在鼻、咽、喉部黏膜紅腫、充血、出現白點，迅速擴大形成灰白色偽膜，偽膜不易擦去，若強力剝離則有出血。

此外，也可能在眼結膜、陰道及皮膚創傷處產生假膜狀感染。臨床上常因偽膜發生的部位，而將本病分為鼻白喉、咽白喉、異位白喉、喉白喉等類型。

中國醫學認為正氣虛損，時疫之邪侵襲喉部之經絡而致，屬中醫的「冬溫」、「急喉痹」的範疇。

【治法】清熱解毒，通經利喉。

【處方】1.毫針法：①大椎＋、風池＋、曲池＋、外關＋、少商↓；②印堂＋、廉泉＋、合谷＋、太衝＋、關衝↓；③天容＋、天柱＋、承漿＋、孔最＋、外關＋、合谷＋。

方法：選1組處方，每日1次，留針40～60分鐘，10次為1療程。

2.穴位注射法：①印堂、頰車；②天容、曲池。

方法：2組處方交替應用，每日1次，用雙黃連注射液，每穴注入0.5毫升藥液，10次為1療程。

（四）猩紅熱

【簡述】本病是由溶血性鏈球菌經飛沫傳染而引起的咽、喉部急性炎症。以冬春季發病較多，多見於2～10歲兒童。臨床表現多見於全身症狀：急起發熱、畏寒、咽痛、頭痛、嘔吐，若為膿毒型或中毒型則有高熱、譫妄、昏迷，甚至抽風，或併發中毒性關節炎、心肌炎、心內膜炎、心包炎以及休克。咽喉症狀：咽及扁桃體充血、腫

脹，有時有黃白色點片狀滲出物，易擦掉，咽痛、吞嚥困難，舌乳頭紅腫突出形成典型的「草莓舌」及「楊莓舌」，頸頷等淋巴結腫大、壓痛。發病後 1～2 天，於耳後、頸、胸到軀幹迅速出現針頭大小紅色點狀斑疹，融合成片、色鮮紅，口周有「蒼白圈」（皮疹稍少之故），1 週後脫落成糠皮樣脫屑。

中國醫學屬於「爛喉痧」的範疇。

【治法】清熱解毒，通經活絡。

【處方】1. 毫針法：①大椎┼、曲池┼、足三里┼、復溜┼；②水溝┼、百會┼、風池┼、合谷┼；③風府┼、天柱┼、內關┼、尺澤┼、三陰交┼；④百會┼、印堂┼、天容┼、翳風┼、勞宮┼、十宣↓。

方法：選 1 組處方，留針 20 分鐘，每日 1～2 次，10 次為 1 療程。

2. 穴位注射法：①天柱、曲池；②天容、支溝；③風池、足三里。

方法：選 1 組處方，用雙黃連注射液，每穴注入 0.5 毫升藥液，每日 1～2 次，或 3 組處方交替應用，10 次為 1 療程。

（五）腦病失語症

【簡述】本病是由於「流腦」、「麻疹」、「百日咳」等傳染病在患病過程中，其細菌或病毒侵犯語言中樞而導致語言功能障礙。臨床表現多有高熱昏迷、抽搐病史、能啼哭、發言正常、全身乏力、病後即不能言語。

中國醫學屬於「失語」、「不語」的範疇。

【治法】通經醒神。

【處方】1. 毫針法：①百會｜、啞門┼、合谷、少商↓；②廉泉｜、天容｜、後谿┼、商陽↓；③印堂┼、承漿┼、夾廉泉┼、合谷┼、少衝↓、少澤↓。

方法：選 1 組處方，留針 10～15 分，每日 1 次，15次為 1 療程。

2. 頭針法：①頂中線、顳前線；②額中線、頂額前斜線。

方法：2 組處方交替應用，留針 30 分鐘，隔日 1 次，15 次為 1 療程。

3. 穴位注射法：①天柱、曲池；②天容、後谿。

方法：2 組處方交替應用，每日 1 次，用維生素 B$_{12}$ 注射液，每穴注入 0.5 毫升藥液，10 次為 1 療程。

（六）小兒復感

【簡述】本病為小兒反覆感冒，是由於小兒免疫功能低下，反覆出現上呼吸道感染症狀的疾病。臨床可見低熱、厭食、乏力、咽痛、咳嗽等症狀，每遇季節交替時即發作，甚至 1 個月左右纏綿不癒。

中國醫學認為小兒正氣虛損，感受風寒之邪而致，屬於「溫病」範疇。

【治法】溫經祛風，益氣和血。

【處方】1. 毫針法：①風池⊢、印堂⊢、外關⊢；②曲池⊢、天柱⊢、三陰交⊢；③天容┤、合谷⊢、足三里⊢；④大椎┤、定喘┤、風門┤、肺俞┤、尺澤⊢。

方法：選 1～2 組處方交替應用，留針 5～10 分鐘，每日 1 次，3～5 次為 1 療程。

2. 穴位注射法：①風門、曲池；②肺俞、足三里。

方法：2 組處方交替應用，用維生素 B$_{12}$ 注射液，每穴注入 0.5 毫升藥液，每日或隔日 1 次，5 次為 1 療程。

3. 耳針法：神門、內鼻、腎上腺、額、屏尖、耳尖（發熱時放血）。

方法：強刺激，留針 30～40 分鐘或埋針。

（七）小兒面神經麻痺

【簡述】面部局部受寒是發生顏面神經麻痺最普通的原因。很多病例的顏面神經麻痺乃係因感染所引起，例如：腮腺發生炎症時，或中耳炎、感冒時，面神經亦可能被波及，主要症候是口向健側歪斜，因健側面肌牽引所致。哭或笑時嘴歪更加顯著，口角下垂。患側鼻唇溝消失或變淺。

中國醫學認為小兒厭食或缺鈣時體質下降，正氣虛損，每易受風寒之邪而致經絡不通，口眼歪斜。屬中醫的「面癱」、「口歪」範疇。

【治法】通經活絡。

【處方】1. 毫針法：①頰車、合谷；②下關、曲池、③風池、地倉、足三里。

方法：選 1 組處方，隔日 1 次，針刺得氣後即可出針，不留針，5～10 次為 1 療程。

2. 穴位注射法：①頰車、曲池；②地倉、足三里。

方法：2 組處方交替應用，隔日 1 次，用維生素 B_{12} 注射液，每穴注入 0.3 毫升藥液，5～6 次為 1 療程。

（八）夜驚症

【簡述】小兒夜驚症多由於受了驚嚇，受了精神刺激，或因就寢前過度飽食，發生消化不良等胃腸障礙，或因膀胱充盈，或因腸寄生蟲，或因鼻部腺增殖等引起。小兒夜驚症多發現於 2～8 歲小兒，尤以 3～6 歲身體虛弱神經容易受刺激的神經質小兒最為常見。

臨床表現為患兒於入睡 1～3 小時後，突然驚醒號叫啼哭，呈現驚懼恐怖狀。每次發作約 15～20 分鐘後，心神始安定，而再入睡。或每夜發作一次，或每夜反覆發作數次，或隔數日或十幾日發作一次。

屬中國醫學的「驚悸」範疇。

【治法】健脾益氣，安神養心。

【處方】1.毫針法：①內關、足三里；②神門、三陰交；③百會、合谷、太衝；④印堂、太陽、通里；⑤風池、大椎、身柱、後谿。

方法：選1組處方，每日或隔日1次，3～5次為1療程。

2.耳針法：①神門、心；②腦、脾。

方法：2組處方交替應用，用藥籽壓穴隔2日1次，4～6次為1療程。

3.穴位注射法：①曲池；②足三里；③三陰交；④懸鍾。

方法：選1～2個穴位，用維生素 B_{12} 注射液，每穴注入0.5毫升藥液，6次為1療程。

（九）小兒驚厥

【簡述】驚厥係小兒常見症狀之一，尤以新生兒及嬰幼兒更容易發生驚厥，原因是新生兒及嬰幼兒大腦皮質尚未發育成熟，故當新生兒或嬰幼兒受到強烈刺激時，容易發生驚厥。最常見的原因為發燒38.5℃以上，其他如中樞神經系統的病變，多種傳染病均可引起驚厥。臨床表現主要為患兒於驚厥時，神志可能消失，一側或雙側面部及四肢肌肉有強直性或陣攣性痙攣。若痙攣時間過長，則有大量出汗與體溫上升等現象。驚厥時，患兒眼球上轉或固定，並能發現大小便失禁、皮膚發紺、呼吸節律不整、脈數（脈搏加速）等現象。

中國醫學認為小兒為稚陽之體，極易陰陽逆亂而發生抽搐等症狀，屬小兒「驚風」的範疇。

【治法】醒腦開竅。

【處方】1.毫針法：①中衝、關衝、印堂；②勞宮、神門、曲池；③百會、風府、水溝；④合谷、

太衝┴、隱白↓；⑤太陽┴、內關┴、後谿┴；⑥大椎┴、天柱┴、十宣↓、湧泉┴。

方法：選 1 組處方，用毫針點刺得氣後施瀉法，不留針，并穴用三棱針點刺出血即可，每日 1～2 次。

2.穴位注射法：①外關、三陰交；②曲池、足三里；③支溝、陽陵泉。

方法：選 1 組處方，用維生素 B_1 注射液，每穴注入0.5 毫升藥液，每日 1 次。

（十）小兒腦炎後遺症

【簡述】小兒腦炎有很多種。由特異性濾過性病毒所引起的流行性 B 型腦炎是常見的一種。由濾過性病毒所致的麻疹、水痘、流行性感冒及流行性腮腺炎等傳染病均可能併發腦炎。杆菌所致之痢疾亦有時併發腦炎。

臨床症狀：流行性 B 型腦炎的發病大多數是急驟的，患兒突發高熱，並有嘔吐、頭痛、抽風及嗜睡等症狀。常見的體徵有頸強直，嬰兒則有時可見前凶凸出。或見神志不清，可能發生偏癱、面癱及失語等後遺症。

麻疹後腦炎為麻疹的併發症。在麻疹的皮疹出現後第3～5 日，當發燒已退的時候，忽然又發高熱，並有嗜睡甚至昏迷等現象。此外，並常出現驚厥，並會發生偏癱或單癱、面神經麻痺、失明、癲癇樣發作、智力減退，甚至成為痴呆等後遺症。

水痘有時亦可能併發腦炎，大都在皮疹發作時出現體溫增高、驚厥、意識障礙、語言障礙、顏面神經麻痺及偏癱等症。

流行性感冒亦可能併發腦炎，出現驚厥、昏迷、頸強直等神經系症狀，亦可能發生偏癱、顏面神經麻痺及言語障礙等後遺症。

流行性腮腺炎所併發之腦炎，發生於腮腺腫脹的前後

或同時發生。主要症狀為發燒、頭痛、嘔吐、驚厥、昏迷及頸強直等症狀。並會發生偏癱、失語症、耳聾及智力減退等後遺症。

桿菌痢疾患兒亦可能併發腦炎，有發熱、驚厥、昏睡、譫妄、頸強直等症，並可能發生偏癱等後遺症。

本病屬中國醫學的「中風」、「半身不遂」、「痿證」等範疇。

【治法】健脾益氣，通經活絡。

【處方】1.毫針法：①百會、肩髃、手三里、外關、風市、懸鍾、崑崙；②印堂、曲池、支溝、環跳、陽陵泉、申脈；③風池、肩髎、外關、後谿、三間、足三里、解谿；④大椎、身柱、心俞、膈俞、肝俞、脾俞、腎俞、承山；⑤中脘、氣海、血海、陰陵泉、三陰交、太谿、公孫。

方法：選1組處方，每日或隔日1次，留針10分鐘，或得氣後不留針，20～30次為1療程。

2.穴位注射法：①印堂、曲池、足三里；②大椎、外關、陽陵泉；③血海、三陰交、天柱。

方法：選1組處方，用維生素 B_1 注射液，每穴注入0.5毫升藥液，隔日1次，20次為1療程。

3.皮膚針法：①肩髃至曲池、尺澤至太淵、陽陵泉至懸鍾；②曲澤至大陵、曲池至陽谿、足三里至解谿；③大椎至靈台、夾脊（胸1～12）、風門至腎俞、陰陵泉至三陰交。

方法：選1組處方，用梅花針叩刺50～60次，每隔日1次，20次為1療程。

（十一）腦發育不全

【簡述】腦發育不全亦稱精神幼稚症、先天性痴呆、低能。多由後天原因影響腦部發育造成，如產前出血、產

傷、產後窒息及嬰幼兒時期高熱、外傷等。還有一些由於遺傳因素造成，稱為先天愚型。

本病特點是智能發育很遲緩，與同年齡兒童比較相差很大。因病的輕重不等，症狀也有很大差異。嚴重的表現為愚笨、對周圍事物缺乏理解力、判斷力和獨立思考能力。

中國醫學認為本病多由先天氣血虧虛、發育遲緩而致，屬中醫的「五遲」、「五軟」範疇。

【治法】健腦益智，通經活絡。

【處方】1. 毫針法：①風池、百會、內關；②印堂、四神聰、風府；③天柱、大椎、神庭。

方法：上述3個處方，選1組或3組交替應用，隔日1次，20次為1療程。酌情留針15分或不留針。

2. 配合處方：

（1）上肢癱瘓：肩髃、肩髎、曲池、合谷、外關；

（2）肘關節屈曲攣縮：尺澤、曲澤、孔最；

（3）拇指內收對掌：合谷、三間；

（4）手指僵硬：大陵、後谿、勞宮；

（5）下肢癱瘓：環跳、殷門、委中、髀關、陽陵泉；

（6）剪刀腿：血海、三陰交；

（7）膝關節過伸：委中、委陽、承筋；

（8）足下垂、足尖落地：崑崙、太谿、解谿；

（9）足內翻：崑崙、懸鍾、申脈；

（10）足外翻：三陰交、陰陵泉、太谿；

（11）吞咽咀嚼困難：上廉泉、頰車；

（12）流涎：地倉、頰車；

（13）面癱：下關、地倉、迎香、頰車；

（14）語言障礙：上廉泉、天容；

（15）視力障礙：球後、風池、承泣；

（16）聽力障礙：耳門、聽宮、聽會、翳風；

（17）眼球震顫：太陽、陽白、攢竹；

（18）扭轉痙攣：身柱、筋縮。

方法：以上各配合處方，根據各患兒具體症狀選擇使用，以配合主要處方，亦隔天 1 次；20 次為 1 療程，每次留針 5～10 分鐘。配合處方應根據症狀，如病在一側，針刺患側，如病在雙側，針刺雙側。

3. 頭針法：①頂中線、頂旁 1 線、顳前線；②額中線、頂旁 2 線、頂顳前斜線。

方法：2 組處方交替應用，每隔日 1 次，留針 20～30 分鐘，20 次為 1 療程。

4. 穴位注射法：①曲池、外關、天柱；②風池、手三里、陽陵泉；③肩髃、支溝、足三里；④尺澤、血海、三陰交。

方法：選 2 組處方交替應用，用維生素 B$_1$ 注射液，每穴注入 0.5 毫升藥液，隔日 1 次，20 次為 1 療程。

（十二）輕微腦功能障礙綜合徵

【簡述】本病是指智力正常或基本正常，臨床上表現為與其智力水平不相稱的活動過度，好動，注意力不集中，衝動行為，不同程度的學習困難，語言、記憶、運動控制等輕微失調的一種綜合性疾病。又稱小兒多動症。發病年齡多為學齡前兒童與中小學生。臨床症狀主要有注意力不集中、學習困難、衝動任性、夜驚、尿頻、粗心大意、上課時在坐位上扭來扭去、小動作多、眨眼、皺眉、努嘴、搖頭、聳肩、乾咳、咬指甲、咬鉛筆、說謊、喜怒無常、喉部發出「唔唔」聲、面黃肌瘦。

中國醫學認為本病是由於腎陰虛火旺、虛風內動或心脾兩虛、心神失養所致。屬中醫的「肝風」範疇。

【治法】滋陰益腎，安神養心。

【處方】1. 毫針法：①百會、神庭、率谷、翳風、內關、神門；②四神聰、印堂、太陽、天柱、間使、通里；③風府、風池、大椎、心俞、膈俞、肝俞、脾俞、腎俞；④陽白、瞳子髎、中脘、關元、足三里、三陰交、太谿、照海、太衝。

方法：選 1 組處方，留針 10～20 分鐘，每 5 分鐘行針 1 次，每日 1 次，10 次為 1 療程。

2. 耳針法：處方：腦、神門、交感、肝、腎。

方法：用藥籽壓穴法，隔 2 日 1 次，左右耳交替應用，10 次為 1 療程。

3. 穴位注射法：①印堂、內關、三陰交；②天柱、曲池、陽陵泉；③風池、支溝、足三里；④肝俞、腎俞、承筋。

方法：選 2 組處方，交替應用，用維生素 B$_{12}$ 注射液，每穴注入 0.5 毫升藥液，隔日 1 次，10 次為 1 療程。

【附註】針灸治療本病效果較好，但要結合教育、心理、行為治療，培養良好生活習慣，創造輕鬆愉快的生活環境。

（十三）小舞蹈症

【簡述】小舞蹈症是舞蹈症中最常見的一種，也叫做辛德漢（Sydenham）氏舞蹈症，係風濕病的表現之一，所以，也叫做風濕性舞蹈症。本病是一種風濕性腦病，多見於 5～15 歲的小兒，女較男為多。小舞蹈病的主要症狀為舞蹈動作，患兒發生不自主的肢體舞動，並出現一種極快的不隨意運動。例如：叢額、眨眼、咧嘴、吐舌、叢肩、軀體扭轉、手舞、足蹈等動作。症狀大都在清醒時顯出，入睡後全部停止。在舞蹈症嚴重的病例，患兒坐不穩，站立走路均不能，不能獨自進食或穿衣，且可能發生言語含糊不清。檢查時可發現肌張力的減低。小舞蹈症往往與風

濕性關節炎或風濕性心臟病合併發生。

中國醫學多屬於「肝風」的範疇。

【治法】平肝熄風。

【處方】1.毫針法：①百會、天柱、肩髃、手三里、外關、合谷、風市、懸鍾、申脈；②大椎、風池、身柱、翳風、肩髎、曲池、支溝、三間、陽陵泉、足三里、三陰交、太谿；③風府、印堂、太陽、氣海、陰陵泉、公孫、太衝。

方法：選1組處方，進針後，待「氣至」再捻轉約15～30秒鐘，即行退針。或於進針後，留針5～10分鐘。隔日或每日1次，15～20次為1療程。

2.頭針法：①額中線、頂顳前斜線；②頂中線、顳前線。

方法：2組處方交替應用，隔日1次，留針30分，15次為1療程。

（十四）急、慢性胃炎

【簡述】急性胃炎係年長兒的胃障礙（嘔吐、疼痛）疾病。慢性胃炎多由急性胃炎轉變而成。急性胃炎的病原有攝食性或傳染性二種。攝食性急性胃炎常見的原因是過食水果、蔬菜、糖食、或吃未成熟的水果，質量低劣的食物，引起胃的機能失調；傳染性急性胃炎，因吃腐敗的食物或陳舊的罐頭等，傳染物隨著食物侵入而發生的。如急性胃炎持續日久或經治未癒，可轉成慢性胃炎。

急性胃炎的症狀是上腹部（胃區）突然疼痛、噁心及嘔吐，嘔吐時常是劇烈的。望診時可見到舌苔很厚，切診時脈象數（脈快）。

慢性胃炎可分為胃酸過多型及胃酸過少型兩種。胃酸過多型慢性胃炎的患者，上腹部（胃區）有持續性疼痛，出現酸性噯氣、胃感灼熱、嘔吐、食慾無改變，胃液檢查

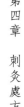

時可發現胃液酸度增高，含黏液很多。X 線檢查，胃黏膜皺襞增大與變厚。在胃酸過少型慢性胃炎的患者，感覺上腹部（胃區）不適，並有壓迫感，出現臭的噯氣與噁心，偶有嘔吐。食慾不振等症狀。

中國醫學認為飲食不節或脾胃虛寒而致，屬於「胃脘痛」的範疇。

【治法】健脾和胃，通經止痛。

【處方】1. 毫針法：①中脘、梁門、足三里；②上脘、建里、天樞、三陰交；③膈俞、肝俞、脾俞、胃俞、承山；④上脘、梁門、梁丘、陰陵泉、公孫。

方法：選 1 組處方，1～4 歲兒童用毫針點刺捻轉幾秒鐘即可，不留針；5 歲以上兒童可留針 5～15 分鐘；每日或隔日 1 次，5 次為 1 療程。

2. 穴位注射法：①中脘、足三里；②建里、梁丘；③上脘、三陰交。

方法：選 1 組處方，用維生素 B_{12} 注射液，每穴注入 0.5 毫升藥液，每日或隔日 1 次，5 次為 1 療程。

3.耳針法：①神門、胃、內分泌；②脾、腦、肝、內分泌。

方法：選 1 組處方，用藥籽壓穴，隔日 1 次，每次用 1 側耳穴，兩耳穴交替應用。

（十五）小兒幽門痙攣

【簡述】小兒幽門痙攣症多見於初生後至 5、6 個月之間，這一階段為幽門痙攣症的易發期。

病因：胃腸道受大腦皮質調節。由於中樞神經系統的神經調節失常，受到刺激，幽門部的植物神經興奮變化，支配幽門的迷走神經過度興奮，迷走神經中之副交感神經影響幽門括約肌收縮加快而成痙攣。

實用針灸經驗處方手冊

本病的初期症狀大都出現於生後 2～3 星期。小兒於餵奶後立即發生嘔吐，或於至半小時後發生嘔吐，嘔吐常呈噴射性，每天由數次至十數次。尿量減少，大便時常秘結，體重停止增加甚至減低。望診時於上腹部可看到自左向右的胃蠕動波。

中國醫學認為幼兒氣血虛損、胃失和降而致。屬「嘔吐」、「小兒溢乳症」等範疇。

【治法】理氣止吐。

【處方】1. 毫針法：①中脘、內關、合谷；②上脘、間使、三間；③建里、通里、曲澤；④梁門、偏歷、足三里；⑤中脘、地機、三陰交。

方法：選 1 組處方，毫針點刺不留針，每日 1 次，3～6 次為 1 療程。

2. 穴位注射法：①曲池、中脘；②內關、足三里；③合谷、三陰交；④梁丘、間使。

方法：選 1 組處方，用維生素 B_{12} 注射液，每穴注入 0.2 毫升藥液，每日 1 次，5 次為 1 療程。

（十六）單純性消化不良

【簡述】本病又稱消化不良性腹瀉，係急性的消化紊亂，是小兒科常見疾病之一。多發生於 2 歲以內小兒。多因餵奶次數過多，餵養食物的成分不適當或驟然改變；過早的添加輔助食品或餵養不足等均能使消化紊亂，引起單純性消化不良，發生腹瀉。夏季的炎熱與小兒的過熱也是單純性消化不良的重要因素。

腹瀉是單純性消化不良的主要症狀。患兒大便次數增多，一日 5～8 次甚至十數次。便內含有大量液體或黏液，呈綠色或黃綠色，帶有白色小塊，且有酸臭味。在腹瀉嚴重時，糞便呈水樣，其中混有綠色的糞渣。排便前患兒有哭叫不發的現象，乃因腸痛所致。除腹瀉外，溢乳與嘔吐

也是單純性消化不良常見症狀。小兒於吃奶後立刻或經數分鐘或經 15～30 分鐘溢出凝固或未凝固的乳汁。體重不增，甚至減輕，腹部膨脹，大便顯微鏡檢查有脂肪球及黏液。

中國醫學認為小兒脾胃虛弱，多食傷脾而致，屬於「腹瀉」「嘔吐」的範疇。

【治法】健脾理氣止瀉。

【處方】1. 毫針法：①中脘、足三里。②天樞、上巨虛；③上脘、三陰交；④地機、陰陵泉；⑤曲池、脾俞、胃俞、大腸俞。

方法：選 1 組處方，每日 1 次，不留針或留針 5～10分鐘，3～5 次為 1 療程。

2. 三棱針法：四縫穴。

方法：用三棱針點刺 1 側四縫穴，隔日 1 次，兩手四縫穴交替應用，4 次為 1 療程。

3. 穴位注射法：①曲池；②足三里；③上巨虛；④三陰交；⑤地機。

方法：選 1 穴用維生素 B_{12} 注射液，每穴注入 0.3 毫升藥液，每日或隔日 1 次，4～6 次為 1 療程。

（十七）小兒腸絞痛

【簡述】腸絞痛是小兒常見症狀之一，是一種陣發性腹痛症。腸痛係因腸痙攣或腸阻塞所致。胃腸道和其他臟器一樣也受大腦皮質調節。大腦皮質與向腸方面發出抑制和興奮衝動的皮質下部有密切的聯繫。由於這種神經調節障礙，而發生腸痙攣、急性消化不良、便秘、腸胃充氣及上呼吸道感染等症，均可引發腸絞痛，臨床症狀以患兒突然發生陣發性腹痛，腹痛大都在臍部。

發作時呈不安狀，啼哭慘叫，兩腿彎曲，腹部往往因腸內產生大量氣體而膨脹。如此反覆發作，每次發作持續

約數分鐘，有時越發越重。

　　中國醫學認為多因過食生冷、寒傷脾陽或飽食傷胃、食滯內停、氣機阻滯、腑氣不通而致病，屬中醫的「小兒腹痛」範疇。

　　【治法】健脾理氣、通腑止痛。

　　【處方】1. 毫針法：①天樞┤、足三里┴、合谷┴；②大橫┤、上巨虛┴、曲池┴；③關元┤、建里┤、三陰交┴；④中脘┤、地機┤、公孫┴、內關┴；⑤大腸俞┤、次髎┤、天樞┤、太白┴。

　　方法：選 1 組處方，進針後，捻轉約 15～30 秒鐘左右，然後退針，或於進針後，留針 5～10 分鐘。1 日 1～2 次，直至症狀消失為止。

　　2. 艾灸法：①神闕、足三里；②天樞、氣海；③關元、上巨虛。

　　方法：選 1 組處方，用艾條灸每穴 5 分鐘，或用艾炷灸每穴 3～5 壯。

　　3. 穴位注射法：①足三里、三陰交；②上巨虛、曲池；③地機、手三里；④次髎、陰陵泉。

　　方法：選 2 組處方，交替應用，用維生素 B_{12} 注射液，每穴注入 0.3 毫升藥液，每日 1 次，6 次為 1 療程。

　　（十八）小兒便秘

　　【簡述】本病的原因很多，常見多為腸部機能失常：營養不良、佝僂病及克汀病的患兒往往兼腸壁弛緩而發生「弛緩性便秘」。由於生活習慣不正常，或缺乏體育活動，腸蠕動力微弱與缺乏按時大便的習慣，排便的條件反射難於養成，因而發生便秘。患慢性病後，亦常由於腸壁弛緩，軟弱無力，而發生「無力性便秘」，或稱「弛緩性便秘」。經常用瀉劑與灌腸，亦可能使腸部機能失常，因而發生便秘。有些病例，便秘可能因植物神經系統功能不

正常，因而腸部缺乏緊張力所致。大腦皮質的機能狀態及其在維持腸緊張力與運動上的調節作用減弱，對腸無緊張力狀態的發生，乃其重要原因。

另外，因食物成分不適宜：若食物的碳水化合物含量不足時，腸蠕動就會減低，因而發生便秘。若食物含有多量蛋白質和脂肪，就會發生大便乾燥。若所吃食物缺乏渣滓，就容易發生便秘。偶有因幽門狹窄或肛門裂傷及炎症等而引起便秘。

臨床表現為大便乾燥堅硬或數日無大便。而有哭叫不安、不能入睡、食慾不振、精神欠佳等現象。

本病屬中國醫學的「便秘」範疇。

【治法】健脾理氣，潤腸通便。

【處方】1. 毫針法：①天樞、足三里、支溝；②大橫、上巨虛、曲池；③氣海、關元、水道、三陰交；④大腸俞、脾俞、次髎、承山、陰陵泉。

方法：選 1 組處方，進針後，捻轉約 10～30 秒鐘，即行退針。每日或隔日 1 次，6～8 次為 1 療程。

2. 艾灸法：①神闕、氣海、關元、足三里；②天樞、水道、上巨虛、曲池。

方法：選 1 組處方，每穴用艾條灸 5 分鐘，或艾炷灸 3～5 壯，隔日 1 次，6 次為 1 療程。

（十九）小兒膀胱痙攣症

【簡述】本病又稱為膀胱機能失調症或膀胱機能紊亂症。在正常時，膀胱內積尿相當多時，即有感覺神經衝動傳入中樞，發動排尿反射。在意志節制的排尿動作中，神經衝動由大腦皮質下行；通過各神經而達到膀胱，使膀胱逼尿肌收縮而且使內括約肌鬆弛。若當時環境不便進行排尿，而且膀胱並非過度膨脹時，大腦皮質於必要時對脊髓反射失卻了阻抑作用，即能引起無抑制性的神經性膀胱機

能失調。由於膀胱逼尿肌的痙攣，因而發生尿頻等症候。

本病的主要症狀是尿頻。患兒尿意頻數，並有尿急等現象。在積尿過程中，膀胱逼尿肌呈無阻制性收縮。膀胱每次收縮時，即有排尿的感覺，因而尿頻。每遇精神緊張時或天涼時症狀加重，化驗尿常規均正常。

中國醫學認為腎氣不固致膀胱氣化失約而致，屬「腎氣虛」的範疇。

【治法】補腎益氣。

【處方】1. 毫針法：①中極┬、三陰交┬、太谿┬；②大赫┬、關元┬、足三里┬；③關元┬、氣海┬、陰陵泉┬。

方法：選 1 組處方進針後，捻轉約 15～30 秒鐘，即行退針。10 歲以上兒童可留針 15 分鐘，每日 1 次，5 次為 1 療程。

2. 穴位注射法：①次髎、膀胱俞；②陰陵泉、太谿；③關元、三陰交。

方法：選 1 組處方，用維生素 B_{12} 注射液，每穴注入0.3 毫升藥液，隔日 1 次，3～5 次為 1 療程。

（二十）嬰兒腹瀉

【簡述】嬰兒腹瀉是指二歲以下的嬰兒由不同病因引起的腹瀉，為嬰幼兒時期的常見病。特別是一歲以下者發病率占半數以上，一年四季都可能發病，但以夏秋季發病數最高，嚴重者可引起脫水和電解質紊亂。嬰幼兒在進食過多，超過胃腸道負擔時，由於嬰兒免疫功能較差，血液中免疫球蛋白和胃腸道分泌型 IgA 均較低，因而對感染的防禦能力也差。

腹瀉可分輕型與重型。輕型者，每天大便幾次至十幾次，呈黃色或黃綠色，稀糊狀或蛋花湯樣，有的患兒在排便前啼哭，似有腹痛狀；偶有嘔吐，體溫多正常或偶有低熱。重型者，多為腸道內感染所致，起病較急，便次可多

達幾十次，呈水樣便或蛋花湯樣便，混有黏液。患兒很快出現脫水症狀，並有不同程度的酸中毒症狀，嚴重者可有心律失常，甚至呼吸肌麻痺。

中國醫學認為常由於飲食不節、餵養不當，或外感疫毒所致。屬中醫的脾虛「泄瀉」範疇。

【治法】健脾益氣，理腸止瀉。

【處方】1.毫針法：①中脘、天樞、足三里；②建里、大橫、上巨虛；③大腸俞、次髎、三陰交、曲池。

方法：選1組處方，每日1次，捻轉5～10秒鐘，不留針；6～8次為1療程。

2.耳針法：胃、大腸、小腸、交感。

方法：每天1次，兩耳交替，留針10分鐘，直至痊患。

3.穴位注射法：①曲池、大腸俞；②足三里、三陰交；③天樞、上巨虛。

方法：選1組處方，用維生素B_{12}注射液，每穴注入0.2毫升藥液，每日1次，3～5次為1療程。

（二十一）小兒厭食症

【簡述】厭食是指小兒除外其他急慢性疾病的較長時期的食慾不振或減退，甚至拒食的一種病證。其起病緩慢，病程較長，一般在1個月以上，多見於1～6歲兒童。小兒愛甜食及冷食，不吃蔬菜，不吃魚、奶、蛋等食品，甚至進餐時喜歡玩玩具而不吃東西，面色萎黃、消瘦、精神不振等症狀，長期影響小兒身高及體重的發育。

中國醫學認為多由脾氣虛損或肝鬱氣滯而致，屬中醫的「惡食」、「食滯」、「傷食」「納呆」範疇。

【治法】疏肝理氣，健脾益胃。

【處方】1.毫針法：①中脘、期門、合谷；②天

樞、章門、內關；③胃俞、脾俞、三陰交。

方法：選 1 組處方，隔日 1 次，進針後捻轉 10～15 秒後即可出針，5 次為 1 療程。

2. 穴位注射法：①曲池、足三里；②梁丘、三陰交；③陰陵泉、上巨虛。

方法：選 1 組處方，用維生素 B_{12} 注射液，每穴注入 0.3 毫升藥液，隔日 1 次，3～5 次為 1 療程。

3. 耳針法：①胃、脾、小腸；②神門、腦、內分泌。

方法：2 組處方交替應用，隔日 1 次，用藥籽壓穴，5 次為 1 療程。

（二十二）營養不良症

【簡述】小兒營養不良是一種慢性營養缺乏症，是由身體長期得不到足夠的營養或長期慢性疾病所引起，多發於 3 歲以下的嬰幼兒。

其原因有兩類，一類是長期飲食不足：如母乳量不足，單純以粥、奶糕等碳水化合物餵養，致使食物中蛋白質、熱量不足；小兒多吃零食，影響了正常進食量；其他原因的餵養不當；還有早產兒因生長發育比一般小兒更快，如飲食不足，更容易發生營養不良。另一類是疾病的影響：如慢性腹瀉、慢性化膿性疾病或兔唇、腭裂、幽門狹窄等。兒童營養不良為多種病因所引起。

由於上述各種原因，使身體長期得不到足夠的營養物質，而正常的代謝仍要繼續進行，因此，只得消耗體內的脂肪和組織，以致逐漸消瘦。在早期病孩只是體重不增，以後會體重減輕，皮下脂肪逐漸消失，先是腹部，其次為軀幹、四肢，最後為面頰。嚴重者體重顯著減輕，身長也受到影響，精神萎靡，皮膚乾燥，頭髮稀疏。

中國醫學認為飲食生冷或斷乳過早，及先天脾虛胃弱，致使脾胃運化失常而成。屬中醫的「疳證」「疳積」

的範疇。

【治法】健脾益胃。

【處方】1.毫針法：①肝俞⌐、脾俞⌐、胃俞⌐、足三里⊤；②中脘⌐、章門⌐、天樞⌐、陰陵泉⊤；③四縫↓、合谷⌐、曲池⌐。

方法：選 1 組處方，隔日 1 次，進針後捻轉 15～30 秒鐘即可出針，10 次為 1 療程。

2.皮膚針法：①夾脊（胸 7～12）、膈俞至胃俞、陰陵泉至三陰交；②曲池至陽谿、中脘至神闕、天樞至歸來；③曲澤至大陵、神闕至關元、足三里至解谿。

方法：選 1 組處方，用梅花針叩刺 10～20 次，隔日 1 次，5～10 次為 1 療程。

3.穴位注射法：①曲池；②脾俞；③足三里；④三陰交。

方法：選 1 穴位，隔日 1 次，用維生素 B_{12} 注射液，每穴注入 0.5 毫升藥液，5～6 次為 1 療程。

（二十三）小兒哮喘

【簡述】哮喘是小兒時期常見的一種呼吸道疾病，以陣發性哮鳴氣促、呼氣延長為特徵。可見於現代醫學的支氣管哮喘和哮喘性支氣管炎，一年四季均可發病，但以氣候急劇變化時發病較多。且病程較長，易於復發。

中國醫學認為哮喘發病與患兒素體不足，痰濕內盛，腠理不固加之受涼、外感或與某物接觸後，觸動伏痰，以致痰阻氣道，失於宣肅，肺氣上逆有關。中醫屬於「哮證」、「喘證」的範疇。

【治法】理氣益肺，祛痰止喘。

【處方】1.毫針法：①大椎⌐、定喘⌐、膻中⌐、內關⌐；②風池⌐、風門⌐、肺俞⌐、膏肓⌐、列缺⌐、合谷⌐；③風府⌐、天突⌐、夾脊⌐（胸 1～3）、孔最⌐、豐隆⌐；④璇

璣ˋ、俞府ˋ、膻中ˋ、尺澤ˋ、四縫↓；⑤印堂ˋ、天突ˋ、中脘ˋ、魚際ˋ、列缺ˋ、足三里ˋ、豐隆ˋ、三陰交ˋ。

方法：選 1 組處方，進針後捻轉 10～20 秒鐘即可出針。每日 1 次，5～6 次為 1 療程。

2. 穴位注射法：①孔最、豐隆；②尺澤、足三里；③大椎、定喘、肺俞。

方法：選 1 組處方，用維生素 B_{12} 注射液，每穴注入 0.3～0.5 毫升藥液，隔日 1 次，5 次為 1 療程。

3. 穴位貼敷法：大椎、風門、肺俞、膏肓、膻中、璇璣。

方法：將白芥子、白胡椒研成細末，用生薑汁調成糊狀，放在敷料紗布塊上，用膠布固定在上述穴位上 2～5 小時後取下即可。在每年的夏季「三伏」天，初伏、中伏、末伏貼 3 次；在冬季的「三九」天，「一九」、「二九」、「三九」天各貼 3 次，連續 3 年效果甚佳。

（二十四）小兒鞘膜積液

【簡述】本病是以症見陰囊水腫，狀如水晶，或痛、或癢，甚至小兒的陰囊有下墜感。多發生於一側陰囊內。

中國醫學認為多與任脈和厥陰經失調關係密切。屬「疝氣」、「水疝」範疇。

【治法】通經利水。

【處方】1. 毫針法：①大敦ˋ、三陰交ˋ、太谿ˋ；②中極ˋ、歸來ˋ、足三里ˋ；③陰陵泉ˋ、血海ˋ、地機ˋ。

方法：選 1 組處方，每日 1 次，進針後捻轉 10～20 秒，不留針，10 次為 1 療程。

2. 艾灸法：①大敦、曲骨；②行間、中極；③太谿、太衝、三陰交。

方法：3 組處方交替應用，每日 1 次，用艾條灸每穴 5 分鐘，9～15 次為 1 療程。

六、五官科病症

（一）眼瞼緣炎

【簡述】本病為眼瞼緣的慢性炎症。多因患有慢性疾病（貧血、結核病）體質下降而誘發，主要表現為上下眼瞼之邊緣發紅，浸生透明小泡樣的細小濕疹，伴有癢感；澀痛感，灼熱感，潰瘍性者，眼瞼濕而不潔，病程較長，形成痂皮，久則睫毛脫落，不易再生。

中國醫學認為多因脾胃蘊積濕熱，復受風邪，風與濕熱相搏或心陰不足，心火上炎停發瞼內而致，屬中醫的「瞼弦赤爛」、「風弦赤爛」、「沿眶赤爛」、「爛弦風」等範疇。

【治法】健脾利濕，養心瀉火。

【處方】1.毫針法：①四白⌐、魚腰⌐、內關⌐、神門⊥；②絲竹空⌐、上迎香⌐、間使⌐、通里⊥；③攢竹⌐、陽白⌐、曲池⌐、少衝⊥；④印堂⌐、風池⌐、心俞⌐、肝俞⌐、光明⊥。

方法：選2組處方，交替應用，留針30分鐘，每日或隔日1次，6～8次為1療程。

2.耳針法：①神門、心、內分泌；②眼、脾、小腸、腦、目。

方法：2組處方交替應用，留針5～20分鐘，或用藥籽壓穴以痛為佳。隔日1次，8～10次為1療程。

（二）流淚症

【簡述】本病為眼淚過多或迎風而流淚。多為鼻淚管不暢、痙攣或阻塞、慢性炎症。臨床表現為淚下無時，遇冷風尤甚，淚水清稀，病程較長。

中國醫學認為肝腎陰虛、精血內傷目竅失養或外感風熱而誘發。屬中醫「流淚」範疇。

【治法】舒肝理氣。

【處方】1. 毫針法：①攢竹丨、率谷丨、風池⊥；②陽白丨、絲竹空丨、天柱⊥；③睛明丨、太陽丨、肝俞⊥；④瞳子髎⊥、四白丨、合谷⊥、外關⊥。

方法：選 2 組處方，交替應用，留針 20～30 分鐘，每日或隔日 1 次，6～8 次為 1 療程。

2. 穴位注射法：①瞳子髎、風池；②太陽、天柱；③攢竹、曲池；④陽白、肝俞。

方法：選 2 組處方，交替應用，用維生素 B_{12} 注射液，每日或隔日 1 次，10 次為 1 療程。

（三）病毒性角結膜炎

【簡述】病毒性角結膜炎發病與機體免疫功能缺陷或低下相關，上呼吸道感染、發熱、精神刺激，全身病毒性感染之後，如帶狀疱疹等為發病誘因。角膜刺激症狀較輕。角膜病灶有特殊形態，如樹枝狀、地圖狀或盤狀等。

中國醫學認為本病多因腎陰虧損、虛火上炎於目，或因感受時令疫毒之氣，侵襲眼部所致。屬中醫的「天行赤眼」或「聚星障」的範疇。

【治法】滋陰理氣，通經止痛。

【處方】1. 毫針法：①攢竹⊥、陽白⊥、外關⊥、三陰交⊤；②攢竹⊥、魚腰⊥、支溝⊥、太谿⊤、然谷⊤；③太陽丨、四白丨、風池丨、合谷⊥、後谿⊥；④上星⊥、印堂⊥、瞳子髎⊥、肝俞丨、腎俞丨、曲池⊥。

方法：選 2 組處方，交替應用，每日 1 次，留針 40～60 分鐘，5～6 次為 1 療程。

2. 三棱針法：①印堂、陽白、曲池；②太陽、陽白、合谷；③大椎、膈俞、肝俞。

方法：3 組處方，交替應用，每日 1 次，用三棱針點刺出血數滴即可，5 次為 1 療程。

3. 穴位注射法：①風池、支溝；②天柱、曲池。

方法：選 1 組處方，用雙黃連注射液每穴注入 0.5 毫升藥液，每日 1 次，5 次為 1 療程。

（四）電光性眼炎

【簡述】電光性眼炎為眼部受電弧放射的紫外線或焊氣影響所引起的角膜或眼結膜的急性炎症。一般在受光照射後經過一段潛伏期（約 6～10 小時）後突然發病，來勢峻急，故應及時治療。初起自覺眼中微有異物感，以後症狀逐漸加重，結膜充血、流淚、畏光、羞明、兩眼呈燒灼樣眼瞼痙攣。中國醫學認為與感受風熱有關。

【治法】通經止痛。

【處方】1. 毫針法：①印堂−、太陽−、合谷−；②攢竹−、四白−、外關−；③絲竹空−、風池−、後谿−；④瞳子髎−、光明−、懸鍾−。

方法：選 1 組處方，留針 15～30 分鐘，每日 1～2 次，直至症狀消失為止。

2. 穴位注射法：①陽白、手三里；②太陽、曲池；③瞳子髎、支溝；④絲竹空、外關。

方法：選 1 組處方，用地塞米松（5 毫克）1 毫升，利多卡因 1 毫升，注射用水 1 毫升混合液注入，每穴 0.3～0.8 毫升，每日 1 次，2～3 次為 1 療程。

（五）視神經炎

【簡述】視神經炎是指炎性病變侵犯視神經乳頭或視神經幹所致。根據病因及具體發病部位不同，臨床上分為視神經乳頭炎和球後視神經炎兩種。本病有急慢性之分，病因複雜，其與各種感染、維生素 B 族缺乏、藥物中毒和多發性硬化等有關。其典型臨床表現為視力減退，眼球疼痛，嚴重者失明，並有相應眼底和視野改變。

中國醫學認為本病多因肝腎陰虛、精血耗損、精氣不能上榮於目，或七情所傷、氣滯血瘀，使精氣不能升運於

目而致目失涵養。屬中醫「暴盲」和「視瞻昏渺」的範疇。

【治法】滋補肝腎，通經理氣。

【處方】1. 毫針法：①上星、率谷、風池、大椎、睛明、太陽、合谷；②神庭、頷厭、天柱、瞳子髎、陽白、曲池；③風府、風池、膈俞、肝俞、脾俞、腎俞、光明、申脈；④印堂、攢竹、承泣、外關、太谿、太衝；⑤球後、翳風、翳明、瞳子髎、合谷、支溝。

方法：選 1 組處方，留針 30～40 分鐘，每日或隔日 1 次，20 次為 1 療程。

2. 穴位注射法：①瞳子髎、曲池；②絲竹空、外關；③攢竹、光明；④肝俞、腎俞、三陰交。

方法：選 2 組處方交替應用，用維生素 B_{12} 注射液，每穴注入 0.5 毫升藥液，每日或隔日 1 次，15～20 次為 1 療程。

（六）麻痺性斜視

【簡述】本病為眼科的疑難病之一。由於風寒、感染、外傷等多種原因引起的眼周圍肌肉麻痺而致，以眼外直肌最常見，本病的主要症狀為復視（視一為二），眼球向一方或多方運動受限，有時且有上眼瞼不能上舉，自覺頭昏、頭暈、噁心、嘔吐，並以眼球偏斜以內，外斜視為特徵。

中國醫學認為本病與脾胃之氣盛衰有關，由於足陽明胃經之脈循行於面頰，若脾胃之氣不足，絡脈空虛，風邪乘虛而隨眼系入於腦，遂致斜視。屬中醫的「風牽偏視」、「風牽歪僻」、「視一為二」範疇。

【治法】補益脾胃，通經活絡。

【處方】1. 毫針法：①四白、攢竹、頷厭、合谷；

第四章　刺灸處方各論

431

②絲竹空、風池、陽白、足三里；③肝俞、脾俞、胃俞、腎俞、光明。

方法：3組處方交替應用，留針30分鐘，每日或隔日1次，20次為1療程，休息1週後進行第2療程。

2. 穴位注射法：①攢竹、曲池；②瞳子髎、支溝；③絲竹空、光明；④脾俞、胃俞、陽白。

方法：選2組處方交替應用，用維生素 B_{12} 注射液，每穴注入0.3毫升藥液，隔日1次，20次為1療程。

（七）視神經萎縮

【簡述】本病是由視神經炎或其他原因引起的視神經退行性病變。分為原發與繼發性兩種。自覺症狀為眼睛無脹痛不癢，無紅腫；眼內乾澀，頭暈耳鳴。臨床表現為視力逐漸減退，視野縮小，色覺障礙，有中心暗點，不能神物，甚至失明。眼底視神經乳頭蒼白，視網膜血管變細。

中國醫學認為，本病多因肝腎虧虛與飲食勞倦、外傷風邪、或失血過多、憂思鬱結，氣血不能上榮，目失濡養所致，屬「青盲」、「視瞻昏眇」的範疇。

【治法】補肝益腎，健脾養心。

【處方】1. 毫針法：①攢竹、陽白、合谷、風池、心俞、肝俞、脾俞、腎俞、三陰交、太谿；②睛明、絲竹空、合谷、足三里、三陰交、復溜、太衝；③印堂、魚腰、球後、風池、內關、曲池、曲泉、太谿、照海、水泉。

方法：選1組處方，留針20～30分鐘，隔日1次，15次為1療程。休息5～7天，再進行第2療程。

2. 穴位注射法：①翳明、攢竹、太衝；②風池、球後、太谿；③瞳子髎、天柱、太白；④膈俞、肝俞、脾俞、腎俞；⑤絲竹空、完骨、足三里；⑥承泣、翳風、大椎、風府。

實用針灸經驗處方手冊

方法：選 2 組處方，交替應用，隔日 1 次，用維生素 B₁₂ 或黃芪注射液，每穴注入 0.3 毫升藥液，20 次為 1 療程。

（八）瞼腺炎

【簡述】當細菌經瞼腺開口沿著排出管道上行而發生化膿性炎症時，則為瞼腺炎。有外、內瞼腺炎之分，外瞼腺炎亦稱外麥粒腫，為 Zeis 氏腺的急性化膿性炎症；內瞼腺炎亦稱內麥粒腫，為瞼板腺的急性化膿性炎症。瞼腺炎時局部紅腫，形若麥粒，故又稱「麥粒腫」。本病以先微癢微腫，繼則焮赤作痛，充血水腫，形成硬結，限局性壓痛，甚則化膿出頭為主要臨床表現。

中國醫學認為素體氣血虛弱，易感風熱之邪，或脾虛濕感、濕熱搏結、過食辛辣食物致使熱毒客侵於胞瞼所致，屬中醫「針眼」範疇。

【治法】清熱解毒，通經止痛。

【處方】1. 毫針法：①阿是⁻、外關⁺；②阿是⁻、合谷⁺；③攢竹⁺、絲竹空⁺、支溝⁺；④瞳子髎⁺、風池⁺、大椎⁺；⑤魚腰⁻、承泣⁻、曲池⁺、後谿⁺。

方法：選 1 組處方，留針 10～20 分鐘，每日 1 次，3～5 次為 1 療程。

2. 三棱針法：①關衝、曲池；②瞳子髎、外關；③耳尖、太陽；④肝俞、膏肓。

方法：選 1 組處方，取麥粒腫穴位用 2%碘酊消毒，75%乙醇脫碘。左手把消毒過的耳尖部皮膚捏起，右手持小號三棱針，針尖向下快速刺入皮內，沿皮下向下刺入約 5 分深左右，並捻轉 3 次出針。隨之用手擠之，使出血數滴。每日 1 次，3～5 次為 1 療程。

（九）遠視眼

【簡述】凡是視物或文字遠看清楚，近看模糊不清者

稱為遠視眼。眼的外觀與眼底均無異常，只是對不同距離的物體辨認時自覺發生困難。有的因年齡高而遠視者，又稱老花眼，是機能減退的表現。

中國醫學認為肝腎陰虛、陰精不足、氣血虧損不能上榮於目而致，屬中醫「能遠怯近證」的範疇。

【治法】滋補肝腎，通經活絡。

【處方】1.毫針法：①陽白、率谷、風池、三陰交、太谿；②瞳子髎、天柱、完骨、光明、申脈；③心俞、膈俞、肝俞、脾俞、腎俞、承山。

方法：3組處方交替應用，留針20～30分鐘，隔日1次，20次為1療程。

2.皮膚針法：①攢竹、四白、曲池至陽谿、陰陵泉至三陰交；②陽白、絲竹空、曲澤至大陵、足三里至解谿；③夾脊（胸5～12）、心俞至腎俞、膏肓至志室、委中至承山。

方法：3組處方交替應用，用梅花針中等叩刺40～60下，隔日1次，20次為1療程。

（十）色盲、色弱

【簡述】辨別顏色的能力發生障礙時為色盲，輕度的色覺障礙稱為色弱。色盲可分為先天性和後天性兩類，後者是由於視神經或視網膜疾病引起，常伴有視力減退。普通所說的色盲是指先天性紅綠色盲，多為隱性遺傳。色盲多數為通過體檢時才被發現。臨床上的紅綠色盲為最多見。

中國醫學認為發育不良或肝氣鬱結，脈絡阻滯，氣機不暢，肝血不能上榮於目而致。屬中醫「視赤如白證」的範疇。

【治法】滋肝養目。

【處方】1.毫針法：①睛明、攢竹、絲竹空、合

實用針灸經驗處方手冊

谷、曲池；②陽白、瞳子髎、風池、內關、神門；③天柱、攢竹、四白、球後、心俞、膈俞、肝俞、脾俞。

方法：選 1 組處方，或 3 組處方交替應用，留針 30 分鐘，隔日 1 次，20 次為 1 療程。

2. 耳針法：心、脾、肝、腎、內分泌。

方法：留針 15 分鐘，隔日 1 次，或用電針法，15～20 次為 1 療程。

3. 穴位注射法：①風池、攢竹、合谷；②天柱、瞳子髎、曲池；③心俞、肝俞、脾俞；④絲竹空、四白、光明。

方法：選 2 組處方，交替應用，用維生素 B$_{12}$ 注射液，每穴注入 0.2 毫升藥液，隔日 1 次，20 次為 1 療程。

（十一）中耳炎

【簡述】中耳炎分為急性與慢性兩種。多因感冒、急性鼻炎或咽喉炎及其他各種熱病而繼發。急性者常有外耳道腫痛，數日後可能出現鼓膜病變，全身乏力偶有全身發熱的症狀。轉成慢性者，外耳道常有膿汁流出。本病常易並發乳突炎，老年人易並發腦膜炎。

中國醫學認為實證多由於膽火上炎，火毒入耳，或外感風邪熱毒上沖於耳，灼傷耳道，化腐生膿。虛證多由於肝腎陰虧。虛火上逆，或脾虛濕濁不化，停聚耳竅所致。屬中醫的「聤耳」範疇。

【治法】清熱瀉火，通經止痛。

【處方】1. 毫針法：①率谷、聽宮、外關、中渚；②風池、耳門、支溝、關衝；③天柱、聽會、合谷、內關；④完骨、翳風、大椎、支溝、後谿；⑤聽宮、下關、陽陵泉、懸鍾、三陰交、太谿。

方法：選 1 組處方，留針 20～30 分鐘，每日或隔日 1

次，6～10次為1療程。

2.穴位注射法：①完骨、外關；②翳風、支溝；③聽會、中渚；④聽宮、陽陵泉。

方法：選2組處方，交替應用，用雙黃連注射液，每穴注入0.5毫升藥液，隔日1次，10次為1療程。

（十二）神經性耳聾

【簡述】本病多因藥物中毒、腦血管病、內耳微血管病等而引發，主要症狀是耳鳴、耳聾。耳鳴以自覺耳內鳴響，如蜂鳴、蟬噪、氣笛等為主症；耳聾以聽力減退或聽覺喪失為主症。病程較長，目前尚無特效治療方法。

中國醫學認為情志抑鬱，肝失疏泄，氣鬱化火，火盛生風；或暴怒傷肝，陽亢化風，風火循經上擾，發為耳鳴、耳聾。嗜食醇酒厚味，濕熱偏盛，蘊聚成痰，鬱久化火，痰火上升，阻塞清竅，以致耳鳴、耳聾。素體腎虛，或病後精氣失充，或勞欲過度等，均可導致腎精耗傷，髓海空虛，發生本病。脾虛不健，氣血生化之源不足，經脈空虛，清陽不升，也可導致耳鳴、耳聾。屬中醫的「耳鳴」、「耳聾」範疇。

【治法】滋補腎氣，豁痰開竅。

【處方】1.毫針法：①完骨⊥、風池⊥、外關⊥、合谷⊥；②率谷⊥、天柱⊥、風府⊥、支溝⊥、內關⊥；③風池⊥、大椎⊥、百會⊥、心俞⊥、膈俞⊥、肝俞⊥、脾俞⊤、腎俞⊥；④印堂⊥、四神聰⊥、翳風⊥、聽宮⊥、聽會⊥、外關⊥、中渚⊥。

方法：選2組處方，交替應用，隔日或每日1次，留針40～60分鐘，每10分鐘施手法1次，50～60次為1療程。

2.穴位注射法：①翳風、外關；②完骨、支溝；③聽會、中渚；④肝俞、腎俞、天柱。

方法：選2組處方交替應用，用維生素 B_1 或 B_{12} 注射

液，每穴注入 0.5～1 毫升藥液，隔日 1 次，30～40 次為 1 療程。

（十三）聾　啞

【簡述】聾啞是因先天遺傳或後天藥物中毒等因素，使聽覺神經或其感受器受損，不能接受和分析外界傳入的聲音，無法學習語言，以致因聾成啞。

中國醫學認為先天性者多因先天稟賦不足，自幼兩耳失聰，無法語言。後天性者由於嬰幼兒時期發熱病或受驚後，風火煽灼，精氣不能上承，耳竅失靈，致成聾啞，較為多見。屬於「聾啞」範疇。

【治法】滋陰補腎，醒腦開竅。

【處方】1.毫針法：①翳風╷、耳門╷、啞門╷、合谷┴、中渚┴；②百會╷、聽宮╷、完骨╷、廉泉╷、承漿╷、足臨泣┴、申脈┴；③印堂╷、聽會╷、風池╷、風府╷、外關┴、懸鍾┴、足臨泣┴。

方法：選 1 組處方，留針 30～40 分鐘，每隔日 1 次，60 次為 1 療程，休息兩週後進行第 2 療程，每年治 2 個療程，可連續治療三年。

2.穴位注射法：①翳風、合谷；②聽宮、中渚；③聽會、外關；④聽宮、啞門、足臨泣。

方法：選 2 組處方交替應用，隔日 1 次，用維生素 B_1 或 B_{12} 注射液，每穴注入 0.3～0.5 毫升藥液，50 次為 1 療程。

（十四）慢性鼻炎

【簡述】慢性鼻炎是指鼻腔黏膜及黏膜下組織的慢性炎症。分為單純性鼻炎和肥厚性鼻炎兩種，兩者在病因方面頗多類似，後者多由前者轉化而來，但前者也可經久不發生轉化，或開始即呈肥厚性改變。本病為鼻科常見病、多發病之一，沒有季節性，兒童至老年人皆可發病，以青

少年多見。臨床主要表現為鼻塞、流膿涕、鼻黏膜呈慢性充血、腫脹等。

中國醫學認為脾氣虛損、肺經不暢而致，屬中醫的「鼻窒」範疇。

【治法】通經潤肺。

【處方】1.毫針法：①印堂｜、迎香｜、合谷⊥；②上星｜、上迎香｜、顴髎｜、外關⊥、列缺⊥；③神庭｜、迎香｜、下關｜、風池｜、曲池⊥、三間⊥。

方法：選1組處方，留針30分鐘，每日1次，6次為1療程。

2.穴位注射法：①迎香、曲池；②上迎香、合谷。

方法：選1組處方，用維生素 B_{12} 注射液，每穴注入0.3～0.5毫升藥液，隔日1次，6次為1療程。

（十五）慢性鼻竇炎

【簡述】鼻竇炎多係傷風感冒反覆發作，鼻黏膜上的細菌侵入鼻竇所引起。慢性鼻竇炎多由急性鼻竇炎屢發不已所致，有鼻塞、嗅覺障礙，時流黃腥膿涕，伴有咳嗽、前額隱痛、周身不適等。一年四季發病，秋冬兩季氣候寒冷時發病率明顯升高。小兒較成人多見，且症狀較重。

中國醫學認為外感風寒之邪，失去宣散，鬱久化熱，則肺熱薰灼上蒸於鼻或肝膽火盛，邪熱循經上薰於鼻而致。屬中醫的「鼻淵」範疇。

【治法】清熱潤肺，兼瀉肝膽火。

【處方】1.毫針法：①風池⊥、率谷⊥、迎香｜、合谷⊥；②頭維｜、四白｜、印堂｜、顴髎｜、外關⊥、中渚⊥；③陽白｜、上迎香｜、禾髎｜、上星｜、支溝⊥、列缺⊥、魚際⊥；④迎香｜、天柱｜、大椎｜、風門⊥、肺俞⊥、肝俞⊥、膽俞⊥、陽陵泉⊥。

方法：選2組處方交替應用，每日或隔日1次，留針

30～40 分鐘，15～20 次為 1 療程。

2. 耳針法：①內鼻、肺、腦；②肝、膽、外鼻、內分泌。

方法：2 組處方交替應用，留針 20～30 分或用藥籽壓穴，隔日 1 次，15 次為 1 療程。

3. 穴位注射法：①迎香、合谷；②上迎香、支溝；③印堂、顴髎、外關；④迎香、陽陵泉。

方法：選 2 組處方交替應用，用維生素 B_{12} 或雙黃連注射液，每穴注入 0.5 毫升藥液，隔日 1 次，15 次為 1 療程。

（十六）鼻出血

【簡述】鼻出血是臨床多種疾病的常見症狀，可單純由鼻部的病變引起，也可能是全身性疾病在鼻部的表現。鼻出血與氣候關係密切，除嬰幼兒外，幾乎任何年齡都可發病，其中青少年的鼻出血多發生在鼻中隔前下方的易出血區；40 歲以後鼻腔前部出血明顯減少，鼻腔後部出血明顯增多。

中國醫學認為肺氣通於鼻，肺氣調和，則鼻能聞知五味。足陽明經脈起於鼻之交頞中，飲酒過度，或嗜食肥甘，蘊久生胃熱，故肺胃熱感均可導致血熱妄行而出現鼻衄；另外，也有肝腎陰虛，虛火上炎，迫於鼻腔，損傷血絡而致，屬於中醫的「鼻衄」範疇。

【治法】清肺瀉胃，滋陰降火。

【處方】1. 毫針法：①印堂⊥、迎香⊥、魚際⊥；②上星⊥、上迎香⊥、列缺⊥、孔最⊥；③神庭⊥、禾髎⊥、合谷⊥、尺澤⊥；④風池⊥、大椎⊥、肺俞⌐、肝俞⌐、胃俞⌐、腎俞⌐、三陰交⌐、太谿⌐。

方法：選 2 組處方，交替應用，每日 1 次，留針 50～60 分鐘，直至病癒為止。

2. 穴位注射法：①印堂、孔最；②迎香、魚際；③上迎香、列缺；④禾髎、三陰交。

方法：選 2 組處方，交替應用，用維生素 B₁₂ 注射液，每穴注入 0.3～0.5 毫升藥液，每日 1 次，直至病癒為止。

（十七）喉　炎

【簡述】本病臨床分為急性與慢性兩種。急性喉炎是由細菌、病毒感染後所致。秋末冬春季多發，兒童多見，多數重病兒發病非常急促，突然呼吸困難，有喉鳴音，面色口唇發紫，煩躁不安。此時喉黏膜水腫而出現「喉梗阻」，應送醫院急救。並有喉痛、聲音嘶啞、發熱等症狀。急性治療不當，轉入慢性炎病，反覆發作性喉痛、咽乾、聲音嘶啞等。

中國醫學認為本病多因風熱之邪，或肺胃素有鬱熱，火熱毒邪結於喉部，也有因腎陰虧損，虛火上炎而致病。屬中醫的「喉痹」範疇。

【治法】清熱利喉。

【處方】1. 毫針法：①廉泉⊥、人迎⊥、天柱⊥、翳風⊥、列缺⊥、合谷⊥；②天容⊥、扶突⊥、風池⊥、大椎⊥、少商、商陽；③天突⊥、水突⊥、天容⊥、魚際⊥、曲池⊥、外關⊥。

方法：選 1 組處方，留針 30 分鐘，每日 1 次。

2. 穴位注射法：①翳風、合谷；②天突、曲池；③天容、魚際。

方法：選 1 組處方，用維生素 B₁₂ 注射液，每穴注入 0.5 毫升藥液，每日 1 次。

（十八）聲音嘶啞

【簡述】喉部炎症是聲音嘶啞的常見原因之一。聲帶上有新生物，如息肉、乳頭狀瘤、惡性腫瘤時，也多有嘶啞症狀，並逐漸加重，或伴有程度不等的呼吸困難。此

外，喉返神經麻痺後，因聲帶運動障礙也可致嘶啞。慢性喉炎、聲帶小結、聲帶肥厚、藥物中毒等均可致聲音嘶啞。

中國醫學認為聲音突然嘶啞歸屬於「暴瘖」範疇，對慢性嘶啞，多認為由於肺，腎陰虛所致。

【治法】滋腎益肺，清音利喉。

【處方】1. 毫針法：①扶突⌐、天容⌐、列缺⌐、魚際⌐；②夾廉泉⌐、天突⌐、合谷⌐、尺澤⌐；③風池⌐、天柱⌐、肺俞⌐、腎俞⌐、照海⌐、太谿⌐；④廉泉⌐、人迎⌐、天突⌐、俞府⌐、內關⌐、少商↓、商陽↓。

方法：選 2 組處方，交替應用，留針 30 分鐘，每日或隔日 1 次，15～20 次為 1 療程。

2. 穴位注射法：①天容、尺澤；②扶突、孔最；③風池、魚際；④人迎、列缺。

方法：選 2 組處方交替應用，用維生素 B_{12} 注射液，每穴注入 0.3 毫升藥液，隔日 1 次，15 次為 1 療程。

3. 耳針法：處方：咽喉，肺，神門，內分泌。

方法：中等刺激，暴瘖時每天 1 次，慢性嘶啞可針 1 側，用藥籽貼敷另 1 側，隔天左右兩耳交替應用。

（十九）顳下頜關節功能紊亂綜合徵

【簡述】本病又稱顳頜關節緊張症、下頜關節炎等為功能性疾病、外傷、異位性鑲復、以下頜關節運動障礙（開口過小，開口偏歪，開閉口絞鎖）、關節運動時彈響、關節區周圍疼痛為主要表現，多見於青壯年。病程長，反覆發作。每次發病與勞累、緊張、憂慮、寒冷有關，或與顳下頜關節紊亂、外傷有關。

中國醫學認為胃氣虛損、肝氣不舒、脾胃不和所致，經氣不暢而發病屬於「牙關開合不利」證的範疇。本病為世界衛生組織（WHO）於 1996 年 11 月在義大利米蘭會議

上通過的 64 種針灸適應症之一。

【治法】健胃理氣，通調氣血。

【處方】1. 毫針法：①下關⌐、合谷⌐；②風池⌐、頰車⌐、外關⌐；③顴髎⌐、聽宮⌐、曲池⌐；④聽會⌐、天柱⌐、翳風⌐、手三里⌐；⑤下關⌐、耳門⌐、三間⌐；⑥風池⌐、大椎⌐、肝俞⌐、脾俞⌐、足三里⌐。

方法：選 2 組處方，交替應用，每日或隔日 1 次，留針 30～40 分鐘，10 次為 1 療程。

2. 穴位注射法：①下關、手三里；②聽宮、合谷；③顴髎、曲池；④翳風、足三里。

方法：選 2 組處方，交替應用，隔日 1 次，用維生素 B_{12} 注射液，每穴注入 0.5 毫升，6～8 次為 1 療程。

（二十）復發性口腔潰瘍

【簡述】復發性口腔潰瘍是口腔科常見病、多發病之一，在黏膜病中發病率最高，四季均可發病，青年以後多見。本病以口腔無角化黏膜發生淺層潰瘍為主，出現劇烈疼痛，有周期性或無規律反覆的特點，嚴重者甚至伴有舌部表淺潰瘍。

中國醫學認為素體陰虛火旺，復因脾胃虛火上炎，或因心火薰蒸而成，屬中醫的「口瘡」、「口瘍」、「口破」等病證範疇。

【治法】健脾益氣，滋陰瀉火。

【處方】1. 毫針法：①阿是⌐（潰瘍點周圍處）、合谷⌐、足三里⌐；②地倉⌐、承漿⌐、外關⌐、曲池⌐；③風池⌐、翳風⌐、天容⌐、頰車⌐、三間⌐、內關⌐。

方法：選 1 組處方，留針 20～30 分鐘，每日 1 次，3～5 次為 1 療程。（阿是穴只用毫針點刺即可，不留針）。

2. 舌針法：①心、脾、上焦；②心、胃、金津、玉

液。

方法：2 組處方交替應用，每日或隔日 1 次，用毫針刺入 0.3～0.5 寸深，不留針，4～6 次為 1 療程。

（二十一）牙齦出血

【簡述】本病為臨床常見的症狀之一。多因維生素 C 缺乏，血管壁的通透性增加，血管裡的血液就容易滲到外面，首先表現在口腔內出血，因為牙齦較嫩常易出血；牙石刺激誘發牙齦炎或牙周病、牙齦萎縮，也可引發牙齦出血。偶有因白血病、血友病引起的牙齦出血。

中國醫學認為多由胃火熾盛或陰虛火旺、迫血妄行所致，屬中醫的「齒衄」、「牙衄」範疇。

【治法】清胃瀉火，止血。

【處方】1. 毫針法：①頰車⌐、合谷⌐、商陽↓；②地倉⌐、承漿⌐、曲池⊥、內關⌐；③下關⌐、禾髎⌐、風池⌐、足三里⊥。

方法：選 1 組處方，留針 30～40 分鐘，每日 1 次，5 次為 1 療程。

2. 穴位注射法：①頰車、足三里；②下關、曲池。

方法：2 組處方交替應用，用維生素 B_{12} 注射液，每穴注入 0.5 毫升藥液，1 日 1 次，5 次為 1 療程。

（二十二）智齒冠周炎

【簡述】本病是人體第 3 磨牙又稱智齒，在生長時出現急性炎症。位置不正阻生而致臨床症狀為牙齦腫痛，局部紅腫，張口困難，甚至影響咀嚼。嚴重者可出現體溫升高，頭痛，全身乏力等症狀。

中國醫學認為肝鬱氣滯或正氣虛損，胃火乘虛而入循經上至口齒而致。屬中醫的「胃火牙痛」範疇。

【治法】清胃瀉火，通經止痛。

【處方】1. 毫針法：①頰車⊥、聽宮⊥、外關⊥、合谷⊥；

②下關⊥、太陽⊥、支溝⊥、 三間⊥；③大迎⊥、 顴髎⊥、內關⊥、曲池⊥；④翳風⊥、下關⊥、巨髎⊥、風池⊥；⑤天柱⊥、下關⊥、內庭⊥、商陽↓、厲兌↓。

方法：選 1 組處方，留針 30～40 分鐘，每日 1 次，5～7 次為 1 療程。

2. 耳針法：①胃、神門、牙痛₁；②脾、牙痛₂、內分泌、上屏尖。

方法：選 1 側耳穴，2 組處方交替應用，留針 20 分鐘，或用藥籽壓穴，以痛為佳，隔日 1 次，5 次為 1 療程。

3. 穴位注射法：①頰車、足三里；②下關、曲池；③顴髎、合谷；④大迎、內庭。

方法：選 2 組處方，交替應用，用雙黃連注射液或利多卡因 1 毫升加地塞米松（5 毫克）1 毫升，注射用水 1 毫升混合注入，每穴 0.5～1 毫升藥液，每日 1 次，3～5 日為 1 療程。

七、減肥、美容及其他

（一）減 肥

【簡述】人體脂肪積聚過多，體重超過標準體重的 20％以上時即稱為肥胖症。肥胖是指脂肪在體內過多堆積的現象。正常人體脂肪組織含有大約 300～350 億個脂肪細胞，當脂肪細胞的數量和體積增多時，就形成了肥胖。

單純性肥胖的根本原因是熱能不平衡，即熱能攝入量大於消耗量，多餘的熱能以脂肪的形式貯存在體內，使體重超出正常。

肥胖的原因：

①營養過剩。成年人能量消耗每人每天代謝率為 1600～1800 大卡，如每天攝入營養超過正常需要，多餘的

能量就會儲存在體內，特別是脂肪類物質、醣類或蛋白質，如果體內暫時消耗不完，也會經過體內化學處理轉變為脂肪儲存在體內，日久之後，由於脂肪的積累而造成。

②飲食習慣與嗜好。多吃糖果、甜食、油膩食品，口味過鹹，常在夜間進餐的人都容易肥胖。因為糖果、甜食已如前述容易轉化為脂肪，口味過鹹會造成體內水液滯留而增加體重，晚間因體內胰島素分泌旺盛，容易促進吸收，均易造成肥胖。

③活動太少。活動能消耗能量，如長期缺乏運動，會造成熱量過剩，轉化為脂肪而造成肥胖。

④遺傳因素。有資料報導 70%～80%的肥胖病人有肥胖家族史，還有人調查了 1000 對肥胖夫妻，其子女肥胖率為 85%。

⑤內分泌異常。內分泌異常常可影響機體正常代謝，破壞體重恆定的調節功能，從而發生繼發性肥胖。

肥胖症分為單純性和繼發性兩類，前者不伴有明顯神經或內分泌系統功能變化；臨床上最為常見；後者常繼發於神經、內分泌和代謝疾病，或與遺傳、藥物有關。

據最新資料統計認為我國肥胖症已達 7000 萬人以上，並且以每年 5%的速度遞增。肥胖不僅影響美容，且易合併發生糖尿病、高血壓、動脈粥樣硬化、冠心病和各種感染性疾病。

中國醫學認為肥胖是由於脾失健運，氣虛濕滯，胃強脾弱，濕熱內蘊，以致水液代謝失調，脂濁瘀積於體內所致。

輕度肥胖常無明顯症狀，重度肥胖多有疲乏無力，動則氣促，行動遲緩；或脘痞痰多，倦怠惡熱；或少氣懶言，動則汗出，怕冷，甚至面浮肢腫等。

早在 20 年前被日本、韓國、新加坡及西歐發達國家青

睞的針灸減肥美容法，近幾年在我國也開始被廣大民眾認識和接受。針灸及耳穴減肥是透過中醫的經絡學說，調節了氣血的平衡，達到祛濕化痰，消脂肪減肥之目的。針灸減肥由補瀉手法，調整平衡陰陽氣血，使人體機能旺盛達到體形標準健美。

【健康的減肥標準】世界衛生組織做了大量調查之後，提出了一些原則和標準，具有一定的權威性。無論哪一種原因導致的肥胖，無論用什麼方法減肥，都要遵守，否則得不償失，有損健康。①不腹瀉；②不厭食；③不乏力；④不反彈；⑤每週減肥應控制在 0.5～1 千克的範圍之內。

【治法】健脾利濕，豁痰通絡。

【處方】1.毫針法：①大橫т、天樞т、中脘т、血海т；②帶脈т、水分т、水道т、關元т、陰陵泉т、三陰交т；③曲池т、天樞т、陽陵泉т、豐隆т、太衝т；④建里т、大橫т、歸來т、氣海т、血海т、地機т、足三里т、上巨虛т、內庭т。

方法：選 1 組處方，或 2 組處方交替應用，每日 1 次，每次留針 30～40 分鐘，10～15 次為 1 療程。針後按摩，囑患者適當控制飲食。

2. 耳針法：①肺，腎，脾，內分泌。②三焦，大腸，皮質下，直腸下段。

方法：2 組處方交替應用，隔天 1 次，中強刺激，15 次為 1 療程。

3. 穴位注射法：①曲池、大橫；②足三里、天樞；③水道、陰陵泉；④帶脈、血海。

方法：選 2 組處方，交替應用，用維生素 B_{12} 注射液，每穴注入 1 毫升藥液，隔日 1 次，10 次為 1 療程。

（二）美　容

【簡述】針灸美容是在治療面癱及三叉神經痛等疾

病，由較長時期針刺 1 側面部穴位後而出現皺紋減少的現象，因而引起重視，並逐漸應用於臨床，近年在國際、國內的美容院廣泛推廣應用。

針灸美容，是以臟腑經絡學說為依據， 透過刺激穴位，疏通經絡，從而調和陰陽，使顏面五官部位氣血通暢，面部皮脂腺分泌功能協調，皮膚光潔柔潤，達到美容的目的。針灸美容主要用在減少皮膚皺紋和顏面部色素沉著。

皮膚皺紋是皮膚衰老的表現，人到中年以後逐漸出現。脾主肌肉，肺主皮毛，若肺脾氣虛，則出現皺紋。此外，人體的健康、營養狀況不佳和遺傳、日光及紫外線照射，均可導致皮膚老化而產生皺紋。其表現為皮膚鬆弛，失去光澤，多見於額部、眼角、面頰、口角等處。

顏面雀斑的發生與遺傳有關，其發展與日曬關係密切，多見於女性，青春期可達高峰，老年逐漸減少。它好發於鼻梁、眼眶下，為針頭大小色素斑點，夏季常加重。

色素痣多為色素細胞聚集，由腎氣虛、濁氣阻滯皮膚而形成。青春期及中年後顯著，大小不等，有的呈疣狀、乳頭狀。

老年斑多見於中老年人，由於年老腎氣虛而致，為棕色或暗褐色色素沉著斑，散在分布，呈圓形、卵圓形或不規則形狀。

黃褐斑常見於慢性疾病，多因脾腎兩虛，脾不化生精微，肌膚失養；或腎虧水不制火，濕熱內蘊，鬱結皮膚。現代醫學認為是由雌激素及黃體酮促使色素沉著所致，多見於妊娠或絕經期婦女，其對稱分布於顏面部，又稱蝴蝶斑，表面平滑，少數伴有月經不調、煩躁易怒等。

【治法】活血化瘀，祛斑美容。

【處方】1. 毫針法：①陽白ˉ、太陽ˉ、顴髎ˉ、脾俞ˉ、腎俞ˉ、肝俞ˉ、三陰交ˉ；②太陽ˉ、陽白ˉ、顴髎ˉ、迎

香、合谷、足三里、三陰交；③大椎、天柱、曲池、外關、合谷、豐隆、三陰交、太谿；④印堂、瞳子髎、頭維、風池、大椎、風門、肺俞；⑤上星、絲竹空、翳風、天柱、大椎、肺俞、心俞、膈俞、肝俞、血海、太谿。

方法：選 1 組處方，或 2 組處方交替應用，留針 30～40 分鐘，每日或隔日 1 次，15～20 次為 1 療程。

2. 耳針法：內分泌、肝、腎、交感、面頰。

方法：毫針刺，每日 1 次，每次留針 30～40 分鐘，或用王不留行籽貼壓，以痛為佳。

3. 皮膚針法：①太陽、印堂、曲池至陽谿、地機至三陰交；②瞳子髎、陽白、曲澤至大陵、血海至陰陵泉；③夾脊（胸 1～7）、風門至膈俞、足三里至解谿。

方法：選 1 組處方，每日 1 次，用梅花針叩刺 30～50 次，10～15 次為 1 療程。

（三）戒　酒

【簡述】酒的品種很多，其共同成分是酒精，即乙醇。由於酒精是一種原生質毒物，可以損害黏膜上皮，使局部呈現充血、炎症，甚至潰瘍。胃部先受其害，以致消化過程受到抑制；酒精還可以作用於神經系統和大腦皮層，使條件反射紊亂；當作用於心血管中樞，可使血管擴張，心臟收縮力減弱，血壓下降；當作用於呼吸中樞，則可使之麻痺。長期酗酒，會造成肝臟的脂肪性變化和硬化，視力模糊，記憶力減退。飲酒過度，還可以引起心跳、呼吸停止而喪生。

酒精是一種毒物，可作用於生殖細胞，若婦女酒後妊娠，可引起畸胎。孕期前三個月中如大量飲酒，還會造成新生兒體重不足、智力遲鈍等。

據 21 世紀最新資料認為，中國人喝酒是比較驚人的，

尤其以北方人居多，每年飲酒量是杭州市西湖的蓄水量。雖然喝少量紅酒可預防冠心病，但患有高血壓病、高脂血症、急慢性肝炎、脂肪肝、中風腦痴呆、糖尿病、胰腺炎、前列腺炎等疾病是應絕對戒酒的。

【治法】調氣和血，豁痰醒神。

【處方】1.毫針法：①中脘、天樞、豐隆、內關、神門；②印堂、天樞、後谿、曲澤、通里；③百會、神庭、曲池、合谷、三陰交、太衝；④風池、大椎、心俞、膈俞、肝俞、脾俞、胃俞、承山、申脈。

方法：選 1 組處方，留針 40～60 分鐘，每 10 分鐘行針 1 次，隔日 1 次，10 次為 1 療程。

2.耳針法：神門，皮質下，心，胃，內分泌，咽喉。

方法：用藥籽貼壓上述穴位，隔 2 日 1 次，兩耳穴交換應用，直至酒癮戒除為止。

（四）戒　菸

【簡述】吸菸嚴重危害人體健康，已為世界公認。世界衛生組織已召開過多次「吸菸與健康」問題的國際性會議，指出菸中所含尼古丁、菸焦油、苯並芘、一氧化碳等近百種有害物質，與人類高血壓、冠心病、慢性支氣管炎、肺氣腫、多種癌症、縮短壽命以及胎兒畸形、先天疾患等疾病有關。

美國每年有 45 萬人因吸菸致病死亡、瑞典因吸菸致病而死亡的人數、占總人數的二分之一。據世界衛生組織戒菸專題會議指出四分之一的癌症與吸菸有關，65 歲前死於肺癌者，吸菸者占 90%，死於心肌梗塞者，吸菸者比不吸菸者要大雙倍；吸菸還易誘發肺、口腔、胃、膀胱等癌症。吸菸者每吸入 1 毫升香菸煙霧，同時就要把 1 毫升菸霧中 50 億個小菸塵吸入肺部。

尼古丁是一種高毒化學物質，微量尼古丁進入人體，即可引起心率加快，所以即使少量吸菸，對人體也有害。它是一種特殊的空氣污染，不僅吸菸者本人受到毒害，而且污染空氣，毒害別人。世界衛生組織早在 20 世紀 80 年代末即規定了每年 5 月 31 日為全世界戒菸日。

中國預防醫學科學院和中國醫學科學院最近公布了一項調查結果：我國目前每天有 2000 人因吸菸而死亡，其中，慢性肺部疾病占 45%，肺癌占 15%，食道癌、胃癌、肝癌、中風、心臟病及結核等疾病各占 5% 至 8% 左右。中國因吸菸死亡的人數已超過美國；成為世界上因吸菸致死人數最多的國家，到 2050 年每天將超過 8000 人，每年將達到 300 萬人。有關專家呼籲：我國吸菸危害不容低估。

新的研究證實，吸菸還有一些後遺症。諸如加速視力減退，誘發前列腺疾病；甚至導致陽痿與不育症。

中國醫學對菸草的危害早有記載，尤其是《本草綱目拾遺》還記載吸菸導致長期咳嗽，戒菸後不藥自癒的病案，認為吸菸足以傷氣、傷神、損血、損容、耗肺、折壽。中醫認為菸草中含的有害物質，長期吸入會導致機體陰陽失去平衡，臟腑經絡氣血失調。

針刺戒菸是應用針刺消除因長期吸含有尼古丁的菸葉製品，當中斷吸菸後所出現的全身軟弱無力、煩躁不安、呵欠連作、口舌無味，甚至心情不暢、胸悶、焦慮、感覺遲鈍等一系列癮癖症狀。堅持治療並可調整臟腑經絡氣血，協調陰陽，從而消除吸煙所引起的癮癖。

【治法】通調氣血，安神解鬱。

【處方】1. 毫針法：①百會⁺、太陽⁺、內關⁺、神門⁺；②戒菸穴⁺（位於列缺與陽谿之間）；③大椎⁺、風池⁺、合谷⁺、三陰交⁺。

方法：選 1 組處方，或 3 組處方交替應用，留針 1 小

實用針灸經驗處方手冊

時，隔日 1 次，10 次為 1 療程。

2. 耳針法：處方：口，肺，神門，內分泌。

方法：隔天 1 次，10 次為 1 療程，強刺激，也可針刺 1 側，用藥籽貼敷另 1 側，每天按壓 3～5 次，每次 1 分鐘，在想吸煙時也要按壓，以痛為佳。

（五）戒　毒

【簡述】毒品對人類的危害已有悠久歷史，不論嗎啡、鴉片、海洛因、古柯鹼均對人體毒害很大，並已是全球的公害。早在 20 世紀 80 年代初針灸開始應用於戒毒。據美國針灸戒毒前輩史密斯醫生的說法，雖然近年耶魯大學才首次進行這項大型的研究，但在全球各地早就有大約 1000 個診所用針灸治療毒癮，其中，僅紐約州就有 175 個。

康乃爾大學的史密斯醫生在紐約的林肯醫院擔任針灸醫生已有 20 年的歷史，他對耶魯大學這項研究的評價是：水準高，證明了針灸可以幫助病人降低對古柯鹼的渴望。

耶魯大學的這項研究是由心理學家馬格林領導的。該研究小組對 82 名有海洛因和古柯鹼毒癮的病人進行了針灸治療，海洛因組同時還服用鹽酸美沙酮鎮痛劑。

研究小組把病人分為 3 組：第一組接受 8 週標準的針灸戒毒治療（標準是美國全國針灸戒毒協會所定，在外耳的 3～5 個穴位留針）；第二組在耳部，但非指定穴位「假留針」；第三組不做針灸治療，只看放鬆心情的錄影帶。

在 8 週的實驗期間，病人每週驗尿 3 次。同時，心理輔導和團體治療照樣進行。兩個月下來，第一組有 54% 的病人尿液不再含有古柯鹼，第二組「除毒」效果達 23%，第三組的療效只有 9%。

馬格林說，不論是對海洛因毒癮還是對古柯鹼毒癮，針灸都能起到「高效安慰劑」的作用，可以降低病人對毒

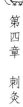

品的渴望。

據報導中國科學院院士北京大學醫學部韓濟生教授研究發現，人體上有 4 個針灸穴位具有較強的戒毒作用。透過對它們進行低頻電脈沖刺激，吸毒者戒毒後的復吸率將降到 70%，而目前這一數字幾乎為百分之百。

科學家發現，人腦中存在 3 種類似嗎啡的物質，合稱「鴉片肽」。當人體遭受創傷、嚴寒時會自動分泌釋放出來，以減輕機體的痛苦。吸毒者長期吸毒後，就會使人體「鴉片肽」的分泌功能受到抑制，當毒品戒斷時，便出現了因為「鴉片肽」「供不應求」導致的毒癮發作症狀，這是造成吸毒者重複吸毒，難以戒除的主要原因。

韓院士介紹說，他們在研究中發現，由對這 4 個中國針灸傳統穴位進行刺激，可以改變因長期吸毒造成的「鴉片肽」分泌抑制，使其分泌功能逐漸恢復到「自給自足」狀態，在兩週內達到脫毒的目的。

【治法】安神除煩，通調氣血。

【處方】1. 毫針法：①百會＋、風池＋、曲池＋、陽陵泉＋、懸鍾＋；②印堂＋、水溝＋、支溝＋、合谷＋、三間＋、太衝＋；③內關＋、外關＋、勞宮＋、合谷＋。

方法：選 1 組處方，留針 1 小時，每日 2 次，加電針。

2. 耳針法：神門、心、腦、內分泌、肝、腎。

方法：留針 40 分鐘，配合電針，每日 1 次，2 耳穴交替應用。

（六）抗衰老

【簡述】隨著社會安定、醫學衛生方面的迅速發展，人類的壽命正在不斷增高。我國平均壽命從解放前的 35 歲上升到 1981 年的 67.88 歲，2001 年已超過 71.8 歲。由於平均壽命的延長，加上出生率下降，使得老年人在總人口

中的比重日漸增加。

21世紀我國許多大城市的統計資料表明，我們已率先進入老年社會。

由於老年人口的增多、疾病結構的變化，研究防治老年人疾病、延緩衰老、促進長壽的老年醫學正越來越得到人們的重視，發展也相當迅速。但是對老年病的治療及延緩衰老藥物的應用等方面尚有許多課題需要解決，由於化學藥品存在不同程度的副作用，無疑是對機體產生新的毒害，因此，一些學者對自然療法應用於老年病防治與延緩衰老產生了極其濃厚的興趣。

中藥延緩衰老的研究已有一些進展，但針灸是否能應用於此領域呢？從大量現有的臨床、實驗研究資料來看，回答是肯定的。

中國醫學認為人體生長發育衰老與腎的精氣密切相關。《素問·上古天真論》有這樣的論述：「女子七歲，腎氣盛，齒更髮長……丈夫八歲腎氣實，髮長齒更；二八腎氣盛，天癸至，精氣溢瀉……三八腎氣平均，筋骨勁強……五八腎氣衰，發墮齒槁……七八……天癸竭，精少，腎藏衰，形體皆極，八八則齒髮去。」因此腎氣充盛，人就處在生機勃勃的青壯時期；腎氣虛衰，人就衰老。又指出「腎者主水，受五藏六府之精而藏之，故五藏盛乃能寫，今五藏皆衰，筋骨解墮，天癸足矣，故髮鬢白、身體重、行步不正而無子耳。」說明人體衰老不僅與腎氣有關，而且與五臟虧虛有關。

因此陽氣衰弱，陰精虧損，氣血不足，臟腑功能減退，經絡運動不暢，這些因素長期作用使陰陽失衡出現偏盛偏衰，以上都是導致衰老的不同因素。

隨著世界衛生組織（WHO）對針灸醫學的重視，全球許多先進國家，美、英、法、德、意、俄及日本、馬來西

亞、新加坡等國研究認為，三陰交、合谷、曲池、內關、委中、承山、太谿均能調節內分泌，平衡免疫系統，健脾、益腎，而使人延年益壽。

這些長壽穴分布在任、督脈外，還分布於腎、膀胱、脾、胃、大腸經，這些經絡為先天與後天之根源，又為多氣多血之經絡。

針灸為什麼能抗衰老呢？中醫認為每個人的生、長、壯、老均與「腎氣」密切相關。針灸長壽穴具有明顯的增補腎氣作用。近年來，國內外專家研究針灸某些與腎、腦相關的穴位，透過經絡的調節作用使大腦細胞活躍，改善腦部血液循環，從而使腦細胞營養充足，延緩大腦的衰老。

還有很多研究證明，針刺能提高性激素水平，起到延年益壽作用。尤其提高睾丸酮和人絨毛膜促性腺激素，調整丘腦—腦垂體—性腺之間的功能。由於體內性激素水平的變化；可影響脂類代謝，關係到動脈硬化、高血壓、冠心病、糖尿病等一系列疾病的發生。

即隨著睾丸酮水平下降和雌二醇的升高，上述疾病的發生率會大大增加。針灸對體內性激素水平的影響，將有助於防治心腦血管疾病。

近年來，許多實驗與臨床研究均證明，針灸對細胞免疫和體液免疫均有促進作用，同時還可以促使老年人 T 細胞上升，增強人體的免疫功能及調節全身的內分泌功能，從而達到延緩衰老的效用。

據最新資料認為，針刺足三里、曲池、三陰交等穴，能促進胃腸更好地吸收微量元素，這是延年益壽的物質基礎。微量元素鋅、錳對人體免疫有著重要的作用，尤其鋅對人體健康和防衰老有著密切關係。近年一些學者研究證明，當鋅、錳缺乏時可導致腎虛，而出現食慾減退、免疫

功能低下、性機能減退、睪丸萎縮等一系列衰老現象。針灸可以提高多種微量元素的吸收和調節體內微量元素的平衡，使腎氣得以充實，人則生機勃勃，延年益壽。

總之，人體的生長發育衰老與臟腑經絡氣血的盛衰關係密切。人體氣血不足，經絡之氣運行不暢，臟腑功能減退，陰陽失去平衡，均會導致、加快衰老。表現為精神不振，形寒肢冷，納差少眠，腰膝無力，髮脫齒搖，氣短乏力，甚則面浮肢腫等。

針灸有良好的調整功能作用，能協調陰陽，調和臟腑經絡氣血，提高機體免疫力，達到延緩衰老的目的。

【治法】調氣理血，補益臟腑。

【處方】1. 毫針法：①百會、中脘、關元、足三里、三陰交；②氣海、關元、足三里、三陰交、太谿；③印堂、膻中、中極、大赫、內關、神門；④心俞、膏肓、肝俞、脾俞、腎俞、命門、志室、承山；⑤曲池、合谷、關元、三陰交、湧泉。

方法：選 2 組處方交替應用，留針 20～30 分鐘，每週 1–2 次，每年春、秋季節連針 2 個月為 1 療程。

2. 艾灸法：①神闕、氣海、足三里；②關元、大赫、三陰交；③命門、腎俞、志室、承山。

方法：選 1 組處方，艾條灸每穴 5 分鐘，艾炷灸 5～7 壯，1 週 2～3 次。每年連續 3 個月為宜。

3. 耳針法：選穴：皮質下、內分泌、腎、心、腦、耳迷根。

方法：毫針刺，兩耳交替應用，每日 1 次，每次留針 20～30 分鐘，或用王不留行籽貼壓。

4. 穴位注射法：①曲池、足三里；②天樞、三陰交；③關元、中脘、太谿；④膏肓、腎俞、志室。

方法：選 2 組處方，交替應用，每週 1 次，用維生素

B_{12} 注射液每穴注入 0.5 毫升藥液，每年伏天或冬季數九天進行更佳。

第三節　急症的針灸處方

一、危急症的搶救

（一）高熱昏迷

【簡述】凡是病人腋下溫度超過 39℃ 稱為高熱，超過 41℃ 稱為過高熱。持續高溫加速機體代謝和耗氧過程，嚴重者可引起譫妄、昏迷、驚厥，甚至脫水、酸中毒或呼吸、循環衰竭。引起發熱的原因以急性傳染病最為常見，其次可見於血液病、甲亢危象和過敏性疾病及中暑等。

依據症狀：有鼻衄、牙齦糜爛壞死者應疑為急性白血病或再生障礙性貧血，喘息者應考慮哮喘，咽痛者應考慮咽部感染，咳嗽咽痛者應考慮肺及胸膜感染，同樣可根據發生症狀的部位和器官來判斷相應部位如肝、膽、顱內感染等。

依據皮疹：全身皮疹散布者可能為麻疹、猩紅熱、斑疹傷寒、藥疹、若只有軀幹部見少數斑疹者應考慮傷寒、斑疹傷寒、恙蟲病、敗血症或藥疹，若有全身瘀點者應考慮流腦、敗血症、紫癜。

【治法】清熱，醒神。

【處方】1. 毫針法：①大椎↑、百會↑、上星↑、風池↑、合谷↑；②印堂↑、太陽↑、曲池↑、外關↑、十宣↓；③素髎↑、天柱↑、大椎↑、曲池↑、三間↑、中衝↓、少衝↓。

方法：選 1 組處方，留針 20～30 分鐘，如遇有神昏譫語加水溝、湧泉（雙）、神門（雙），針用瀉法留針 20～30 分鐘，斑疹隱隱加血海（雙）、曲澤（雙）、針用瀉法

並用棱針刺委中放血；驚厥抽風加內關（雙）、陽陵泉（雙）、太衝（雙），針用瀉法留 20 分鐘，必要時取十二井穴點刺出血。

2. 穴位注射法：①曲池、外關；②手三里、合谷、大椎。

方法：選 1 組處方，用安痛定注射液每穴注入 0.1～0.2 毫升藥液。

3.耳針法：神門，腎上腺，耳尖。

方法：毫針強刺激，留針 30 分鐘，耳尖放血 3～5滴。

（二）驚厥抽搐

【簡述】本症以全身或部分肌肉突然不自主地抽動或痙攣為主要特徵，俗稱「抽風」，嚴重者可見角弓反張，若意識喪失是驚厥。

本病多因中樞神經系統疾病（腦腫瘤、流腦、乙腦、腦外傷等），小兒感染性疾病的高熱期或低血鈣、低血糖以及中毒（士的寧中毒、鉛中毒）或原發性癲癇等。新生兒臍風或成人破傷風、瘛病等。

依據病史，應迅速查明有無外傷史（腦外傷、破傷風）、頭痛史（腦腫瘤、高血壓腦病）、流行病史（B腦、流腦）、乳幼兒發熱咳嗽病史（上感、肺炎）、腹瀉史（菌痢）或缺鈣史（手足抽搦症）、饑餓史（低血糖）、癲癇史及精神創傷（瘛病）或鉛接觸史（中毒）；同時依據症狀如：高熱昏迷、項強、嘔吐者應考慮顱內感染；輕微刺激即引起抽搐痙攣而無昏迷者應疑為破傷風或士的寧中毒及狂犬病；有高血壓者應考慮高血壓腦病；在妊娠婦女尚應考慮子癇；有顱骨軟化及佝僂性串珠者、陶瑟氏症陽性（壓迫肱動脈數分鐘內即見手指攣縮如鷹爪）者是為低血鈣；小兒感染性疾病高熱時即可出現驚厥抽風

可參考其症狀確定病因。

【治法】安神止抽。

【處方】1. 毫針法：①百會⁺、天柱⁺、合谷⁺、太衝⁺；②水溝⁺、內關⁺、中衝[↓]、少衝[↓]；③勞宮⁺、間使⁺、湧泉⁺、行間⁺、隱白[↓]、厲兌[↓]；④大椎⁺、風門⁺、風府⁺、承山⁺、申脈⁺；⑤十二井[↓]、印堂⁺、太陽⁺、曲池⁺。

方法：選 1 組處方，留針 30 分鐘，每日 1～2 次。

2. 耳針法：神門、皮質下、枕、內分泌、肝。

方法：針用瀉法，留針 30～60 分鐘。

3. 穴位注射法：①曲池、足三里；②合谷、三陰交；③大椎、身柱、天柱；④外關、承山。

方法：選 1 組處方，用安定注射液，每穴注入 0.1 毫升藥液，每日 1～2 次。

（三）休　克

【簡述】休克是由於急性周圍循環衰竭引起的一種症狀，它可發生在中樞神經創傷引起的功能紊亂之後，也可以發生在大量流血、嚴重創傷、外科大手術、失水、燒傷、嚴重感染等。本症的典型症狀：臉色蒼白、冷汗、噁心、乏力、頭暈、眼花、兩眼發黑而昏仆不省人事。

中醫根據休克的臨床表現，可分為閉證和脫證兩類。針刺異常情況中出現的暈針，為休克的一種表現，屬脫證。屬中醫的厥證範疇。

【治法】醒神開竅，回陽固脫。

【處方】1. 毫針法：①印堂⁺、水溝⁺、內關⁺、勞宮⁺；②合谷⁺、太衝⁺、湧泉⁺、隱白[↓]；③水溝⁺、十宣[↓]、合谷⁺；④百會[↓]、足三里[↓]、三陰交[↓]、氣海[↓]、關元[↓]。

方法：選 1 組處方，留針 30～40 分鐘。

2. 耳針法：處方：心，腎上腺，升壓點，皮質下。

方法：強刺激，在患者蘇醒前頻頻運針。

3. 穴位注射法：①曲池、外關；②合谷、手三里；③湧泉、勞宮；④足三里、三陰交。

方法：選 1 組處方，用注射用水每穴注入 0.5 毫升藥液即可。

（四）中暑昏迷

【簡述】中暑是由於烈日曝曬或高溫作業時間過長，超過了機體的耐受而發生的病候，輕則頭暈、嘔吐、四肢無力；重則忽然昏仆、不省人事，甚則全身抽搐，若不及時搶救也可導致死亡。

本病為曾受烈日曝曬或高溫作業及汗出過多。臨床症狀：先有頭痛、頭昏、胸悶、煩渴、高熱、無汗、乏力，繼則面色蒼白、心慌氣短、冷汗自出、四肢厥冷、昏迷、抽搐、脈微欲絕等。

屬中國醫學的「暴厥」、「暑厥」範疇。

【治法】清熱，醒神。

【處方】1. 毫針法：①曲澤↓、委中↓、陽陵泉⊥、足三里⊥；②印堂⊥、水溝⊥、太陽⊥、合谷⊥、曲池⊥；③素髎⊥、內關⊥、十二井↓。

方法：選 1 組處方，留針 30～60 分鐘。井穴用三棱針放血。

2. 耳針法：神門、皮質下、交感、心、腎上腺、枕、耳尖。

方法：用毫針強刺激，留針 30 分鐘，每 5 分鐘行針 1 次，每次取 2～3 對穴。

（五）溺　水

【簡述】本症為臨床常見急症，夏季尤其多見，以不慎落水者居多。其主要病理改變是由於水及泥沙進入氣管及肺組織而引起的急性窒息、缺氧、昏迷、最後呼吸中樞麻痺而死亡。此症應及時搶救。

本病的臨床表現為輕者面色青紫，偶或有喘息 1～2 次，咽喉部有氣過水聲，脈搏急促，瞳孔縮小，肌張力尚可，心音微弱。嚴重者溺水時間較長，撈出時面色及皮膚蒼白冰冷，呼吸停止，瞳孔散大，脈微欲絕，心音微弱，肌張力消失。

【治法】醒神開竅。

【處方】若患者口鼻中有泥沙，應及時清理，必要時用吸痰器吸出氣管及咽喉氣管部的泥沙及水和分泌物，以保持呼吸道暢通。必要時吸入氧氣。密切觀察血壓、脈搏、瞳孔變化和自主呼吸的恢復。

在上述處理的同時用針刺急救。

1. 毫針法：①會陰⁺、勞宮⁺；②水溝⁺、中衝↓、少衝↓。

方法：2 組處方交替應用，頻頻捻轉加重刺激。

2. 三棱針法：①印堂、太陽、素髎；②十二井、耳尖、湧泉。

方法：2 組處方交替應用，用三棱針點刺出血。

（六）急性食物中毒

【簡述】本症是因食用含有毒素（如河豚毒、蛤貝毒）或被細菌污染的食物而引起的急性中毒。其中又以沙門氏菌污染最多見，其次為葡萄球菌及肉毒杆菌污染。

臨床表現為胃腸道症狀：噁心、嘔吐、腹痛、腹瀉（水樣便）。脫水：輕症者，唇乾燥；重者目陷睛迷，皮膚彈性消失，血壓下降。脈細弱，最後可出現休克。

【治法】清胃解毒。

【處方】儘快早期洗胃、灌腸、導瀉、去除毒物，以防繼續吸收中毒。配合針刺搶救。

1. 毫針法：①中脘⁺、天樞⁺、足三里⁺；②上脘⁺、梁門⁺、內關⁺、合谷⁺；③建里⁺、天樞⁺、上巨虛⁺、三陰

交⁺、曲池⁺。

方法：選 1 組處方，留針 30 分鐘，每 5 分鐘行針 1 次。依據病情每日可針 2～3 次。

2. 穴位注射法：①中脘、曲池；②上脘、足三里；③建里、上巨虛；④天樞；三陰交。

方法：選 2 組處方，交替應用，用雙黃連注射液，每穴注入 0.5～1 毫升藥液，每日 1～2 次。

（七）青霉素過敏反應

【簡述】凡有青霉素注射或外用史者，臨床出現典型症狀：輕症者主要表現為皮膚過敏反應，如蕁麻疹、多形性紅斑及接觸性皮炎；重症則多在應用青霉素（皮試、外用、注射）5 分鐘左右或半小時內突然發生皮膚瘙癢、四肢發麻，繼而胸悶、氣緊、青紫、頭暈、心慌、面色蒼白、四肢麻木、噁心、嘔吐或腹瀉、自汗出、血壓下降，甚則昏迷、抽搐、二便失禁。

【治法】解毒脫敏。

【處方】立即停用青霉素，必要時吸氧與輸液。

1. 毫針法：①水溝⁺、內關⁺、曲池⁺、血海⁺、湧泉⁺；②素髎⁺、合谷⁺、勞宮⁺、足三里⁺、三陰交⁺。

方法：2 組處方交替應用，每日 2～3 次，留針 30～40 分鐘，每 5～10 分鐘行針 1 次。

2. 穴位注射法：①曲池、血海；②足三里、外關；③支溝、三陰交。

方法：選 1 組處方，用地塞米松（5 毫克）1 毫升與注射用水 2 毫升混合注入，每穴 0.5～1 毫升藥液，每日 1～2 次。

（八）輸液反應

【簡述】本症是病人對於輸入體內的液體製劑或血液中所含的某種因子（熱原、細菌污染、異型血等）所發生

的全身性反應，多由輸液（血）不當而引起。臨床症狀為輕者，於輸液後 15～60 分鐘內突然出現寒戰、高熱、噁心、嘔吐、皮膚潮紅或蕁麻疹；嚴重者可出現全身皮疹、呼吸困難、譫妄、昏迷、血壓下降、二便失禁，甚至休克而死亡。

【治法】解毒脫敏。

【處方】立即停止輸液（血），對症搶救。

1. 毫針法：①水溝⊥、內關⊥、合谷⊥；②素髎、曲池⊥、外關⊥、後谿⊥。

方法：2 組處方交替應用，留針 15～20 分鐘，每日 1～2 次。

2. 耳針法：神門、腦、心、內分泌、腎上腺。

方法：耳穴用埋針法 1～2 小時，兩耳交替應用。

（九）急性一氧化碳中毒

【簡述】本病主要是由於室內取暖通氣不良或因煤氣管漏氣而引起。冬春季多見。臨床表現為輕者：頭痛欲裂、脹痛昏暈、耳鳴、眼花、心跳、乏力、噁心、嘔吐、視力模糊；嚴重者：昏厥、抽搐、肌束顫動、呼吸脈搏急促、口唇黏膜呈櫻桃紅色、瞳孔擴大，最後呼吸麻痺而死亡。

【治法】醒神開竅。

【處方】首先迅速將病人移至良好通風處，鬆解衣扣，保持溫暖。取平臥位，將頭偏向一側，必要時將舌牽出，防止舌根後沉阻塞氣道。立即給氧氣。

1. 毫針法：①水溝⊥、湧泉⊥、勞宮⊥；②素髎⊥、後谿⊥、合谷⊥、中衝↓。

方法：2 組處方交替應用，留針 20～30 分鐘，每 5 分鐘行針 1 次，1 日 2～3 次。

2. 穴位注射法：①曲池、足三里；②後谿、三陰交；

實用針灸經驗處方手冊

③合谷、太衝。

方法：3 組處方交替應用，用維生素 B_1 注射液，每穴注入 1 毫升藥液，每日 1～3 次。

【附註】本病經搶救後，雖生命得以保障，經過 1～2 週後可能出現記憶減退，不識親人對周圍事物漠不關心，甚至二便失禁等症狀，應警惕患有一氧化碳中毒後遺症（腦病），應及時繼續治療，針灸上述穴位依然有效。

二、急性出血

（一）咯　血

【簡述】凡因喉頭、氣管、支氣管或肺實質出血，隨咳嗽咯出者統稱咯血。本症為臨床常見的急性出血之一，其病因以肺結核、肺膿腫最多見；其次為腫瘤、肺吸蟲及肺外傷，支氣管擴張也引起咯血；再次為支氣管炎症、結核、癌腫異物等。

心臟病（風濕性心臟病二尖瓣狹窄、左心衰竭合併肺水腫）或血液病（紫癜、血友病、白血病等）也會出現咯血。嚴重咯血者常因大量失血而休克，或因血塊阻塞氣道而窒息，故需及時搶救。

【治法】理氣止血。

【處方】絕對臥床休息，對症處置。可用針刺止血。

1. 毫針法：①孔最⊥、內關⊥、偏歷⊥、少商↓；②尺澤⊥、魚際⊥、列缺⊥、間使⊥。

方法：2 組處方交替應用，留針 20～30 分鐘，每 5 分鐘行針 1 次，每日 2 次。

2. 穴位注射法：①孔最、曲池；②尺澤、合谷。

方法：2 組處方交替應用，用維生素 B_{12} 注射液，每穴注入 1 毫升藥液，每日 1～2 次。

（二）吐　血

【簡述】吐血是指十二指腸、胃或食管出血，經口嘔吐而出者，又稱嘔血。本症最多見於胃、十二指腸潰瘍出血（占 60%～70%）；其次是胃炎、胃癌出血以及肝硬變或斑替氏綜合症引起食道靜脈曲張之出血；此外血液病（紫癜、白血病、血友病）、慢性胃炎、尿毒症及胃息肉、胃內異物等也可引起吐血，但較少見。

本症之危險在於可導致失血性休克或因血塊堵塞氣道而窒息，故須急救。

【治法】和胃止血。

【處方】絕對臥床，安靜，保暖，對症處置。

1. 毫針法：①梁丘┴、間使┴、內庭┴；②上脘┴、郄門┴、足三里┴。

方法：選 1 組處方，留針 20～30 分鐘。隨證加減：兼見脘腹脹滿、口臭、便秘或黑便、舌紅苔黃、脈滑數者是胃火吐血，宜加針巨骨、厲兌（棱針刺血），清泄胃熱以止血；若有口苦脇痛、心煩易怒、舌紅絳、脈弦數者是肝火犯胃出血，宜加刺勞宮、太衝、清肝泄火和胃止血；若見面色皎白、神疲氣短、食少便溏、舌淡苔白脈沉細者為脾虛，宜加灸關元、中脘、足三里，以益氣固攝。

2. 穴位注射法：①中脘、足三里；②建里、梁丘；③曲池、三陰交、地機。

方法：選 1 組處方，用維生素 B_{12} 注射液，每穴注入 1 毫升藥液，每日 1 次，重者可 1 日 2 次。

（三）便　血

【簡述】凡血從大便而下，或先便後血，或先血後便，或單純下血者統稱便血。本症之病因以痔瘡下血最多見；其次見於腸道炎症（阿米巴痢、腸結核、潰瘍性結腸炎等）和腫瘤（結腸癌、息肉等）；此外，上消化道出血

實用針灸經驗處方手冊

及汞、砷、腐蝕劑中毒或尿毒症也可出現便血。

臨床依據病狀，如便後鮮血而不與大便相混者多為痔，肛裂、瘻管或直腸出血；血色暗而與糞便混勻者，多係小腸出血；便下膿血兼裡急後重者可能為痢疾或腸炎；發熱持續3～4週突然大量便血者可能為傷寒；有紫癜者應考慮血液病；嬰兒腹痛嘔吐，有腹塊及少量血液黏液排出者，可能為腸套疊；中年以上便血兼見消瘦、貧血、便秘或者腹瀉可能為結腸癌；此外，中毒史、結核病史、鉤蟲病及血吸蟲病史等均有助於診斷的確立。

【治法】調腑止血。

【處方】1.毫針法：①長強⁻、次髎⁻、大腸俞⁻、承山┌；②二白⁻、關元⁻、足三里⁻、太白⁻。

方法：2組處方，交替應用，留針30～40分鐘，每10分鐘行針1次，每日1次。

2.穴位注射法：①長強、承山；②足三里、水道；③上巨虛、歸來。

方法：選1組處方，用維生素 B_{12} 注射液，每穴注入1毫升藥液，每日1次。

（四）尿　血

【簡述】凡是小便中混有血液或血塊稱為尿血。少量尿血需顯微鏡檢查才能發現，嚴重者肉眼即可發現尿中混血，更甚者即為全血尿。病人常因大量失血而陷入貧血狀態。本病原因最多見者為腎、輸尿管、膀胱及尿道的急性感染、結石、腫瘤、結核等；其次藥物或毒物損傷或外傷及血液病也可出現尿血。

青壯年血尿伴尿痛夜尿者可能為結核；伴腎及輸尿管絞痛可能為腎及輸尿管結石；有高熱、寒戰、腎區疼痛、尿急、尿頻者可能為急性腎盂腎炎；中年以上無痛血尿應疑尿路腫瘤；此外，尚應詢問腰骶部、會陰部外傷史或毒

物接觸史；伴有紫癜者可考慮血液病。

【治法】解毒利尿，止血。

【處方】1.毫針法：①中極⊥、血海⊥、三陰交⊥、太谿⊥；②大赫⊥、關元⊥、陰陵泉⊥、足三里⊥；③曲骨⊥、歸來⊥、曲泉⊥、地機⊥、照海⊥、然谷⊥；④次髎⊥、膀胱俞⊥、白環俞⊥、承山⊥、申脈⊥。

方法：選 2 組處方，交替應用，每日 1～2 次，留針30～40 分鐘，每 10 分鐘行針 1 次。

2.耳針法：腎、腎上腺、交感、膀胱、肝、內分泌。

方法：兩耳穴交替應用，毫針重刺，留針 15～20 分鐘，每日 1 次。

三、急性痛症

（一）氣腦手術頭痛

【簡述】本病由於氣腦手術時引起患者的不良反應而出現的劇烈頭痛，並伴有嘔吐、全身乏力、精神緊張等症狀。在少數氣腦造影術中，當氣體注入蛛網膜下腔後，患者即有劇烈頭痛、頭暈及嘔吐等反應。

【治法】通經止痛。

【處方】1.毫針法：①太陽⊥、印堂⊥、頭維⊥、阿是⊥、合谷⊥；②絲竹空⊥、瞳子髎⊥、風池⊥、太衝⊥、至陰↓；③率谷⊥、天柱⊥、百會⊥、後谿⊥；④四神聰⊥、風府⊥、大椎⊥、承山⊥、崑崙⊥。

方法：選 1 組處方，留針 30 分鐘，每 10 分鐘行針 1次，每日 1 次。5 次為 1 療程。

2.穴位注射法：①風池、外關；②天柱、支溝；③完骨、後谿。

方法：選 1 組處方，用川芎嗪注射液或維生素 B_1 注射液，每穴 1 毫升藥液，每日 1～2 次。

3. 耳針法：神門、腦、心、內分泌。

方法：兩耳穴交替應用，留針 20～30 分鐘，重者每日 2 次。或用藥籽壓穴，以痛為佳。

（二）中毒性頭痛

【簡述】本病主要由長期大量應用鏈黴素或井下作業吸入炸藥爆炸後有毒之煙氣而引起。

臨床症狀主要表現為頭暈、頭痛、噁心、嘔吐，並因鏈黴素使用或下井吸入毒煙而加劇，其體溫、血壓正常，一般檢查無明顯陽性體徵。

【治法】通經止痛。

【處方】1.毫針法：①百會⌐、頭維⌐、支溝⊥、合谷⊥；②上星⌐、率谷⌐、外關⊥、後谿⊥；③瞳子髎、陽白⌐、風池⊥、大椎⊥、中渚⊥。

方法：選 1 組處方，留針 30 分鐘，每日 1 次，10 次為 1 療程。

2. 耳穴法：神門、腦、腎上腺。

方法：兩耳穴交替應用，留針 20～30 分鐘，每日 1 次，10 次為 1 療程。

3. 穴位注射法：①風池、手三里；②天柱、曲池；③太陽、合谷；④完骨、承山。

方法：選 2 組處方，交替應用，用維生素 B_{12} 注射液，每穴注入 0.5 毫升藥液，每日 1 次，10 次為 1 療程。

（三）急性胸痛

【簡述】急性胸痛是臨床常見的急症之一，很多疾病均可引發，本症胸痛是胸壁或胸腔器官，因外傷、炎症、腫癌浸濁、組織缺血缺氧而引起的胸部劇痛，常提示胸膜腔及心肺或縱膈器官的病變（外傷性胸痛除外）。臨床發生胸痛之常見病為心絞痛、心肌梗塞、心包炎和肺與胸膜的急性炎症、結核或肺梗塞及自發性氣胸等。肺及縱膈器

官（氣管、食管、主動脈）的炎症腫瘤和胸壁疾病（肋間神經炎、帶狀疱疹）或外傷也有胸痛症狀。至於心臟神經官能症的胸痛也可按本症治療。

【治法】活血化瘀，通經止痛。

【處方】1. 毫針法：①膻中－、內關－；②阿是－、間使－；③夾脊－（胸痛節段相應處）、陽陵泉－。

方法：選1組處方，留針30～40分鐘，每5分鐘行針1次，隨證加減：有發熱、惡寒者加合谷、大椎；有咳嗽、氣喘者加風門、肺俞；胸部刺痛者加厥陰俞、膈俞；面色蒼白、四肢逆冷者加灸關元、氣海、足三里。每日1～2次，直至痛止。

2. 耳針法：①內分泌、腦、心；②神門、肺、氣管、食道。

方法：2組處方交替應用，留針30分鐘，每10分鐘捻針1次，每日1～2次。

3. 穴位注射法：①支溝、懸鍾；②外關、陽陵泉；③內關、三陰交。

方法：選1組處方，用維生素 B_{12} 或雙黃連注射液，每穴注入1毫升藥液，每日1次。直至痛止。

（四）潰瘍病疼痛

【簡述】本症多數病人有潰瘍病史，表現為慢性反覆發作的上腹部疼痛，多在飯後1～4小時發生，進餐或服鹼性藥物後可緩解，並有反酸、噯氣等。本次發作有勞累、受涼、飲食不節等誘因。臨床症狀多為中、青年忽然胃脘部絞痛或灼痛，較以往疼痛更為劇烈。上腹部有壓痛，但無肌緊張及反跳痛，可嘔出酸水、痰涎宿食，但無血液。

【治法】通經止痛。

【處方】1. 毫針法：①內關－、足三里－、上巨虛－；②間使－、曲池－、梁丘－；③陰陵泉－、地機－、三陰交－；

④膈俞⊢、胃俞⊢、脾俞⊢、至陽⊥、夾脊⊥（胸 7～12）。

方法：選 2 組處方交替應用，留針 30～40 分鐘，每 10 分鐘行針 1 次，每日 1～2 次。直至痛止。

2. 穴位注射法：①梁丘、曲池；②足三里、三陰交；③胃俞、脾俞。

方法：選 1 組處方，用維生素 B_{12} 注射液，每穴注入 0.5 毫升藥液，每日 1 次。

（五）急性胃擴張

【簡述】本症主要是因飲食過量，致使胃壁肌肉受到過度擴張而出現的反射性麻痺。部分病人可因胃、膽道、脾、腎手術後早期，或因進食前後過份激動，劇烈創傷疼痛，受寒等不良刺激也可導致本症發生。臨床症狀多為持續性上腹脹痛伴呃逆及頻繁嘔吐。嘔吐物常為棕褐色酸味液體，胃腸減壓可抽出大量性質相同的液體；隱血試驗強陽性，但不含血塊，無臭味。

上腹膨脹，有振水聲，全身輕觸痛、脹氣、腸鳴音減低；胃鼓音或實音區擴大。若伴有精神萎靡表情淡漠、氣促、脈微、尿量減少，常預示水電解質紊亂或休克的發生。

【治法】健胃理氣，通經止痛。

【處方】1. 毫針法：①合谷⊥、內關⊥、梁丘⊥、上巨虛⊥；②三間⊥、間使⊥、足三里⊥、三陰交⊥；③至陽⊥、膈俞⊥、膽俞⊥、脾俞⊥、胃俞⊥；④中脘⊥、梁門⊥、天樞、陰陵泉⊥、足三里⊥。

方法：選 2 組處方交替應用，留針 30～40 分鐘，每 10 分鐘行針 1 次，每日 1～2 次。

【附註】針刺療法治療急性胃擴張，必須有胃腸減壓配合，則可迅速收到緩急、止痛、加快排空、恢復胃腸功能的效果。

【簡述】凡因胃、十二指腸潰瘍或手術後變形導致幽門狹窄或腫瘤壓迫引起幽門通過困難。並在上述病變基礎上，由於炎症或刺激性食物引起幽門痙攣，即引起本症。

對於有潰瘍病史，或刺激性食物攝入史及胃、十二指腸部手術史，中年以上進行性消瘦，伴飯後半小時左右即有腹脹、反胃、吐食、噯氣、吞酸等應考慮本病。臨床表現多為上腹脹痛、嘔吐，嘔吐物為胃酸及食物殘渣。嘔吐若發生於暴食以後，則可出現繼發性急性胃擴張之表現（見前）。查體除上腹部膨隆、壓痛外，無其他異常。

【治法】通經止痛。

【處方】1.毫針法：①中脘┬、內關┴、足三里┴；②上脘┬、間使┴、梁丘┴；③梁門┬、巨闕┬、曲池┴；④建里┬、氣海┬、三陰交┴、公孫┴；⑤至陽┬、膈俞┬、肝俞┬、脾俞┬、胃俞┬、太白┴。

方法：選1組或2組處方，留針40分鐘，每10分鐘行針1次，每日1～2次，10次為1療程。

2.穴位注射法：①中脘、足三里；②上脘、梁丘；③梁門、公孫；④巨闕、曲池。

方法：選2組處方交替應用，每日1次，用維生素 B_{12} 注射液，每穴注入0.5毫升藥液，10次為1療程。

【附註】針灸對本病急性發作期，可迅速緩解幽門括約肌之痙攣，改善胃蠕動，從而加速胃的排空。

（七）急性腸梗阻

【簡述】主要由於飲食不節、外邪侵襲、手術黏連、瘀血留滯、燥屎內結、癌腫壓迫、蛔蟲團聚或腸管扭轉等致使腸道氣血不通而發病。

臨床主要症狀為突然發作的陣發性腹痛，嘔吐劇烈，常吐出膽汁、糞水。腹脹，可見腸型、無排便、無排氣、

腸鳴音陣發性亢進，有氣過水聲者為單純機械性梗阻。

　　若腹痛嘔吐持續加劇，腹肌緊張，觸痛明顯，腸鳴反而漸弱，氣促脈疾，血壓下降，汗出肢冷者為絞窄性梗阻。若腹脹明顯，而腹痛、嘔吐及腸鳴減弱，無排氣者，可能為麻痺性梗阻。X線檢查。梗阻以上腸段積氣、積液，站立時有液平面。

　　【治法】健脾理氣，通經止痛。

　　【處方】1. 毫針法：①足三里┬、內庭┬、天樞┤、中脘┤、合谷┴；②建里┤、大橫┤、水道┤、上巨虛┬、曲池┴。③脾俞┤、胃俞┤、大腸俞┤、次髎┴、陰陵泉┴、公孫┴。

　　方法：選 1 組處方，留針 30～40 分鐘，每 10 分鐘行針 1 次；每日 2～3 次。

　　2. 穴位注射法：①天樞、足三里；②大橫、上巨虛；③次髎、大腸俞。

　　方法：3 組處方；交替應用，用維生素 B_1 注射液，每穴注入 0.5 毫升藥液，每日 2～3 次。

　　【附註】針刺治療本證有一定療效，若配合胃腸減壓或中藥治療，則效果更好。

（八）急性胰腺炎

　　【簡述】本病是胰液漏入胰腺組織引起的自身消化，而產生的胰腺及周圍組織損害。引起本病的原因主要是膽道疾病（結石、炎症、腫瘤壓迫等）引起膽汁反流入胰腺，激活了胰腺中消化酶，從而引起胰腺組織自身消化或胰石、蛔蟲、酒精所致的十二指腸發炎、水腫，胰管阻塞內壓升高或飽食、飲酒促使胰液分泌增多，胰管內壓增高破裂而致胰液外溢；偶有腹部手術、外傷及胃十二指腸潰瘍穿孔，損傷胰腺而致。

　　本病多見於中年，女性稍多，多在飲食後 2～4 小時，急驟發病，可有飲酒或暴食史。忽然發生上腹正中或偏左

劇烈腹痛,如刀割、灼痛,可向左肋、左肩、左背放散,伴噁心嘔吐、腹脹便秘,兼見發熱(38~39℃)、畏寒。甚至有脈快而弱、血壓下降、四肢厥冷等休克現象(提示出血性胰腺炎)。

【治法】清熱解毒,通經止痛。

【處方】1. 毫針法:①上脘⁺、梁門⁺、足三里⁺、地機⁺;②中脘⁺、梁門⁺、下巨虛⁺、曲池⁺、外關⁺;③巨闕⁺、梁門⁺、天樞⁺、梁丘⁺、曲池⁺、三陰交⁺、太白⁺。

方法:選1組處方,嘔吐,加內關;發熱,加合谷;黃疸,加陽陵泉;腹痛,加章門或阿是穴(胰腺部位壓痛點)深刺,及脾俞、胃俞、內庭、日月、期門等。留針60~90分鐘,每5~10分鐘行針1次,也可用電針,每日治2~3次。

2. 耳針法:膽、胰、交感、神門。

方法:強刺激,留針1小時,每日2次,兩耳交替應用。

3. 穴位注射法:①足三里、中脘;②下巨虛、內關;③上巨虛、曲池。

方法:3組處方交替應用,用5%葡萄糖注射液,每穴緩緩注入2毫升藥液,每日2~3次。

【附註】針刺治療急性胰腺炎有顯著的止痛、止嘔效果。對於急性壞死型出血胰腺炎,有休克或腹膜炎症者,應早期轉手術治療。

(九)急性腹膜炎

【簡述】引起本病最常見的原因是闌尾、膽囊的急性化膿性炎症合併穿孔,或胃十二指腸潰瘍穿孔,以及急性壞死型胰腺炎和腸破裂所致的急性腹膜腔炎症。創傷、腫瘤或某些感染性疾病時,病源經血運進入腹膜腔,或刺激藥物的腹腔內注射,也可引起腹膜炎症。如果先有發熱病

史，繼而發病者，可能為原發性腹膜炎。

臨床症狀為劇烈的持續性腹痛，伴發冷、發熱、噁心、嘔吐、煩躁不安、四肢厥冷、脈疾促而無力、呼吸急迫、面色蒼白、出冷汗等。

化驗檢查顯示白血球升高。X光線檢查：對胃腸道穿孔者可見氣腹。

【治法】清熱解毒，通經止痛。

【處方】1.毫針法：①中脘⊥、天樞⊥、氣海⊥、足三里⊥；②下脘⊥、梁門⊥、大橫⊥、關元⊥、上巨虛⊥；③曲池⊥、脾俞Ⅰ、胃俞Ⅰ、大腸俞⊥、次髎⊥、地機⊥、三陰交⊥、隱白↓、厲兌↓。

方法：選1組處方或3組處方交替應用，留針30～40分鐘，可用電針。每日3～4次。隨證加減：由闌尾穿孔引起的局限性腹膜炎可加闌尾穴、右腹部阿是穴、大腸俞；因胃、十二指腸潰瘍穿孔引起的腹膜炎可加地機、胃俞；因膽囊膽管破裂引起的腹膜炎可加日月、陽陵泉；發熱可加合谷、曲池；嘔吐可加內關、尺澤刺血。

2.穴位注射法：①氣海、足三里；②關元、上巨虛；③天樞、地機。

方法：選1組處方或3組處方交替應用，用雙黃連注射液，每穴注入1毫升藥液，每日2～3次。

【附註】針刺療法在急性腹膜炎的治療中，有緩急、止痛，加速穿孔閉合，調整胃腸功能，加快炎症局限、消散和膿液吸收之功用，早期應用有效。對於內臟破裂、內出血性腹膜炎，應立即送手術治療。

四、內科急症

（一）腦血管痙攣

【簡述】本病主要見於動脈硬化或高血壓病人，因血

壓驟然變化引起的血管痙攣。中年人有高血壓或動脈硬化病史者易於患此病，其臨床主要症狀為突然發生頭痛、眩暈、嘔吐、抽搐、甚則昏迷。但持續時間較短，清醒後，無偏癱等後遺症。屬於中國醫學的「中風先兆」、「缺血性中風」範疇。

【治法】活血化瘀，補肝益腎。

【處方】1.毫針法：①水溝┷、內關┷、三陰交┷；②印堂┷、合谷┷、太衝┷、太谿┷；③素髎┷、間使┷、後谿┷、足三里┷。

方法：選1組處方，留針40分鐘，每5～10分鐘行針1次，每日1～2次。

2.穴位注射法：①合谷、三陰交；②內關、太衝；③後谿、足三里。

方法：3組處方交替應用，用川芎嗪注射液，每穴注入1毫升藥液，每日2次。

（二）腦血栓形成

【簡述】本病的發生最多見於動脈硬化，其次由風濕、結核或梅毒性動脈內膜炎繼發引起。多為老年或中年患者，有動脈硬化病史，或青年患者有風濕活動期或結核史者。

臨床主要表現為起病較緩，常在睡眠或休息時發生偏癱、單癱或失語，昏迷較輕，無血壓升高，發病24～48小時達高峰。腦脊壓升高不明顯，腦脊液多透明，腦CT於24小時後可見有「腦梗塞」灶。

屬中國醫學的「缺血性中風」範疇。

【治法】活血化瘀，醒神開竅。

【處方】1.毫針法：①水溝┷、內關┷、三陰交┷、太衝┷；②印堂┷、水溝┷、合谷┷、太谿┷、太白┷；③勞宮┷、後谿┷、間使┷、曲池┷、足三里┷、陽陵泉┷、三陰交┷。

實用針灸經驗處方手冊

方法：選 1 組處方，留針 40～60 分鐘，每 10 分鐘行針 1 次，每日 1～2 次，20 次為 1 療程。

2. 穴位注射法：①風池、曲池、陽陵泉；②天柱、內關、合谷；③後谿、三陰交、太谿；④外關、足三里、陰陵泉。

方法：選 2 組處方，交替應用，用川芎嗪注射液，每穴注入 0.5～1 毫升藥液，每日 2 次，20 次為 1 療程。

（三）腦栓塞

【簡述】本病主要是由亞急性細菌性心內膜炎或二尖瓣狹窄及心房纖顫者，以及骨折或血栓性靜脈炎栓子脫落後，至腦內形成栓塞。

本病多為年輕患者，並可查得栓子來源及相應病史。發作前多無先驅症狀。臨床主要症狀為突然發生偏癱、單癱或失語、失明等症狀，可有不同程度昏迷或癲癇發作。但多數血壓正常，腦脊液壓力有時增高，但透明。頭顱 C、T 可呈現腦梗塞灶。可伴有亞急性細菌性心內膜炎或心房纖顫的相應體徵。前者有白血球升高或減低，血沉加快。血培養，有菌生長，可鑑別。

屬中國醫學的「缺血性中風」範疇。

【治法】活血化瘀，通經活絡。

【處方】1. 毫針法：①印堂↓、太陽↓、風池↓、內關↓、中衝↓、少衝↓；②水溝↑、翳風↑、間使↑、三陰交↑、太谿↑；③百會↓、天柱↓、率谷↓、素髎↓、後谿↑、外關↑、曲池↑、足三里↑、懸鍾↑。

方法：選 1 組處方，留針 30～40 分鐘，每 10 分鐘行針 1 次，每日 1～2 次。

2. 穴位注射法：①風池、曲池；②天柱、合谷。

方法：2 組處方交替應用，用川芎嗪注射液，每穴注入 0.5～1 毫升藥液，每日 1～2 次。

（四）腦出血

【簡述】本病最常見的病因是高血壓、腦動脈硬化等誘因導致腦血管破裂而引起。多為40～50歲以上者，有高血壓或動脈硬化病史，發病前有頭痛、肢麻及血壓升高等先兆，發病時有勞動、情緒緊張、激動或跌倒、頭部受撞擊等誘因。

臨床主要症狀體徵為突然頭痛、肢麻、跌倒昏迷、口歪、偏癱、顏面潮紅、多汗。嚴重者有潮式呼吸，患側瞳孔放大（大腦出血），或雙側瞳孔縮小（橋腦出血）；血壓高，眼底檢查可見視網膜動脈硬化，頭顱CT可見有大小不等的出血灶。

屬中國醫學的「出血性中風」範疇。

【治法】早期鎮肝熄風、止血。恢復期活血化瘀。

【處方】1.毫針法：①百會⁻、風池⁻、太陽⁻、合谷⁻、太衝⁻、三陰交⁻；②印堂⁻、陽白⁻、率谷⁻、天衝⁻、曲池⁻、外關⁻、太谿⁻、行間⁻；③神庭⁻、頭維⁻、翳風⁻、手三里⁻、支溝⁻、陽陵泉⁻、懸鍾⁻、申脈⁻。

方法：選1組處方，留針40分鐘，每10分鐘行針1次。高血壓者用針刺降壓：取四關（合谷、太衝）、足三里、曲池、人迎穴、針用瀉法，留針30～60分鐘，同時取湧泉、大敦，點刺放血。或加用耳針降壓溝、高血壓點等，有緩急降壓之功。每日1～3次。

2.穴位注射法：①曲池、太衝、陽陵泉；②外關、合谷、三陰交；③支溝、後谿、足三里。

方法：3組處方交替應用，用維生素 B₁ 注射液，每穴注入0.5毫升藥液，每日1～3次。

【附註】針刺對腦出血有效，通過對腦出血患者針刺前後CT觀察，證實該針法可促進腦出血的吸收，使血腫減少乃至消失。並有鎮靜、解痙、復蘇、改善腦血供的作

實用針灸經驗處方手冊

用。

（五）過敏性支氣管炎

【簡述】本病是由於內源性或外源性致敏原引起機體發生的變態反應性疾病。有反覆發作史，一般自幼年或青年即開始發病，發病為突然出現氣喘息急，尤以夜間、清晨或夢中發作為多。每次持續數小時至數日不等。平復後如常人。臨床表現為端坐喘息、呼吸困難、鼻翼搧動、張口抬肩、面色蒼白或發紺、肢冷汗出、頸靜脈怒張、桶狀胸（吸氣狀態）、叩診反響增強（過清音）、呼吸音減弱、呼氣延長、兩肺滿布乾鳴音，血中白血球計數及嗜酸性粒細胞增高。

【治法】潤肺止喘。

【處方】1.毫針法：①大椎￤、風門￤、肺俞￤、尺澤﹣；②風池￤、定喘￤、孔最﹣、魚際﹣；③天突￤、膻中￤、中脘￤、關元￤、足三里﹣、太谿﹣。

方法：選 1 組處方，留針 30～40 分鐘，每 10 分鐘行針 1 次，每日 1～2 次。

2.耳針法：①神門、平喘、肺；②腎上腺、腦、氣管。

方法：2 組處方交替應用，留針 20～30 分鐘，也可埋針或藥籽壓穴。

（六）肺　炎

【簡述】本病是細菌、病毒感染或致敏原及化學物質引起的肺部炎症，其中病變按大小肺葉分布者為大葉性肺炎；病變主要在支氣管周圍者為支氣管肺炎。多見於冬春季，發病急，病情危重。大葉性肺炎主要為肺炎雙球菌感染，其次也見於鏈球菌、葡萄球菌、肺炎桿菌感染。支氣管肺炎則多為混合性感染。常發生於受涼、醉酒後或手術創傷等機體抵抗力低下時。

臨床表現為支氣管肺炎患者有呼吸困難、咳嗽、X線檢查可見肺紋理增粗、紊亂、散在斑點及片狀陰影；大葉性肺炎病人有咳嗽、胸痛、高熱寒戰，胸痛因呼吸而加劇，肺部叩診可發現病變肺葉部叩診語顫增強；呼吸音減弱，有管型呼吸音及胸膜摩擦音。X光線檢查可見肺葉大片實變陰影。兩者均有白血球計數和中性粒升高，且痰拭子可查出病原菌（肺炎雙球菌），或菌培養陽性。若併發中毒性休克者，可迅速出現高熱、面色蒼白、四肢厥冷、血壓下降、甚至休克。

【治法】清熱解毒，宣肺止咳。

【處方】1.毫針法：①定喘⼘、肺俞⼘、心俞⼘、尺澤⼘、魚際⼘、少商↓；②風池⼘、大椎⼘、夾脊⼘（胸1～5）、孔最⼘、太淵⼘；③天柱⼘、大椎⼘、定喘⼘、天突⼘、膻中⼘、列缺⼘、合谷⼘。

方法：選1組處方，留針30～40分鐘，每10分鐘行針1次，每日1～2次。高熱痰多者加曲池、豐隆。

2.穴位注射法：①定喘、肺俞、孔最；②風門、孔最、曲池；③大椎、身柱、夾脊（胸1～3）；④膻中、手三里、外關。

方法：選2組處方交替應用，用雙黃連注射液，每穴注入0.5～1毫升藥液，每日1～2次。

3.三棱針法：①大椎、十宣、湧泉；②委中、尺澤；③少商、商陽、勞宮。

方法：3組處方交替應用，三棱針點刺出血數滴即可，每日2～3次。

（七）急性胃腸炎

【簡述】本病主要由於暴飲暴食、胃腸損傷、食用生冷不潔飲食或刺激品、以及食物積滯、外感、中毒等。

起病急驟，有生冷、不潔腐敗食物或飲水攝入史，或

暴飲暴食之誘因；或有受涼、感冒以及誤食有毒物或刺激品等病史，或群體中毒史。

臨床表現為突然發生噁心、嘔吐、腹痛、腸鳴、暴瀉，伴有發冷、發熱、周身無力、頭痛、甚者昏迷。本病呈急性痛苦病容、腹部輕微壓痛、但無肌緊張和反跳痛，可有發熱，若脫水者，可見目陷睛迷、全身瘦削、昏迷嗜睡（低血鉀）、甚至面色蒼白、肢冷出汗、血壓下降（休克）等。嘔吐物、糞便或尿檢查及毒物分析和血常規可以助診。

【治法】調胃理腸，通經止痛。

【處方】1.毫針法：①中脘⁺、大橫⁺、上巨虛⁺、內關⁺；②建里⁺、天樞⁺、足三里⁺、地機⁺；③上脘⁺、水道⁺、關元⁺、陰陵泉⁺、三陰交⁺；④肝俞⁺、脾俞⁺、胃俞⁺、大腸俞⁺，次髎⁺、承山⁺、申脈⁺。

方法：選1組處方，留針30分鐘，每10分鐘行針1次，每日1～2次。

2.穴位注射法：①天樞、足三里；②中脘、關元、上巨虛；③大橫、曲池。

方法：選2組處方交替應用，用雙黃連注射液，每穴注入1毫升藥液，每日1～2次。

3.耳針法：①胃、大腸、小腸；②脾、交感、神門、腎上腺。

方法：2組處方交替應用，強刺激，留針60分鐘，也可埋針。

【附註】針灸治療急性胃腸炎療效顯著。尤其在止瀉、止吐、止痛方面療效迅速。

（八）流行性出血熱

【簡述】本病是出血熱病毒引起的以發熱、出血、低血壓和腎臟損害為主症的急性傳染病。

流行呈散發性，以冬季為主要發病季節，有時春、夏也有散發病例。本病治療的關鍵在於早發現、早休息、早治療和就近治療。所以早期診斷和早期採用針灸治療，在這方面顯得十分重要。

本病的流行季節，10～12月為主要發病季節，有時4～6月或5～7月為小高峰，廣東3～4月發病較多。發病前1週至2個月曾在疫區、有鼠類接觸史或誤食因鼠類污染之食物者。根據不同階段的臨床表現分：

1. 發熱期

急起高熱（40℃左右），三痛（頭痛、腰痛、眼眶痛），酒醉外貌（面潮紅、眼結膜充血水腫），皮膚黏膜下有點狀或條索狀出血，甚則衄血、嘔血、咯血、便血。束臂試驗陽性。此期為3～6天，熱漸退或驟退，退熱後症狀反而加重。

2. 低血壓期

血壓顯著下降，嚴重者出現休克、少尿、蛋白尿、皮下瘀斑及出血現象增多。病人有口渴、噁心、嘔吐、煩躁、譫妄、出冷汗，甚則口唇發紺、四肢發涼、血壓下降至0。此期始於發病後第4～8天，熱退時，突然出現。持續1～3天，最長6天。

3. 少尿期

出現在發病後的5～8天，常在休克過程中出現少尿（24小時尿量少於400毫升）、無尿（24小時尿量少於50毫升）。病人表現為尿毒症、酸中毒，電解質紊亂及肺水腫等。

4. 多尿期

病程9～14天出現多尿（24小時尿量達3000～8000毫升之間），比重降低，嚴重者會引起脫水、低血鉀及再度休克。

5.恢復期

渡過以上危險階段，病人之食慾、體力在 2～3 週後逐漸恢復。

【治法】清熱解毒。

【處方】1. 毫針法：①大椎⁺、至陽⁺、膈俞⁺、尺澤⁺、魚際⁺；②身柱⁺、靈台⁺、肝俞⁺、血海⁺、三陰交⁺、照海⁺。

方法：2 組處方交替應用，留針 30～40 分鐘或用火針法。每日 1 次。

2. 灸法：①大椎、至陽、內關、曲池、復溜。②陶道、靈台、間使、手三里、三陰交、太谿。

方法：2 組處方交替應用，艾條灸每穴 30 分鐘，艾炷灸每穴 9～11 壯。每日 1～2 次。

【附註】本病早期針灸有一定療效，應配合其他療法同治。

（九）傳染性肝炎

【簡述】本病是由傳染性肝炎病毒感染而引起的急性傳染病，主要經消化道傳染，也可經注射、輸血等途徑傳染。患者多見於兒童或青壯年，有與傳染性肝炎病人密切接觸史，疫區四季均可發病，而秋後尤多。

本病臨床表現為黃疸前期：急起發熱，身困乏力，食慾減退，厭油；脘腹不適，肝區脹痛，噁心嘔吐，小便顏色深黃。觸診有肝大、壓痛、叩擊痛。約持續 5～7 天。黃疸期：乏力；身困，食慾減退，厭油，噁心，面、目、身黃，肝大、壓痛，叩擊痛，有時脾可捫及，均軟。

嚴重者全身深度黃疸，尿色深黃，甚則有腹水、出血傾向、昏迷等。

屬中國醫學的「黃疸」範疇。

【處方】1. 毫針法：①期門⁻、中脘⁻、足三里⁻；②章

門、上脘、天樞、三陰交；③建里、梁門、大橫、太谿、太衝；④肝俞、膽俞、脾俞、腎俞、陽陵泉。

方法：選 2 組處方交替應用，留針 30～60 分鐘，每 10 分鐘行針 1 次。隨證配穴：發熱加合谷；嘔吐加內關；黃疸重者加至陽、中封；肝區痛加期門；腹痛加中脘；失眠加神門、三陰交；腹瀉加關元、天樞；便秘加大腸俞、支溝；咳嗽加肺俞、列缺；轉氨酶高加至陽、大椎。

2. 穴位注射法：①期門、天樞；②日月、陽陵泉；③肝俞、懸鍾；④膽俞、三陰交。

方法：選 2 組處方交替應用，用維生素 B_{12} 注射液，每穴注入 1 毫升藥液，每日 1 次。

3. 耳針法：①肝、脾、內分泌；②膽、肝炎點、交感、腎。

方法：2 組處方交替應用，留針 40 分鐘，每日 1 次，或埋針法。

（十）瘧　疾

【簡述】瘧疾是由瘧原蟲引起並透過瘧蚊傳播的傳染病，好發於夏秋季節。

寄生人體的瘧原蟲有間日瘧原蟲、三日瘧原蟲、惡性瘧原蟲和卵圓瘧原蟲四種。瘧原蟲從蚊蟲唾液注入人體，侵入肝細胞內生長發育，進行裂體增殖，當瘧原蟲以一定的周期繁殖，病人就表現為周期性發病。

臨床上以突然發冷、寒顫，繼而高熱，汗出熱退，周期發作為主要特徵。多次發作者出現貧血、脾大等病變。本病發冷、寒顫、發熱、汗出、頭痛頭昏、全身酸痛，呈周期性規律性發作，每次持續 6～10 小時，間隔 1 天或 2 天，發有定時（但混合感染時無規律）。

少數惡性瘧疾病人症狀凶險分別表現為：過高熱型：

高熱持續不退；腦型瘧疾：頭痛、嘔吐、昏迷、譫妄；厥冷型：面色蒼白、軟弱無力、呼吸淺表、脈細弱；胃腸型：出現腹痛、腹瀉等胃腸道炎症表現。脾腫大，可捫及；寒顫時塗血片可查見瘧原蟲。

【治法】清熱祛邪。

【處方】1. 毫針法：①大椎┴、後谿┴、合谷┴；②陶道┴、間使┴、曲池┴；③身柱┴、至陽┴、外關┴、中渚┴。

方法：選 1 組處方，在發作前 2 小時針刺，留針 30～60 分鐘，每 10 分鐘行針 1 次。隨證配穴：高熱不下可取合谷、曲池；昏迷可加入中、十二井刺血；噁心、嘔吐可加內關；腹痛、腹瀉可加中脘、足三里；頭痛加百會、風池、風府、太陽、頭維、印堂。

2. 耳針法：①腎上腺、皮質下、內分泌；②肝、脾、胃、膽。

方法：2 組處方交替應用，於發作前 2～6 小時針刺強刺激，久留針，約 1 小時左右；間歇行針或埋針。

3. 三棱針法：曲澤，委中或委陽。

方法：於發作前 2 小時治療。病人取站立體位，消毒後，用三棱針點刺，令血自流 0.3～0.5ml 後，以消毒乾棉球壓迫止血。也可加至陽點刺出血，每日或隔日 1 次。

（十一）傷　寒

【簡述】本病是由傷寒杆菌所致的急性傳染病，經胃腸道傳染。臨床上以持續高熱，相對緩脈，玫瑰疹，肝、脾大及白細胞減少為主要特徵。病人常因毒血症、腸出血、腸穿孔、或合併感染而死亡。故應及時救治。

本病全年均有發病，但夏秋季多見，有與傷寒病人密切接觸史，其臨床表現為持續高熱，無欲外貌，反應遲鈍，聽力下降，甚至神昏譫語，相對緩脈、重脈。食慾下降，腹脹、腹瀉或便秘，脾大可捫及，軟有壓痛。胸腹背

部有淺紅色皮疹，直徑 2～4 毫米，壓之退色。發病 3 週後可出現併發症（如支氣管肺炎、心肌炎、腸出血或腸穿孔等）。重症者暴瀉如腸炎，或因膿毒敗血病而引起呼吸循環衰竭，應警惕。

【治法】清熱祛邪。

【處方】1.毫針法：①大椎┴、曲池┴、足三里┴；②身柱┴、合谷┴、期門┴、天樞┴。

方法：2 組處方交替應用，留針 30～40 分鐘，每 10 分鐘行針 1 次。每日 1～2 次。隨症配穴：高熱不退可加十宣或十二井穴刺血；昏迷不醒可加水溝、百會及十宣或十二井刺血；抽風者可加百會、風池，或十宣放血；腹痛腹脹者可加天樞、中脘，腹瀉者再加內庭；便秘者可加支溝、大腸俞；小便不通可加關元、中極、三陰交、陰谷、陰陵泉；頭痛眩暈可加頭維、太陽、攢竹、風池；腸出血者可加上星、百會、大腸俞、厲兌、隱白、承漿；耳聾者可加翳風、聽宮、聽會。

2.穴位注射法：①大椎、天樞、外關；②期門、足三里、關元。

方法：2 組處方交替應用，用雙黃連注射液，每穴注入 1 毫升藥液，每日 1～2 次，至症狀消失為止。

【附註】針灸對本病有較好療效，先父楊逢倫先生曾於1956～1959 年在瀋陽市傳染病院專門研究針灸治療本病，其論文發表於《中醫雜誌》1959 年 8 期。對於傷寒毒血症嚴重者，應在抗感染、抗休克措施的配合下，針灸治療。

（十二）流行性腦脊髓膜炎

【簡述】本病簡稱「流腦」，是由腦膜炎雙球菌經飛沫傳染，侵入體內而引起的急性化膿性腦膜炎症。流行於冬春季（2～4 月）。好發於小兒。流腦有普通型和暴發型之分。普通型的占全部病例的 99％，大多以突發畏寒、寒

戰、高熱、頭痛、項強、噴射狀嘔吐，甚至抽搐、昏迷、全身瘀斑為特徵；暴發型，除有普通型之表現外，還會出現深度昏迷及呼吸循環衰竭狀態，病死率較高，故應及時搶救治療。

本病屬中國醫學的「痙病」、「春溫」、「冬溫」範疇。

【治法】清熱解毒，祛邪止痙。

【處方】1. 毫針法：①印堂⁻、陽白⁻、天柱⁻、風池⁻、勞宮⁻、湧泉⁻；②腦靜⁻（目內眥直上2～3分眼眶緣外陷中）、大椎⁻、合谷⁻、曲池⁻；

方法：2組處方交替應用，留針40～60分鐘，每10分鐘行針1次，每日2次，隨證配穴。頭痛嘔吐加內關（透外關）、太衝；項強加外關、風池；昏迷抽搐加水溝、百會、風府及少商、少衝、中衝（刺血）、湧泉，也可從大椎到至陽各椎間點刺放血；呼吸衰竭加會陰、素髎；尿瀦留加陰陵泉；血壓下降加灸百會、氣海、關元並針內關、足三里。

2. 穴位注射法：①風池、大椎、曲池；②天柱、陶道、外關。

方法：2組處方交替應用，用雙黃連注射液，每穴注入1毫升藥液，每日2次。

【附註】針灸對流腦普通型，有一定療效。對於暴發型流腦，必須在抗休克、抗感染以及治療酸中毒、腦水腫、肺水腫等有力措施的配合下，爭取早期使用針灸，阻止病情惡化，才能收到較好的療效。

（十三）流行性B型腦炎

【簡述】本病簡稱「B腦」，是由B腦病毒，經蚊子叮咬傳播進入血液後，在中樞神經系統引起的彌散性、炎症性病變，臨床上以高熱、頭痛、噁心嘔吐、昏睡、抽

搐，甚則以休克為主要表現的急性傳染病。

流行季節（6～9 月），本病兒童多見。

本病有輕、中、重及暴發型之分，尤以後者發病峻急，很快進入深昏迷，及呼吸循環衰竭而死亡，且輕型處理不當也可能轉為重型，故應及時搶救。本病屬中國醫學的「暑濕」、「濕溫」等範疇。

【治法】清熱解毒，祛濕除邪。

【處方】1. 毫針法：①水溝⁺、內關、勞宮⁺、少商↓、少衝↓；②印堂⁺、間使⁺、曲池、後谿⁺、商陽↓、少衝↓；③素髎⁺、下關⁺、外關⁺、手三里⁺、關衝↓、湧泉↓、太衝⁺；④風府⁺、風池⁺、大椎⁺、身柱⁺、肩髃⁺、曲池⁺、外關⁺、三間⁺。

方法：選 2 組處方，交替應用，留針 40～60 分鐘，每 10 分鐘行針 1 次，每日 1～2 次。高熱抽搐加十宣或十二井穴放血。

2. 穴位注射法：①大椎、曲池、陽陵泉；②陶道、外關、足三里；③天柱、風池、肩髃、風市。

方法：3 組處方交替應用，用雙黃連注射液每穴注入 1 毫升藥液，每日 1～2 次。

【附註】針灸對本病有一定療效。先父楊逢倫先生於 1956～1959 年專門在瀋陽市傳染病院研究針灸治療 B 腦，其經驗曾發表於《中醫雜誌》1959 年第 5 期。

（十四）運動病（暈車、暈船、暈飛機）

【簡述】因身體受顛簸震動，刺激前庭迷路而引起本病。病人抑鬱、緊張、焦慮或空氣污濁、腥臭及見他人嘔吐等可誘發或加重發病。凡在乘車、船或飛機之途中突然發生頭暈、頭痛、噁心、流涎、嘔吐甚至脫水、休克。查體常見面色蒼白、發冷汗、血壓下降、心跳過緩或過速。但無其他原因可解釋。

【治法】寧心安神。

【處方】1. 毫針法：①印堂┴、內關┴、中衝↓；②上星┴、間使┴、少衝↓；③神庭┴、天柱┴、合谷┴。

方法：選 1 組處方，留針 20～30 分鐘，每日 1～2 次。

2. 耳針法：①神門、心、腦；②胃、脾、內分泌。

方法：2 組處方交替應用，留針 15～20 分鐘，或用藥籽壓穴，以痛為佳。

（十五）高山反應

【簡述】登高山後，或初到高原地區，因空氣稀薄不能適應，而出現的缺氧症候群。本病為初到高原地區者或登山過程中發病者，排除其他病後。其臨床症狀：頭痛、心慌、氣急、胸悶、呼吸迫促、顏面潮紅、心跳加快；嚴重者出現精神變態、聽覺障礙、血壓升高、唇甲發紺、呼吸困難、心臟擴大，甚則心衰、昏迷。

【治法】安神養心。

【處方】1. 毫針法：①內關┴、通里┴；②間使┴、神門┴。

方法：2 組處方交替應用，留針 30 分鐘，每 10 分鐘行針 1 次。隨證加減：昏迷可加水溝、十宣刺血；頭痛頭暈可加百會、風池；血壓升高可加曲池、足三里；氣短可加天突、膻中、肺俞。

2. 穴位注射法：①內關、曲池。②通里、合谷。

方法：2 組處方交替應用，用維生素 B_{12} 注射液，每穴注入 0.5 毫升藥液，每日 1～2 次。

（十六）日射病

【簡述】本病是由於在烈日下勞動，頭部受到紅光和紅外線照射，使大腦和腦膜受到損害而引起，也可發生於高溫作業車間。

臨床症狀：突然發病，頭痛，頭暈，耳鳴心跳，眼花，嘔吐，煩躁不安，譫妄，昏睡等。其體徵：面色蒼白，皮膚濕冷，脈細速，血壓降低，瞳孔散大，頭部溫度可升高到 40℃，但肛溫、腋溫大多正常。

【治法】醒神開竅。

【處方】1.毫針法：①水溝↑、勞宮↑、後谿↑、少衝↓；②素髎↑、內關↑、曲池↑、中衝↓；③印堂↑、太陽↑、間使↑、翳風↑、十宣↓。

方法：選 1 組處方，留針 15～30 分鐘。

2.穴位注射法：①天柱、曲池；②後谿、內池；③足三里、內關。

方法：選 1 組處方，用維生素 B_1 注射液，每穴注入 1 毫升藥液，每日 1～2 次。

（十七）放射反應

【簡述】本病是由於接受 60 鈷或深度 X 光線體外照射，以及用鐳錠或鐳－60 鈷等放射治療各種癌症過程中引起的不良反應。

臨床表現為頭痛、頭暈、噁心、嘔吐、乏力、厭食、失眠、腹脹、腹瀉等，化驗大多數還表現為白細胞減少。

【治法】調和氣血。

【處方】1.毫針法：①大椎↓、三間↓、手三里↓、三陰交↓；②陶道↓、合谷↓、曲池↓、足三里↓；③身柱↓、外關↓、血海↓、地機↓、太谿↓、太白↓。

方法：選 1 組處方，留針 20～30 分鐘，每日 1 次，15～20 次為 1 療程。隨症配穴：白細胞減少者可加大杼、脾俞、膈俞、腎俞、內關等；噁心嘔吐、腹痛腹瀉者可加中脘、天樞、建里、內關、章門、氣海；頭痛頭暈失眠者可配太陽、上星、頭維、百會、神門、通里。

2.穴位注射法：①曲池、三陰交；②通里、肩髃、足

三里；③手三里、血海；④內關、中脘、梁門。

方法：選 2 組處方，交替應用，用維生素 B_{12} 注射液或雙黃連注射液，每穴注入 0.5～1 毫升藥液，每日 1 次，15～20 次為 1 療程。

五、外科急症

（一）血栓閉塞性脈管炎

【簡述】本病是由於化膿性炎症擴散至動脈血管，因為損傷而引起血管內膜發炎、或血栓形成而發生的外周血管性疾病。常見於 20～45 歲的中青年，男性為多，好發於四肢。臨床常見表現為間歇性跛行，靜止痛，患肢發涼，麻脹感，遇冷加劇。患肢抬高下垂試驗陽性，部分病人可合併遷移性靜脈炎，或有靜脈炎史。患肢動脈搏動減弱甚至消失，並有皮色潮紅、紫紅、蒼白、爪甲枯萎等缺血體徵，甚則出現肢端壞死性潰瘍。除外糖尿病動脈硬化、雷諾氏病及其他血管栓塞性疾病。

中國醫學認為多因肝腎不足、氣陰兩傷，或外受寒濕氣滯血瘀而致痺阻不通。屬於「脫疽」的範疇。

【治法】益氣養陰，活血通絡。

【處方】1. 毫針法：①次髎﹢、環跳﹢、風市﹢、懸鍾﹢；②中髎﹢、居髎﹢、陰市﹢、陽陵泉﹢；③脈根﹢（位於第二骶椎棘突下，旁開 3 寸，向下 5 分）、上曲泉﹢（原名紅線穴，位於曲泉穴直上 3 寸，股骨後緣）、脈生﹢（位於上曲泉穴直上 3 寸，股骨後緣）。

方法：本病多發生於足部，選 1 組處方，或 3 組處方交替應用，留針 20～30 分鐘（可用電針），循經配穴：病在足址，加陰陵泉、地機；病在足背及 2、3 趾，加足三里、豐隆；病在 4 趾及小腿外側，加陽陵泉、懸鍾；病在 5 趾及小腿外側，加承山、崑崙；病在足底，加太谿，或

酌取腰1～3夾脊穴加循經取穴。

病患部位在上肢者選曲池、夾脊（頸6～胸3）、大椎、身柱。循經配穴：病在拇指、食指，加手三里；病在中指，加內關；病在無名指，加外關；病在小指，加通里；前臂及手掌涼、脹，取大陵、陽池。每日1次，20次為1療程。

2. 耳針法：①腎、交感、內分泌；②腎上腺、肝、心、腦、肢體相應點。

方法：2組處方交替應用，留針20～30分鐘，每日1次，20次為1療程。

3. 艾灸法：①腎俞、次髎、復溜、太谿、阿是；②中髎、血海、委陽、承筋、光明、崑崙、申脈；③大腸俞、腎俞、承山、足三里、中封、商丘、照海、丘墟。

方法：3組處方交替應用，每日1～2次，溫灸局部穴位紅潤為度。

【附註】針灸對本病療效顯著，在早期有活血、通脈、止痛之效，晚期有化瘀止痛、斂瘡生肌促進收口之功。

（二）急性淋巴管炎

【簡述】本病是由細菌經皮膚破損處或化膿病灶，沿淋巴管回流方向蔓延而引起的急性淋巴管炎。嚴重者發展迅速，很快出現全身中毒症狀（高熱、寒戰，頭痛、噁心、全身不適）。少數併發敗血症。應及時處理。

本病有手、足及其他處皮膚破損病史，及傷後感染紅、腫、熱、痛症狀，或有感染病灶。臨床常見紅絲形成：從感染處皮下發出，向心性蔓延，形成紅線，患肢疼痛。兼見：發熱、發冷、頭痛、身痛、噁心、厭食、乏力等。

屬中國醫學的「疔瘡」、「紅絲疔」範疇。

【治法】清熱解毒、通經止痛。

【處方】1. 毫針法：①大椎﹢、身柱﹢、曲池﹢、委中﹢、承山﹢；②身柱﹢、靈台﹢、夾脊﹢（胸3～6）、外關﹢、委陽﹢、崑崙﹢；③阿是﹢₁（紅絲頭部處）、阿是﹢₂（紅絲尾部處）、合谷﹢、外關﹢、足三里﹢、三陰交﹢；④委中﹢、承山﹢、崑崙﹢、申脈﹢。

方法：選1組處方，留針30分鐘，每10分鐘行針1次，每日1次，一般1～2次即癒。

2. 穴位注射法：①曲池、承山；②足三里、三陰交；③身柱、靈台、委中；④孔最、尺澤。

方法：選1組處方，用雙黃連注射液，每穴注入0.5毫升藥液，每日1～2次。配合阿是₁與阿是₂用三棱針點刺即可。

（三）急性濕疹

【簡述】本病是由於神經系統紊亂或某些體質過敏者，在某些因素刺激下，引起的急性皮膚炎症，臨床上以對稱性皮疹、滲出糜爛、奇癢為主要特徵。

本病典型症狀為突然起病，對稱性。好發於關節屈側，先有皮膚潮紅，繼而出現粟米大小之皮疹、滲液、糜爛，奇癢難忍，有燒灼或針刺感，結痂脫落後，色素沉著。根據上述典型經過和反覆發作，並因精神緊張或刺激而加重的特點，可以確診。

【治法】清熱利濕，安神止癢。

【處方】1. 毫針法：①大椎﹢、風池﹢、外關﹢、合谷﹢；②身柱﹢、天柱﹢、曲池﹢、間使﹢；③血海﹢、三陰交﹢、足三里﹢、內關﹢、神門﹢。

方法：選1組處方，留針30分鐘，每日1～2次或用電針。

2. 皮膚針法：①夾脊（胸1～7）、曲池至陽谿、陰陵

泉至三陰交；②風市至陽陵泉、足三里至解谿、曲澤至內關；③尺澤至太淵、內關至勞宮、血海至陰陵泉。

方法：選 1 組處方，並在皮疹的局部周圍叩刺至輕微出血，約 30～50 次，每日 1 次，10 次為 1 療程。

3. 艾灸法：①曲池、地機、阿是（濕疹局部）；②大椎、血海、足三里、阿是（濕疹局部）。

方法：選 1 組處方，用艾條灸或艾炷灸 5～7 壯，以穴位皮膚紅潤為度。每日 1～2 次。

（四）神經性皮炎

【簡述】神經性皮炎是一種以皮膚劇烈瘙癢為主症的皮膚神經官能症。好發於頸、項、肘、膕、骶部。每遇情緒激動、鬱悶、煩躁則加重。發病日久者皮膚呈苔蘚樣變。臨床表現為局限性、特殊的好發部位，頑固的、因情緒變化而加重的瘙癢。局部皮損特點：增厚、粗糙，呈苔蘚樣變，一般乾燥不流水（若因繼發感染或刺激，偶有暫時性糜爛）。

【治法】活血止癢，寧心安神。

【處方】1. 毫針法：①阿是＋（病變部位）、曲池＋、外關＋、後谿＋；②大椎＋、阿是＋、身柱＋、肩髃＋、手三里＋、支溝＋；③血海＋、陰陵泉＋、三陰交＋、太白＋、懸鍾＋、委中＋。

方法：3 組處方交替應用，留針 30～40 分鐘，每 10 分鐘行針 1 次，每日 1 次，10 次為 1 療程。阿是穴的刺法為在患部四周向中心橫刺直指患部中心皮下，針用瀉法，至有酸脹感後留針 30 分鐘，也可用電針。

2. 皮膚針法：①風門至膈俞、曲池至陽谿、阿是（病變處）；②夾脊（胸 1～7）、曲澤至大陵、阿是；③大椎至靈台、膏肓至志室、陰陵泉至三陰交、阿是。

方法：3 組處方交替應用，每日 1 次，用梅花針叩刺

實用針灸經驗處方手冊

50～60 次，以皮膚紅潤微出血為度。

（五）破傷風

【簡述】本病是破傷風杆菌經皮膚、黏膜破損處侵入人體內引起的急性感染性疾病。臨床上以細菌毒素侵犯神經系統，引起全身或大部分肌肉強直抽搐為主要症狀。分娩時，由於消毒不嚴，致使破傷風杆菌經臍帶斷面侵入，發病時也表現為強烈的肌痙攣、抽搐等，俗稱「臍風」也屬本病範疇，治法也基本相同。

本病在發病前 7～14 天有受傷史，或於初生後 4～6 天左右發病的新生兒。

臨床主要表現為發熱、畏寒、頭痛、乏力、咀嚼困難、煩躁不安、傷口掣痛、小兒易驚。

其抽風症狀：牙關緊閉、苦笑面容、四肢抽搐、全身痙攣、角弓反張、發作頻繁。在聲、光、搬動或用指輕彈面頰即可誘發抽搐。喉頭痙攣引起窒息、面色蒼白、口唇紺紫、呼吸極度困難，甚則衰竭。

本病屬中國醫學裡「痙證」之「剛痙」範疇。

【治法】祛風解毒，通經止抽。

【處方】1. 毫針法：①水溝⁻、內關⁻、合谷⁻、太衝⁻；②印堂⁻、太陽⁻、風池⁻、大椎⁻、外關⁻、後谿⁻。

方法：2 組處方交替應用。留針 20～30 分鐘，每 10 分鐘行針 1 次，每日 2 次。配穴：高熱可加風府、曲池、中衝、少衝；角弓反張可加至陽、筋縮；四肢抽搐可加曲池、陽陵泉、十宣；牙關緊閉可加頰車、翳風。

2.穴位注射法：①曲池、外關、足三里；②手三里、後谿、陽陵泉；③風池、陰陵泉、三陰交。

方法：3 組處方交替應用，用安定注射液，每穴注入 0.2 毫升藥液，每日 2 次。

（六）急性睪丸炎及附睪炎

【簡述】本病是由泌尿生殖系感染（尿道炎、前列腺炎）或其他疾病（如腮腺炎）及外傷所引起的睪丸或附睪的急性炎症。臨床上以睪丸腫脹、脹痛為主症。後期可繼發睪丸鞘膜積液，故應早期治療。

本病有泌尿系炎症，或急性傳染病（如流感、傷寒、痄腮）史及外傷史。其臨床表現為突然出現睪丸或附睪腫脹、劇烈脹痛並牽引少腹及腹股溝部墜脹疼痛。陰囊皮膚緊張、紅腫，伴有發熱、惡寒等全身症狀。

【治法】通經理氣止痛。

【處方】1. 毫針法：①氣海﹢、大赫﹢、三陰交﹢、然谷﹢；②關元﹢、歸來﹢、足三里﹢、太谿﹢、曲泉﹢；③中極﹢、水道﹢、陰陵泉﹢、太衝﹢、中封﹢；④次髎﹢、膀胱俞﹢、會陽﹢、承扶﹢、照海﹢、行間﹢。

方法：選 2 組處方交替應用；留針 30～40 分鐘，每 10 分鐘行針 1 次，每日 1～2 次，或用電針。

2. 穴位注射法：①曲泉、太谿；②陰陵泉、三陰交；③歸來、血海；④水道、足三里。

方法：選 2 組處方，交替應用，用雙黃連注射液，每穴注入 1 毫升藥液，每日 1 次。

（七）骨　折

【簡述】骨折是骨外科常見急症。多由於不慎跌仆閃挫或暴力損傷所致。針灸對於骨折的治療主要是消腫止痛、活血化瘀，促進骨折癒合。所以，它是在骨折常規處理後的輔助治療。臨床有外傷史，或陳舊骨折癒合遲緩。有相應的症狀、體徵及 X 光線片證實。

【治法】活血化瘀，通經止痛。

【處方】首先常規治療：應按骨傷科處理。為加速痊癒可加用針灸治療。

1. 毫針法：①內關ㅓ、三間、足三里ㅓ；②合谷ㅓ、曲池ㅓ、陽陵泉ㅓ；③外關ㅓ、曲澤、三陰交ㅓ。

方法：選 1 組處方，留針 20～30 分鐘，依據骨折的部位，配合以下穴位：阿是穴（骨折中心處）、肱骨骨折可取肩髃、曲池；橈尺骨骨折可取曲池、合谷；股骨骨折可取髀關、血海；脛腓骨骨折可取足三里、解谿、懸鍾。

2. 穴位注射法：①合谷、肩髃；②曲池、外關；③足三里、懸鍾；④血海、三陰交。

方法：依據骨折部選取 1 組處方，用維生素 B_{12} 注射液，每穴注入 1 毫升藥液，每日 1 次。

【附註】針灸對新鮮骨折或陳舊骨折均有效。特別在消腫、止痛、促進骨折癒合方面有顯著作用。

六、婦產科急症

（一）胎盤滯留

【簡述】本症是指胎兒娩出後，胎盤完全剝離而不能娩出，致使第三產程延長，即現代臨床所指的胎盤滯留。其發生原因主要是產婦腹肌無力或子宮收縮不良所致。但不包括胎盤黏連或植入性胎盤之滯留。凡產程較長，胎兒娩出 1 小時後，胎盤仍不能自行娩出者。臨床症狀為胎盤滯留不下，伴有腹痛、拒按、下腹有塊及陰道流血，嚴重者血流不止，形勢危急。其中神疲、畏寒、氣怯、下血量多者屬虛證；腹脹刺痛、塊硬血少屬實證。

中國醫學屬於「胎衣不下」範疇。

【治法】通經祛瘀。

【處方】1. 毫針法：①中極ㅓ、三陰交ㅓ、太谿ㅓ；②關元ㅓ、三陰交ㅓ、公孫ㅓ；③子宮ㅓ、水道ㅓ、三陰交ㅓ、合谷ㅓ。

方法：選 1 組處方，留針 15～30 分鐘，每 5 分鐘行針

1 次，可加用電針。

2. 艾灸法：神闕、氣海、至陰、湧泉。

方法：用艾條灸每穴 5～10 分鐘，以皮膚紅潤為度。

（二）引　產

【簡述】凡是對於妊娠中毒嚴重，或有心臟病、肝炎、肺結核等不宜繼續妊娠者。對超月妊娠、早期破水、產程延長，須及時發動產程，結束妊娠者。或胎死腹中，或邊緣性前置胎盤，須及早結束分娩者，均可用針灸引產。

本症為世界衛生組織（WHO）於 1996 年 11 月在義大利米蘭會議通過的 64 種針灸適應症之一。

【治法】通經引產。

【處方】1. 毫針法：①秩邊＋、白環俞＋、委中＋、三陰交＋、太衝＋；②次髎＋、大腸俞＋、關元＋、歸來＋、曲池＋、足三里＋、至陰＋、湧泉＋。

方法：選 1 組處方，留針 30 分鐘，每 5 分鐘行針 1 次，可用電針加強刺激。

2. 穴位注射法：關元、歸來、三陰交、合谷。

方法：用維生素 B_1 注射液，每穴注入 1 毫升藥液，每日 1 次。

【附註】針灸引產安全可靠，有一定效果，對妊娠足月者療效更佳。

（三）產後血暈（休克）

【簡述】本病是由於產婦平素血氣虛弱，分娩時間過長或失血過多，而發生的產後昏暈、虛脫。症情危重應及時救治。此症相當於現代臨床上的產後休克。本病多有平素體質虛弱或產程過長（滯產、難產）及產後大出血。

臨床的主要症狀為產後突然頭暈眼花、不能起坐或心下滿悶、噁心嘔吐，甚至昏厥。其中因失血過多、突然昏

量、面色蒼白、汗出肢冷、昏迷不醒、脈微細者，是血虛氣脫；若產後自覺發涼、惡露不下、少腹陣痛拒按、心下急滿、呼吸迫促、兩手握固、口噤、神昏、唇面晦暗、舌質紫、是寒凝血脈、瘀血不下、上擾心神所致。

【治法】醒神開竅。

【處方】1. 毫針法：①水溝⌐、內關⌐、三陰交⌐；②素髎⌐、合谷⌐、足三里⌐；③翳風⌐、印堂⌐、曲池⌐、湧泉⌐。

方法：選 1 組處方，留針 10～30 分鐘，可用電針。配穴：大出血可加大敦、關元（灸）、隱白（灸）；心悸可加神門、郄門、小腹痛拒按可加歸來；抽搐可加太衝、頰車、下關；血虛氣脫可加關元、氣海（均灸）；血瘀氣逆可加百會、十二井（刺血）。

2. 耳針法：神門、子宮、交感、肝。

方法：用強刺激，留針 1～2 小時，間歇行針，也可埋針。

（四）產後腹痛

【簡述】產婦分娩後，小腹疼痛，稱產後腹痛。疼痛劇烈者，伴有大量出汗、失眠等。甚則有噁心、嘔吐、乳汁減少等，故應及時處理。臨床主要表現為產後出現小腹疼痛，但無高熱、寒戰及其他感染症狀。小腹疼痛，陣發性加劇，但無腹肌緊張及反跳痛。

【治法】活血化瘀，通經止痛。

【處方】1. 毫針法：①氣海⌐、歸來⌐、子宮⌐、血海⌐；②關元⌐、水道⌐、足三里⌐、申脈⌐；③中極⌐、帶脈⌐、地機⌐、三陰交⌐、照海⌐。

方法：選 1 組處方，留針 30～40 分鐘，每 10 分鐘行針 1 次，每日 1～2 次。

2. 穴位注射法：①關元、三陰交；②氣海、足三里；

③中極、血海；④歸來、地機。

方法：選 2 組處方，交替應用，用維生素 B₁₂ 注射液，每穴注入 0.5 毫升藥液，每日 2 次。

七、兒科急症

（一）新生兒窒息

【簡述】本症是由於產程過長，胎盤早期剝離或臍帶受壓，以及陰道分泌物或羊水吸入引起呼吸道阻塞，以致胎兒娩出後，呼吸困難，甚至停止的危急症候，必須及時搶救。偶有在分娩過程中產婦用過嗎啡或手術產引起腦損傷，或生後繼發肺炎，也可出現窒息。

臨床表現為輕度（青紫窒息）：胎兒皮膚呈青紫或紫紅色，口鼻周圍呈灰色，偶有喘息 1～2 次，喉部有氣過水聲，瞳孔縮小，脈搏快而有力，肌張力好。重度（蒼白窒息）；皮膚厥冷、蒼白或灰蠟色，呼吸停止，瞳孔散大，脈搏微弱甚則觸不到，肌張力消失，心跳微弱。

【治法】理氣醒神。

【處方】首先清理口腔及呼吸道阻塞物：可用小指裹紗布伸入口腔輕拭其血塊、黏液，或用吸痰器或口對口的方法，吸出口腔、咽喉、氣道內的阻塞物，然後輸氧。

針刺處方：①水溝⁻、合谷⁻；②十宣[↓]、勞宮⁻；③素髎⁻、內關⁻。

方法：選 1 組處方，留針 5～10 分鐘，不斷行針捻轉提插直至呼吸恢復或啼哭為止。

【附註】針灸搶救新生兒窒息，療效顯著而迅速。以呼吸恢復、膚色轉紅，為急救成功的標誌，一般均在 5～10 分鐘內有效。

（二）麻診及其併發症

【簡述】麻診是一種常見於小兒的病毒性傳染病，經

呼吸道傳染，多好發於冬春季，臨床上以發熱、眼和上呼吸道炎症及皮膚發疹為主症。最後併發肺炎、喉炎、腸炎、腦炎等急危症候。

近年由於預防注射的廣泛應用，發病率下降，症狀較輕，但年長兒較多，中學生或青年人偶有發病，其臨床表現為發熱、咳嗽、流清涕、眼發紅、畏光、眼瞼浮腫、煩躁、啼叫、厭食、甚則嘔吐腹瀉。發病後 2～3 天，可見科氏斑，第 4 天出現皮疹、熱度升高、眼紅、聲嘶、咳嗽劇烈。此期若合併肺炎則出現高熱、昏迷、驚厥、項強直、四肢癱瘓等。極少有合併腦炎者。

【治法】清熱解毒。

【處方】1. 毫針法：①風門、大椎、曲池、肩髃、少商↓；②天柱、陶道、外關、合谷、商陽↓；③身柱、大杼、肺俞、尺澤、足三里。

方法：選 1 組處方，留針 20～30 分鐘（幼兒不留針）。隨症配穴：咳嗽咽痛者可加列缺、肺俞、豐隆；高熱不退者可加大椎、曲池；併發肺炎者可加水溝、湧泉、肺俞、十宣刺血；併發喉炎者可加天突、內庭、豐隆；併發腸炎者可加天樞、大腸俞；併發腦炎者可加水溝、湧泉、印堂、太衝、百會、風池、風府。

2.穴位注射法：①曲池、外關、三陰交；②手三里、孔最、陰陵泉；③足三里、血海、懸鍾；④大椎、身柱、風池、肺俞。

方法：選 2 組處方交替應用，用雙黃連注射液，每穴注入 0.2～0.5 毫升藥液，每日 1 次。

【附註】針灸治療本病，對於緩解症狀有較好療效。尤其對麻疹肺炎及麻疹腦炎有良好確切效果。

（三）小兒腹股溝疝

【簡述】本病是由於小兒腹肌瘦弱，小腸經腹股溝突

入陰囊，引起的急性腹痛。若不及時救治，可因嵌頓時間過長引起腸壞死，故需及時處理。小兒既往有陰囊腫大，平臥後即回縮病史。臨床表現為劇烈陣發性腹絞痛。查體可見陰囊腫大、軟，透光試驗陰性（若為陽性則為鞘膜積液）。

中國醫學認為多在陰寒內盛、寒氣凝結，小兒因先天不足，形成疝氣。

【治法】理氣止痛。

【處方】1. 毫針法：①大敦¹、歸來¹、足三里¹；②太衝¹、水道¹、三陰交¹。

方法：2 組處方交替應用，每日 1 次，留針 20 分鐘。

2. 艾灸法：①關元、大敦；②歸來、三陰交；③神闕、命門、腎俞。

方法：3 組處方交替應用，每日 1 次，艾條灸以皮膚紅潤為度。

八、五官科急症

（一）虹膜睫狀體炎

【簡述】本病是由外傷、角膜潰瘍、結核、細菌及病毒感染或過敏性疾病而引起的虹膜、睫狀體的急性炎症，發病前先有眼外傷史或角膜潰瘍，以及鼻咽、扁桃體、口齒感染性疾病史或結核、風濕史等。

臨床表現為患眼疼痛、流淚、畏光、視力減退，並伴有前額及顳部疼痛（反射性痛）。睫狀充血（角膜周圍之球結膜充血）；虹膜呈現腫脹、紋理不清、色暗、瞳孔縮小、光反應遲鈍，若虹膜後黏連嚴重則引起瞳孔不規則變形甚至閉鎖，可導致繼發青光眼或眼球萎縮。

屬於中國醫學「抱輪紅症」的範疇。

【治法】清熱解毒，活絡止痛。

【處方】1. 毫針法：①睛明⊥、魚腰⊥、太陽⊥、合谷⊥；②攢竹⊥、四白⊥、陽白⊥、絲竹空、三間⊥；③印堂⊥、瞳子髎⊥、率谷⊥、頭維⊥、風池⊥、足三里⊥、三陰交⊥、光明⊥。

方法：選 1 組處方，留針 40～60 分鐘，每 10 分鐘行針 1 次，每日 1 次。

2. 耳針法：神門、腎上腺、皮質下、眼。

方法：強刺激，留針 60 分鐘，隔日 1 次，也可埋針。

【附註】針灸治療必須早期進行，若能配合散瞳、抗感染和治療原發病灶，則大多能獲得較好療效。對陳舊性病例，針灸也可提高視力，針灸治療本病有顯著的鎮痛消炎作用。

（二）充血性青光眼

【簡述】青光眼是因眼內房水循環受阻、眼壓升高所致的眼科急症。有原發性和繼發性之分。

後者主要是由於眼外傷、角膜潰瘍及虹膜睫狀體炎合併感染、黏連而引起；前者則有單純性和充血性之分，其中又以充血性症狀危重、發病急驟。臨床主要症狀為劇烈偏頭痛、噁心、嘔吐、虹視、視力下降等。睫狀體充血、角膜混濁，表面有水蒸氣，瞳孔放大，眼壓增高，甚則失明。

屬中國醫學「偏頭風」、「綠風內障」及「青盲」的範疇。

【治法】滋補肝腎，通經清目。

【處方】1. 毫針法：①承泣╎、陽白╎、絲竹空、風池╎、中渚⊥；②睛明╎、四白╎、瞳子髎╎、天柱、外關⊥；③球後╎、四白╎、魚腰╎、攢竹╎、翳風╎、後谿⊥。

方法：選 1 組處方，或 3 組處方交替應用。留針 30 分鐘，每 5～10 分鐘行針 1 次，每日 1 次。

隨症配穴：眼壓高，加行間、曲池；頭痛，加太陽（放血）、耳後靜脈放血；眼球脹痛，加合谷、足三里；視力下降，加肝俞、腎俞、光明；心煩不寐，加三陰交、心俞、內關、神門；眩暈，加太衝、太谿。

2. 耳針法：目$_1$、目$_2$、肝、腎、皮質下、枕區。

方法：兩耳穴交替應用，強刺激留針 30～60 分鐘，每日 1 次，也可埋針。

3. 穴位注射法：①陽白、太陽、光明；②攢竹、瞳子髎、三陰交；③四白、絲竹空、太衝、太谿；④肝俞、脾俞、腎俞。

方法：選 2 組處方交替應用，用維生素 B$_{12}$ 注射液，每穴注入 0.3～0.5 毫升藥液，每日 1 次。

【附註】針灸對急性充血性青光眼，有降低眼壓、緩解症狀的作用。但必須在早期進行，若已屬晚期或針灸療效不佳者，應儘早轉手術或綜合治療。

（三）過敏性眼炎

【簡述】本病是由於某些致敏物質（如青霉素點眼液或其他藥液，刺激眼結合膜而發生的急性炎症）。均有眼部致敏物（如油彩等）接觸史或某些眼藥水滴眼後引起發病。臨床主要症狀為突然起病，眼瞼發癢、刺痛，但視力無顯著變化。查體可見眼瞼皮膚浮腫，彌漫性紅暈，球結膜充血，但結膜囊內無眼眵。嚴重者可有全身性過敏症狀（如引發哮喘或蕁麻疹等），但較少見。

【治法】通經止痛。

【處方】1. 毫針法：①攢竹$^-$、絲竹空$^-$、外關$^-$、合谷$^-$；②睛明$^-$、瞳子髎$^-$、三間$^-$、曲池$^-$。

方法：2 組處方，交替應用，留針 20～30 分鐘，每日 1～2 次。

2. 穴位注射法：①攢竹、曲池；②瞳子髎、合谷；③

絲竹空、外關。

方法：選 1 組處方，用維生素 B_{12} 注射液，每穴注入 0.3 毫升藥液，每日 1～2 次。

（四）暴　盲

【簡述】暴盲是指平素無眼病，而突然發生單眼或雙眼失明的急性眼病，急性視神經炎、中心性視網膜炎或中心性血管痙攣性視網膜病變，以及視網膜動脈阻塞、中毒、癔病等疾病均能導致本症。

病人多有腦炎、中毒、維生素 B_1 缺乏、高血壓、動脈硬化或其他傳染病史。臨床主要症狀：忽然發生視力減退，迅速加重甚至失明。伴有患眼脹疼，頭目暈眩。兼見腰膝酸軟、失眠盜汗、舌紅少苔、脈弦者是肝腎陽虛、肝陽上亢；若兼見頭目脹痛、煩渴、舌下紫斑、脈澀者為氣滯血瘀。

【治法】醒神明目。

【處方】1. 毫針法：①睛明⁺、陽白⁺、絲竹空⁺、天柱⁺、合谷⁺；②攢竹⁺、四白⁺、瞳子髎⁺、風池⁺、曲池⁺。

方法：2 組處方交替應用，留針 20～40 分鐘，每 10 分鐘行針 1 次，每日 1 次。隨症配穴：肝陽上亢者，可加太衝、光明；目脹，可加關衝（放血）、合谷；盜汗，可加心俞、腎俞；氣滯血瘀，加膈俞、內關、三陰交、肝俞；癔病，加水溝、內關。

2. 穴位注射法：①攢竹、外關。②陽白、合谷；③太陽、足三里；④風池、曲池。

方法：選 2 組處方，交替應用，用維生素 B_{12} 注射液，每穴注入 0.3 毫升藥液，每日 1 次。

3. 耳針法：①膽、肝、腎、腎上腺、內分泌；②神門、眼、目₁、目₂、交感、脾。

方法：2 組處方，交替應用，留針 30 分鐘，每日 1

次，或用藥籽壓穴，以痛為佳。

（五）暴　聾

【簡述】暴聾是指受到巨大聲響震動或藥物中毒，以及感染性熱病後，突然耳聾。若不及時治療，則可導致永久性耳聾。一般認為暴聾是聽神經受傷害而引起的。

病人有巨大聲響震動，或長期大量應用耳毒性抗生素如慶大鏈黴素、卡那霉素及喹寧類藥物史，或發病前曾患過腦炎、傷寒、腦膜炎等急性傳染病、高熱後出現耳聾等。臨床表現為一側或雙側聽力減退或喪失，可伴有頭暈、耳鳴等症狀。若暴聾初起，兼見面赤、口乾、心煩易怒、耳中悶脹、鳴聲不斷、如潮如蟬而脈弦者是肝膽火旺，若胸悶痰多、脈滑數者是痰熱鬱結，此均屬實。若耳鳴耳聾已久，兼見眩暈、腰酸、遺精、帶下、脈細者多為腎精虧乏。

【治法】滋陰瀉火，醒神復聰。

【處方】1. 毫針法：①耳門┴、翳風┴、天柱┴、外關┴；②聽宮┴、風池┴、支溝┴、中渚┴；③聽會┴、百會┴、率谷┴、曲池┴、支溝┴。

方法：選1組處方，留針30～60分鐘，每10分鐘行針1次，每日1次。

配穴：肝膽火旺，可配太衝、丘墟、俠谿、足臨泣、中渚、外關；痰熱鬱結，可配豐隆、勞宮、外關、合谷、偏歷、足三里；腎精虧虛，可配腎俞、關元、太谿、足三里、太衝；癔病，加針水溝。

2. 穴位注射法：①完骨、腎俞；②翳風、肝俞；③聽宮、合谷。

方法：選1組處方，或3組處方，交替應用，用維生素B₁₂注射液，每穴注入0.3～0.5毫升藥液，每日1次。

3. 耳針法：外耳、腎、肝、腎上腺、皮質下、內分

泌。

　　方法：每取 3～4 穴，強刺激，留針 30～60 分鐘，每日或隔日 1 次，或用電針。兩耳穴，交替應用。

（六）急性舌炎

　　【簡述】本病多由維生素 B_2（核黃素）缺乏或受刺激及繼發感染而引起的舌黏膜急性炎症，臨床上以舌體糜爛、生瘡為主症。臨床主要症狀：舌紅赤，有灼熱、麻木、味覺異常，疼痛，不能食冷、熱及刺激性食品，其中兼見心煩、目赤、口渴、尿黃赤澀痛者為心火；若見心煩不寐、頭暈、耳鳴、咽乾者為虛火。舌質紅赤，舌面光滑，舌乳頭消失者是陰虛；還有舌質紅赤，苔黃，舌乳頭紅腫，甚則有潰瘍、裂縫、出血，兼見口炎、眼炎、小便淋澀灼痛者，是心火過盛。

　　【治法】清心胃火，通經止痛。

　　【處方】1. 毫針法：①地倉┴、承漿┴、合谷┴、少商↓；②金津↓、玉液↓、廉泉┴、外關┴、商陽↓。

　　方法：選 1 組處方，留針 30 分鐘，每日 1 次，一般 1～3 次有效。

　　2. 舌針法：①心穴、小腸穴、耳穴；②脾穴、胃穴、舌柱（在舌下之筋如柱上）。

　　方法：2 組處方，交替應用，毫針刺 0.3～0.5 寸深，不留針，捻轉 3～5 秒鐘即可，或用三棱針點刺出血，每日 1 次。

附錄　針灸歌訣

一、四總穴歌

【原文】肚腹三里留，腰背委中求，頭項尋列缺，面口合谷收。

【附註】四總穴歌見於明代徐鳳的《針灸大全》、高武的《針灸聚英》等書中，其出處、作者及產生年代已不可考。

歌訣對合谷、列缺、足三里、委中四個穴位的主治做了高度概括，穴位均在四肢經絡的本部而能治療頭部和軀幹的疾患，且各有不同主治區域，充分體現經絡理論對針灸臨床的指導作用和針灸遠道選穴處方的特點。

二、回陽九針歌

【原文】啞門勞宮三陰交，湧泉太谿中脘接，環跳三里合谷併，此是回陽九針穴。

【附註】本歌載於明代高武的《針灸聚英》中。九針是指九個穴位，能起到回陽救逆之功效，用於卒然昏倒，不省人事，肢冷脈微等陽衰欲脫之症。回陽九針有救急之功，以治療休克、虛脫等急症為主的一組常用處方。

三、千金十一穴歌

【原文】三里、內庭穴、肚腹中妙訣。曲池與合谷，頭面病可徹。腰背痛相連，委中、崑崙穴。胸項如有痛，後谿併列缺。環跳與陽陵，膝前兼腋脅。可補即留久，當瀉即疏泄。三百六十名，十一千金穴。

【附註】「千金」有兩個含義，一是本歌出自《千金翼方》；二是言本歌重要，對臨床治療疾病有重要指導價值。題名「十一穴」，實際僅敘述十穴的主治作用。本歌所選擇十穴均為臨床常用的重要穴位，所概括的主治病症側重於遠道取穴，體現經絡理論對針灸處方的指導作用。

四、馬丹陽天星十二穴治雜病歌

【原文】三里內庭穴，曲池合谷接，委中配承山，太衝崑崙穴，環跳與陽陵，通里併列缺，合擔用法擔，合截用法截，三百六十穴，不出十二訣，治病如神靈，渾如湯潑雪，北斗降真機，金鎖教開徹，至人可傳授，匪人莫浪說。

（1）三里

三里膝眼下，三寸兩筋間，能通心腹脹，善治胃中寒，腸鳴並泄瀉，腿腫膝脛酸，傷寒羸瘦損，氣蠱及諸般，年過三旬後，針灸眼便寬，取穴當審的，八分三壯安。

（2）內庭

內庭次趾外，本屬足陽明，能治四肢厥，喜靜惡聞聲，癮疹咽喉痛，數欠及牙疼，瘧疾不能食，針著便惺惺。

（3）曲池

曲池拱手取，屈肘骨邊求，善治肘中痛，偏風手不收，挽弓開不得，筋緩莫梳頭，喉閉促欲死，發熱更無休，徧身風癬癩，針著即時瘳。

（4）合谷

合谷在虎口，兩指歧骨間，頭痛並面腫，瘧病熱還寒，齒齲鼻衄血，口噤不開言，針入五分深，令人即便安。

（5）委中

委中曲瞅裡，橫紋脈中央，腰痛不能舉，沉沉引脊梁，酸痛筋莫展，風痺復無常，膝頭難伸屈，針入即安康。

（6）承山

承山名魚腹，腨腸分肉間，善治腰疼痛，痔疾大便難，腳氣並膝腫。展轉戰疼酸，霍亂及轉筋，穴中刺便安。

（7）太衝

太衝足大指，節後二寸中，動脈知生死，能治驚癇風，咽喉並心脹，兩足不能行，七疝偏墜腫，眼目似雲朦，亦能療腰痛，針下有神功。

（8）崑崙

崑崙足外踝，跟骨上邊尋，轉筋腰尻痛，暴喘滿沖心，舉步行不得，一動即呻吟，若欲求安樂，須於此穴針。

（9）環跳

環跳在髀樞，側臥屈足取，折腰莫能顧，冷風並濕痺，腿胯連臗痛，轉側重唏歔，若人針灸後，頃刻病消除。

（10）陽陵泉

陽陵居膝下，外廉一寸中，膝腫並麻木，冷痺及偏風，舉足不能起，坐臥似衰翁，針入六分止，神功妙不同。

（11）通里

通里腕側後，去腕一寸中，欲言聲不出，懊憹及怔忡，實則四肢重，頭腮面頰紅，虛則不能食，暴喑面無容，毫針微微刺，方信有神功。

（12）列缺

列缺腕側上，次指手交叉，善療偏頭患，遍身風痺麻，痰涎頻上壅，口噤不開牙，若能明補瀉，應手即如拿。

【附註】本歌首見於元代王國瑞所著《扁鵲神應針灸玉龍歌》中，題名為「天星十一穴歌訣」，至明代徐鳳著《針灸大全》增加太衝穴，題名為「馬丹陽天星十二穴並治雜病歌」，明代楊繼洲著《針灸大成》題名為「馬丹陽天星十二穴治雜病歌」。

該歌將十二穴的部位、取穴法、功效、主治證及刺灸法等詳細闡述，十二穴位皆在四肢經絡的本部，針灸取穴安全方便，針刺得氣感應強，療效迅速，治療範圍廣，又是遠道選穴處方的典範。

五、孫真人十三鬼穴歌

【原文】百邪為疾狀癲狂，十三鬼穴須推詳。一針鬼宮人中穴，二針鬼信取少商，鬼壘三針為隱白，鬼心四刺大陵崗，申脈五針通鬼路，風府六針鬼枕旁，七針鬼床頰車穴，八針鬼市鬧承漿，九刺勞宮鑽鬼窟，十刺上星登鬼堂，十一鬼藏會陰取，玉門頭上刺嬌娘，十二曲池淹鬼腿，十三鬼封舌下藏，出血須令舌不動，更加間使後谿

實用針灸經驗處方手冊

良，男先針左女先右，能令鬼魔立刻降。

【附註】孫真人十三鬼穴歌首出於唐代孫思邈所著《千金要方》。古人對事物變化莫測者謂之神，陰險為害者謂之鬼，癲狂癇病發作無時，對人體為害不淺，取此十三穴具有顯著療效，所以，傳頌為十三鬼穴。近年研究認為癇病及精神分裂症可有鬼魂附體症狀，針之有效。

六、行針指要歌

【原文】或針風，先向風府百會中。或針水，水分俠臍上邊取。或針結，針著大腸二間穴。或針勞，須向膏肓及百勞。或針虛，氣海丹田委中奇。或針氣，膻中一穴分明記。或針嗽，肺俞風門須用灸。或針痰，先針中脘三里間。或針吐，中脘氣海膻中補。翻胃吐食一般醫，針中有妙少人知。

【附註】行針指要歌首見於明代高武的《針灸聚英》，歌中列舉風、水、結、勞、虛、氣、嗽、痰、吐等九種病證的配穴處方，並提出何者用針，何者用灸，何時當補，何時當瀉。

七、攔江賦

【原文】擔截之中數幾何？有擔有截起沉疴。我今吟此攔江賦，何用三車五輻歌。先將八法為定例，流注之中分次第。心胸之病內關擔，臍下公孫用法攔。頭部須還尋列缺，痰涎壅塞及咽乾。禁口喉風針照海，三棱出血刻時安。傷寒在表並頭痛，外關瀉動自然安。眼目之證諸疾苦，更須臨泣用針擔。後谿專治督脈病，癲狂此穴治還輕。申脈能除寒與熱，頭風偏正及心涼。耳鳴鼻衄胸中

滿，好把金針此穴尋。但遇癢麻虛即補，如逢疼痛瀉而迎。更有傷寒真妙訣，三陰須要刺陽經。無汗更將合谷補，復溜穴瀉好用針。倘若汗多流不絕，合谷補收效如神。四日太陰宜細辨，公孫、照海一般行。再用內關施截法，七日期門可用針。但治傷寒皆用瀉，要知《素問》坦然明。流注之中分造化，常將木火土金平。水數虧兮宜補肺，水之氾濫土能平。春夏井滎宜刺淺，秋冬經合更宜深。天地四時同此數，三才常用記心胸；天地人部次第入，仍調各部一般勻。夫弱婦強亦有克，婦弱夫強亦有刑；皆在本經擔與截，瀉南補北亦須明。經絡明時知造化，不得師傳枉用心；不遇至人應不授，天寶豈可付非人。按定氣血病人呼，重搓數十把針扶；戰提搖起向上使，氣自流行病自無。

【附註】攔江賦首載於明代醫學家高武《針灸聚英》中，本賦作者姓氏不詳。在攔江賦中首先闡述了擔截二法，並論述虛則補其母，實則瀉其子的應用。本賦重點論述八脈交會穴的主治作用，對臨床應用八穴有指導價值。

八、肘後歌

【原文】頭面之疾針至陰，腿腳有疾風府尋，心胸有病少府瀉，臍腹有病曲泉針，肩背諸疾中渚下，腰膝強痛交信憑，脇肋腿叉後谿妙，股膝腫起瀉太衝。陰核發來如升大，百會妙穴真可駭，頂心頭痛眼不開，湧泉下針足安泰。鶴膝腫痛難移步，尺澤能舒筋骨疼，更有一穴曲池妙，根尋源流可調停，其患若要便安癒，加以風府可用針，更有手臂拘攣急，尺澤刺深去不仁。腰背若患攣急風，曲池一寸五分攻，五痔原因熱血作，承山須下病無蹤，哮喘發來寢不得，豐隆刺入三寸深。狂言盜汗如見

鬼，惺惺間使便下針。骨寒髓冷火來燒，靈道妙穴分明記，瘧疾寒熱真可畏，須知虛實可用意，間使宜透支溝中，大椎七壯合聖治，連日頻頻發不休，金門刺深七分是，瘧疾三日得一發，先寒後熱無他語，寒多熱少取復溜，熱多寒少用間使。或患傷寒熱未收，牙關風壅藥難收，項強反張目直視，金針用意列缺求。傷寒四肢厥逆冷，脈氣無時仔細尋，神奇妙穴真有二，復溜半寸順骨行，四肢回還脈氣浮，須曉陰陽倒換求。寒則須補絕骨是，熱則絕骨瀉無憂，脈若浮洪當瀉解，沉細之時補便瘳。百合傷寒最難醫，妙法神針用意推，口噤眼合藥不下，合谷一針效甚奇。狐惑傷寒滿口瘡，須下黃連犀角湯，蟲在臟腑食肌肉，須要神針刺地倉。傷寒腹痛蟲尋食，吐蚘烏梅可難攻，十日九日必定死，中脘回還胃氣通，傷寒痞氣結胸中，兩目昏黃汗不通，湧泉妙穴三分許，速使周身汗自通，傷寒痞結脅積痛，宜用期門見深功。當汗不汗合谷瀉，自汗發黃復溜憑，飛虎一穴通痞氣，祛風引氣使安寧。剛柔兩痙最乖張，口噤眼合面紅妝，熱血流入心肺俞，須要金針刺少商。中滿如何去得根，陰包如刺效如神，不論老幼依法用，須教患者便抬身。打撲傷損破傷風，先於痛處下針攻，後向承山立作效，甄權留下意無窮。腰腿疼痛十年春，應針不了便惺惺，大都引氣探根本，服藥尋方柱費金。腳膝經年痛不休，內外踝邊用意求，穴號崑崙並呂細，應時消散即時瘳，風痹痿厥如何治，大杼曲泉真是妙。兩足兩脅滿難伸，飛虎神灸七分到，腰軟如何去得根，神妙委中立見效。

【附註】肘後歌首載於高武的《針灸聚英》。所謂肘後，言其切近，取之方便，回手即得。本歌選穴 30 餘個，治療 40 餘種病患。本歌重視應用五輸穴、八會穴、募穴等

特定穴，強調循經遠道取穴處方的臨床應用。

九、雜病穴法歌

【原文】雜病隨症選雜穴，仍兼原合與八法，經絡原會別論詳，臟腑俞募當謹始，根結標本理玄微，四關三部識其處。傷寒一日刺風府，陰陽分經次第取，汗吐下法非有他，合谷、內關、陰交杵。一切風寒暑濕邪，頭疼發熱外關起，頭面耳目口鼻病，曲池、合谷為之主，偏正頭疼左右針，列缺、太淵不用補，頭風目眩項振強，申脈、金門、手三里。赤眼迎香出血奇，臨泣、太衝、合谷侶，耳聾臨泣與金門，合谷針後聽人語。鼻塞鼻痔及鼻淵，合谷、太衝隨手取，口噤歪斜流涎多，地倉、頰車仍可舉。口舌生瘡舌下竅，三棱刺血非粗鹵，舌裂出血尋內關，太衝、陰交走上部，舌上生胎合谷當，手三里治舌風舞。牙風面腫頰車神，合谷、臨泣瀉不數，二陵、二蹻與二交，頭項手足互相與，兩井、兩商二、三間，手上諸風得其所，手指連肩相引疼，合谷、太衝能救苦。手三里治肩連臍，脊間心後稱中渚，冷嗽只宜補合谷，三陰交瀉即時住。霍亂中脘可入深，三里、內庭瀉幾許，心痛翻胃刺勞宮（熱），寒者少澤細手指（補），心痛手戰少海，若要除根陰市睹。太淵、列缺穴相連，能祛氣痛刺兩乳，脅痛只須陽陵泉，腹痛公孫、內關爾，瘧疾素問分各經，危氏刺指舌紅紫。痢疾合谷、三里宜，甚者必須兼中膂，心胸痞滿陰陵泉，針到承山飲食美，泄瀉肚腹諸般疾，三里、內庭功無比。水腫水分與復溜，脹滿中脘、三里揣，腰痛環跳、委中神，若連肩痛崑崙武。腰連腿疼腕骨升，三里降下隨拜跪，腰連腳痛怎生醫，環跳、行間與風市。腳膝諸痛羨行間，三里、申脈、金門侈，腳若轉筋眼發花，然

谷、承山法自古。兩足難移先懸鍾，條口後針能步履，兩足酸麻補太谿，僕參、內庭盤跟楚。腳連脅腋痛難當，環跳、陽陵泉內杵，冷風濕痹針環跳，陽陵、三里燒針尾。七疝大敦與太衝，五淋血海通男婦，大便虛秘補支溝，瀉足三里效可擬。熱秘氣秘先長強，大敦、陽陵堪調護，小便不通陰陵泉，三里瀉下溺如注。內傷食積針三里，璇璣相應塊亦消，脾病氣血先合谷，後刺三陰針用燒。一切內傷內關穴，痰火積塊退煩潮。吐血尺澤功無比，衄血上星與禾髎。喘急列缺、足三里，嘔噎陰交不可饒，勞宮能治五般癇，更刺湧泉疾若挑。神門專治心痴呆。人中、間使祛癲妖，尸厥百會一穴美，更針隱白效昭昭。婦人通經瀉合谷，三里、至陰催孕妊，死胎陰交不可緩，胞衣照海、內關尋。小兒驚風少商穴，人中、湧泉瀉莫深，癰疽初起審其穴，只刺陽經不刺陰。傷寒流注分手足，太衝、內庭可浮沉，熟此筌蹄手要活，得後方可度金針，又有一言真秘訣，上補下瀉值千金。

【附註】雜病穴法歌首載於明代李梴的《醫學入門》中。本歌重點闡述寒熱虛實諸類雜證的辨證取穴，重視肘膝以下特定穴的臨床處方，並論述其針刺深淺和手法的應用。

十、百症賦

【原文】百症俞穴，再三用心。囟會連於玉枕，頭風療以金針；懸顱頷厭之中，偏頭痛止，強間、豐隆之際，頭痛難禁。原夫面腫虛浮，須仗水溝前頂，耳聾氣閉，全憑聽會、翳風；面上蟲行有驗，迎香可取，耳中蟬噪有聲，聽會堪攻；目眩兮支正、飛揚，目黃兮陽綱、膽俞，攀睛攻少澤、肝俞之所，淚出刺臨泣、頭維之處，目中瞙

瞙，即尋攢竹、三間；自覺眊眊，急取養老、天柱。觀其
雀目汗氣，睛明、行間而細推；審他項強傷寒，溫溜、期
門而主之；廉泉、中衝，舌下腫疼堪取；天府、合谷，鼻
中衄血宜追；耳門、絲竹空，住牙疼於頃刻；頰車、地倉
穴，正口歪於片時。喉痛兮液門、魚際去療，轉筋兮金
門、丘墟來醫。陽谷、俠谿，頷腫口噤併治，少商、曲
澤，血虛口渴同施；通天祛鼻內無療之苦，復溜祛舌乾燥
之悲。啞門、關衝，舌緩不語而要緊；天鼎、間使，失音
嚅囁而休遲；太衝瀉唇歪以速癒，承漿瀉牙疼而即移；項
強多惡風，束骨相連於天柱；熱病汗不出，大都更接於經
渠。且如兩臂頑麻，少海就傍於三里；半身不遂；陽陵遠
達到曲池。建里、內關，掃盡胸中之苦悶，聽宮、脾俞、
祛殘心下之悲凄。久知脅肋疼痛，氣戶、華蓋有靈，腹中
腸鳴，下脘、陷谷能平；胸脅支滿何療，章門不用細尋；
膈疼飲蓄難禁，膻中、巨闕便針；胸悶更加噎塞，中府、
意舍所行；胸膈停留瘀血，腎俞、巨髎宜徵；胸滿項強，
神藏、璇璣宜試；背連腰痛，白環、委中曾經。脊強兮水
道、筋縮，目眩兮顴髎、大迎；痙病非顱息而不癒，臍風
須然谷而易醒。委陽、天池，腋腫針而速散；後谿、環
跳，腿疼刺而即輕。夢魘不寧，厲兌相諧於隱白；發狂奔
走，上脘同起於神門；驚悸怔忡，取陽交、解谿勿誤，反
張悲哭，仗天衝、大橫須精。癲疾必身柱、本神之令，發
熱仗少衝、曲池之津；歲熱時行，陶道復求肺俞理；風癇
常發，神道還須心俞寧。溫寒濕熱下髎定，厥寒厥熱湧泉
清；寒慄惡寒，二間疏通陰郄暗；煩心嘔吐，幽門閉徹玉
堂明。行間、湧泉，主消渴之腎渴；陰陵、水分，丟水腫
之臍盈。癆瘵傳尸，趨魄戶、膏肓之路；中邪霍亂，尋陰
谷、三里之程；治疸消黃，諧後谿、勞宮而看；倦言嗜
臥，往通里、大鍾而明。咳嗽連聲，肺俞須迎天突穴；小

實用針灸經驗處方手冊

便赤澀，兌端獨瀉太陽經。刺長強與承山，善主腸風新下血；針三陰與氣海，專司白濁久遺精。且如肓俞、橫骨，瀉五淋之久積；陰郄、後谿，治盜汗之多出。脾虛谷以不消，脾俞、膀胱俞覓；胃冷食而難化，魂門、胃俞堪責。鼻痔必取齦交，癭氣須求浮白。大敦、照海，患寒疝而善蠲；五里、臂臑，生癧瘡而能治。至陰、屋翳，療癢疾之痛多；肩髃陽谿，消隱中之熱極，抑又論婦人經事改常，自有地機、血海；女子少氣漏血，不無交信、合陽；帶下產崩，衝門、氣衝宜審，月潮達限，天樞、水泉細詳。肩井乳癰而極效，商丘痔瘤而最良，脫肛趨百會、尾翳之所，無子搜陰交、石關之鄉。中脘主乎積痢，外丘收乎大腸；寒瘧兮商陽、太谿驗，痃癖兮衝門、血海強。夫醫乃人之司命，非志立而莫為，針乃理之淵微，須至人之指教，先究其病源，後攻其穴道，隨手見功，應針取效，方知玄裡之玄，始達妙中之妙，此篇不盡，略舉其要。

【附註】百症賦首載於明代醫家高武的《針灸聚英》中。「百」者言其多，本賦闡述臨床常見多種疾病，包括頭面五官、頸項、軀幹、四肢、全身性疾病 96 症，取穴160 餘個。本賦強調醫者必須精通醫理，掌握四診八綱、辨證施治，方可取穴處方，臨床針灸治療。

十一、席弘賦

【原文】凡欲行針須審穴，要明補瀉迎隨訣，胸背左右不相同，呼吸陰陽男女別。氣刺兩乳求太淵，未應之時瀉列缺；列缺頭痛及偏正，重瀉太淵無不應；耳聾氣痞聽會針，迎香穴瀉功如神。誰知天突治喉風，虛喘須尋三里中；手連肩背痛難忍，合谷針時要太衝，曲池兩手不如意，合谷下針宜仔細；心疼手顫少海間，若要除根覓陰

市。但患傷寒兩耳聾，金門、聽會疾如風；五般肘痛尋尺澤，太淵針後卻收功。手足上下針三里，食癖氣塊憑此取；鳩尾能治五般癇，若下湧泉人不死；胃中有積刺璇璣，三里功多人不知；陰陵泉治心胸滿，針到承山飲食思。大杼若連長強尋，小腸氣痛即行針；委中專治腰間痛，腳膝腫時尋至陰。氣滯腰疼不能立，橫骨、大都宜救急；氣海專能治五淋，更針三里隨呼吸。期門穴主傷寒患，六日過經尤未汗，但向乳根二肋間，又治婦人生產難。耳內蟬鳴腰欲折，膝下明存三里穴，若能補瀉五會間，且莫向人容易說；睛明治眼未效時，合谷、光明安可缺。人中治癲功最高，十三鬼穴不須饒；水腫水分兼氣海，皮內隨針氣自消；冷嗽先宜補合谷，卻須針瀉三陰交；牙疼腰痛並咽痹，二間、陽谿疾怎逃。更有三間、腎俞妙，善治肩背浮風勞；若針肩井須三里，不刺之時氣未調；最是陽陵泉一穴，膝間疼痛用針燒；委中腰痛腳攣急，取得其經血自調；腳痛膝腫針三里，懸鍾、二陵三陰交，更向太衝須引氣，指頭麻木自輕飄；轉筋目眩針魚腹，承山、崑崙立便消。肚痛須是公孫妙，內關相應必然瘳；冷風冷痹疾難癒，環跳、腰俞針與燒；風府、風池尋得到，傷寒百病一時消；陽明二日尋風府，嘔吐還須上脘療。婦人心痛心俞穴，男子痃癖三里高，小便不禁關元好，大便閉澀大敦燒，髖骨腿疼三里瀉，復溜氣滯便離腰。從來風府最難針，卻用工夫度淺深；倘若膀胱氣未散，更宜三里穴中尋；若是七疝小腹痛，照海、陰交、曲泉針；又不應時求氣海，關元同瀉效如神。小腸氣撮痛連臍，速瀉陰交莫再遲，良久湧泉針取氣，此中玄妙少人知。小兒脫肛患多時，先灸百會次鳩尾；久患傷寒肩背痛，但針中渚得其宜。肩上痛連臍不休，手中三里便須求，下針麻重即須瀉，得氣之時不用留；腰連胯痛大便

實用針灸經驗處方手冊

急，便於三里攻其隘，下針一瀉三補之，氣上攻噎只管住，噎不住時氣海灸，定瀉一時立便瘥。補自卯南轉針高，瀉從卯北莫辭勞，逼針瀉氣令須吸，若補隨呼氣自調；左右捻針尋子午，抽針行氣自迢迢，用針補瀉分明說，更用搜窮本與標；咽喉最急先百會、太衝、照海及陰交，學者潛心宜熟讀，席弘治病名最高。

【附註】席弘賦首載於明代醫家徐鳳所撰的《針灸大全》中。本賦闡述臨床常見50餘種病症的針灸補瀉手法及辨證取穴處方等。

十二、玉龍歌

【原文】扁鵲授我玉龍歌，玉龍一試絕沉疴，玉龍之歌真罕得，流傳千載無差訛。我今歌此玉龍訣，玉龍一百二十穴，看者行針殊妙絕，但恐時人自差別。補瀉分明指下施，金針一刺顯明醫，傴者立伸僂者起，從此名揚天下知。中風不語最難醫，髮際頂門穴要知，更向百會明補瀉，即時蘇醒免災危。鼻流清涕名鼻淵，先補後瀉疾可痊，若是頭風併眼痛，上星穴內刺無偏。頭風嘔吐眼昏花，穴取神庭始不差，孩子慢驚何可治，印堂刺入艾還加。頭項強痛難回顧，牙疼並作一般看，先向承漿明補瀉，後針風府即時安。偏正頭風痛難醫，絲竹金針亦可施，沿皮向後透率谷，一針兩穴世間稀。偏正頭風有二般，有無痰飲細推觀，若然痰飲風池刺，倘無痰飲合谷安。口眼歪斜最可嗟，地倉妙穴連頰車，歪左瀉右依師正，歪右瀉左莫令斜。不聞香臭從何治，迎香二穴可堪攻，先補後瀉分明效，一針未出氣先通。耳聾氣閉痛難言，須刺翳風穴始痊，亦治項上生瘰癧，下針瀉動即安然。耳聾之症不聞聲，痛癢蟬鳴不快情，紅腫生瘡須用

瀉，宜從聽會用針行。偶爾失音言語難，啞門一穴二筋間，若知淺針莫深刺，言語音和照舊安。眉間疼痛苦難當，攢竹沿皮刺不妨，若是眼昏皆可治，更針頭維即安康。兩眼紅腫痛難熬，怕日羞明心自焦，只刺睛明魚尾穴，太陽出血自然消。眼痛忽然血貫睛，羞明更澀最難睜，須得太陽針出血，不用金刀疾自平。心火炎上兩眼紅，迎香穴內刺為通，若將毒血搐出後，目內清涼始見功。強痛脊背瀉人中，挫閃腰酸亦可攻，更有委中之一穴，腰間諸疾任君攻。腎弱腰痛不可當，施為行止甚非常，若知腎俞二穴處，艾火頻加體自康。環跳能治腿股風，居髎二穴認真攻，委中毒血更出盡，愈見醫科神聖功。膝腿無力身立難，原因風濕致傷殘，倘知二市穴能灸，步履悠然漸自安。髖骨能醫二腿疼，膝頭紅腫不能行，必針膝眼膝關穴，功效須臾病不生。寒濕腳氣不可熬，先針三里及陰交，再將絕骨穴兼刺，腫痛登時立見消。腫紅腿足草鞋風，須把崑崙二穴攻，申脈太谿如再刺，神醫妙訣起疲癃，腳背痛起丘墟穴，斜針出血即時輕，解谿再與商丘識，補瀉行針要辨明。行步艱難疾轉加，太衝二穴效堪誇，更針三里中封穴，去病如同用手拿。膝蓋紅腫鶴膝風，陽陵二穴亦堪攻，陽陵針透尤收效，紅腫全消見異功。腕中無力痛艱難，握物難移體不安，腕骨一針雖見效，莫將補瀉等閑看。急疼兩臂氣攻胸，肩井分明穴可攻，此穴原來真氣聚，補多瀉少應其中。肩背風氣連臂疼，背縫二穴用針明，五樞亦是腰間痛，得穴方知疾頓輕。兩肘拘攣筋骨連，艱難動作欠安然，只將曲池針瀉動，尺澤兼行見聖傳。肩端紅腫痛難當，寒濕相爭氣血旺，若向肩髃明補瀉，管君多灸自安康。筋急不開手難伸，尺澤從來要認真，頭面縱有諸般症，一針合谷效通神。腹中氣塊痛難當，穴法宜向內關

實用針灸經驗處方手冊

防，八法有名陰維穴，腹中之疾永安康。腹中疼痛亦難
當，大陵外關可消疬，若是脇疼併閉結，支溝奇妙效非
常。脾家之症最可憐，有寒有熱兩相煎，間使二穴針瀉
動，熱瀉寒補病俱痊。九種心痛及脾疼，上脘穴內用神
針，若還脾敗中脘補，兩針神效免災侵。痔漏之疾亦可
憎，表裡急重最難禁，或痛或癢或下血，二白穴在掌中
尋。三焦熱氣壅上焦，口苦舌乾豈易調，針刺關衝出毒
血，口生津液病俱消。手臂紅腫連腕痛，液門穴內用針
明，更將一穴名中渚，多瀉中間疾自輕。中風之症症非
輕，中衝二穴可安寧，先補後瀉如無應，再刺人中立便
輕。膽寒心虛病如何，少衝二穴最功多，刺入三分不著
艾，金針用後自平和。時行瘧疾最難禁，穴法由來未審
明，若把後谿穴尋得，多加艾火即時輕。牙疼陣陣苦相
煎，穴在二間要得傳，若患翻胃並吐食，中魁奇穴莫教
偏。乳鵝之症少人醫，必用金針疾始除，如若少商出血
後，即時安穩免災危。如今癮疹疾多般，好手醫人治亦
難，天井二穴多著艾，縱生瘰癧灸皆安。寒痰咳嗽更兼
風，列缺二穴最可攻，先把太淵一穴瀉，多加艾火即收
功。痴呆之症不堪親，不識尊卑枉罵人，神門獨治痴呆
病，轉手骨開得穴真。連日虛煩面赤妝，心中驚悸亦難
當，若將通里穴尋得，一用金針體便康。風眩目爛最堪
憐，淚出汪汪不可言，大小空骨皆妙穴，多加艾火疾應
痊。婦人吹乳痛難消，吐血風痰稠似膠，少澤穴內明補
瀉，應時神效氣能調。滿身發熱痛為虛，盜汗淋淋漸損
軀，須得百勞椎骨穴，金針一刺疾俱除。忽然咳嗽腰背
疼，身柱由來灸便輕，至陽亦治黃疸病，先補後瀉效分
明。腎敗腰虛小便頻，夜間起止苦勞神，命門若得金針
助，腎俞艾灸起遷迤。九般痔疾最傷人，必刺承山效若
神，更有長強一穴是，呻吟大痛穴為真。傷風不解嗽頻

頻，久不醫時勞便成，咳嗽須針肺俞穴，痰多宜向豐隆尋。膏肓二穴治病強，此穴原來難度量，斯穴禁針多著艾，二十一壯亦無妨。腠理不密咳嗽頻，鼻流清涕氣昏沉，須知噴嚏風門穴，咳嗽宜加艾火深。膽寒由是怕驚心，遺精白濁實難禁，夜夢鬼交心俞治，白環俞治一般針。肝家血少目昏花，宜補肝俞力便加，更把三里頻瀉動，還老益血自無差。脾家之症有多般，致成翻胃吐食難，黃疸亦須尋腕骨，金針必定奪中脘。無汗傷寒瀉復溜，汗多宜將合谷收，若然六脈皆微細，金針一補脈還浮。大便閉結不能通，照海分明在足中，更把支溝來瀉動，方知妙穴有神功。小腹脹滿氣攻心，內庭二穴要先針，雨足有水臨泣瀉，無水方能病不侵。七般疝氣取大敦，穴法由來指側間，諸經俱載三毛處，不遇師傳隔萬山。傳屍勞病最難醫，湧泉出血免災危，痰多須向豐隆瀉，氣喘丹田亦可施。渾身疼痛疾非常，不定穴中細審詳，有筋有骨須淺刺，灼艾臨時要度量。勞宮穴在掌中尋，滿手生瘡痛不禁，心胸之病大陵瀉，氣攻胸腹一般針。哮喘之症最難當，夜間不睡氣遑遑，天突妙穴宜尋得，膻中著艾便安康。鳩尾獨治五般癇，此穴須當仔細觀，若然著艾宜七壯，多則傷人針亦難。氣喘急急不可眠，何當日夜苦憂煎，若得璇璣針瀉動，更取氣海自安然。腎強疝氣發甚頻，氣上攻心似死人，關元兼刺大敦穴，此法親傳始得真。水病之疾最難熬，腹滿虛脹不肯消，先灸水分並水道，後針三里及陰交。腎氣沖心得兒時，須用金針疾自除，若得關元並帶脈，四海誰不仰名醫。赤白婦人帶下難，只因虛敗不能安，中極補多宜瀉少，灼艾還須著意看。吼喘之症嗽痰多，若用金針疾自和，俞府乳根一樣刺，氣喘風痰漸漸磨。傷寒過經尤未解，須向期門穴上針，忽然氣喘攻胸膈，三里瀉多須用

實用針灸經驗處方手冊

心。脾泄之症別無他，天樞二穴刺休差，此是五臟脾虛疾，艾火多添病不加。口臭之疾最可憎，勞心只為苦多情，大陵穴內人中瀉，心得清涼氣自平。穴法深淺在指中，治病須臾顯妙功，功君要治諸般疾，何不當初記玉龍。

【附註】玉龍歌首見於元代王國瑞撰輯的《扁鵲神應針灸玉龍經》中，題名「一百二十穴玉龍歌」。本歌取120穴位，治療80餘種病證。重視經絡理論，強調依據病情寒熱虛實分別施以針刺或艾灸或二者並用，對臨床處方有重要指導價值。

十三、勝玉歌

【原文】勝玉歌兮不虛言，此是楊家真秘傳，或針或灸依法語，補瀉迎隨隨手捻。頭痛眩暈百會好，心疼脾痛上脘先，後谿鳩尾及神門，治療五癇立便痊。脾疼要針肩井穴，耳閉聽會莫遲延。胃冷下脘卻為良，眼痛須覓清冷淵。霍亂心疼吐痰涎，巨闕著艾便安然，脾疼背痛中渚取，頭風眼痛上星專。頭項強急承漿保，牙腮疼緊大迎全，行間可治膝腫病，尺澤能醫筋拘攣。若人行步苦艱難，中封太衝針便痊，腳背痛時商丘刺，瘰癧少海天井邊。筋疼閉結支溝穴，頷腫喉閉少商前，脾心痛急尋公孫，委中驅療腳風纏。瀉卻人中及頰車，治療中風口吐沫，五瘧寒多熱更多，間使大杼真妙穴。經年或變勞怯者，痞滿臍旁章門決，噎氣吞酸食不投，膻中七壯除膈熱。目內紅腫苦皺眉，絲竹攢竹亦堪醫，若是痰涎並咳嗽，法卻須當灸肺俞。更有天突與筋縮，小兒吼閉自然疏，兩手酸疼難執物，曲池合谷共肩髃。臂疼背痛針三里，頭風頭痛灸風池，腸鳴大便時泄瀉，臍旁兩寸灸天

樞。諸般氣症從何治，氣海針之灸亦宜，小腸氣痛歸來治，腰痛中空穴最奇，腰股轉酸難移步，妙穴說與後人知，環跳風市及陰市，艾卻金針病自除。熱瘡臁內年年發，血海尋來可治之，兩膝無端腫如斗，膝眼三里艾當施。兩股轉筋承山刺，腳氣復溜不須疑，踝跟骨痛灸崑崙，更有絕骨共丘墟。灸罷大敦除疝氣，陰交針入下胎衣，遺精白濁心俞治，心熱口臭大陵驅。腹脹水分多得力，黃疸至陽便能離，肝血盛兮肝俞瀉，痔疾腸風長強欺。腎敗腰痛小便頻，督脈兩旁腎俞除，六十六穴施應驗，故成歌訣顯針奇。

【附註】本歌為明代醫家楊繼洲家傳針灸經驗的總結，載於《針灸大成》中。取名勝玉，以示其價值不讓玉龍歌，強調內容重要，臨床應用亦頗具療效。治療病證以疼痛為主，其他病證也有涉及，提及病證 50 餘種。其針灸處方均為 1～3 個穴位，簡便易於操作，對臨床有參考價值。

大展出版社有限公司
品冠文化出版社

圖書目錄

地址：台北市北投區(石牌)
　　　致遠一路二段 12 巷 1 號
郵撥：01669551＜大展＞
　　　19346241＜品冠＞

電話：(02)28236031
　　　28236033
　　　28233123
傳真：(02)28272069

·熱門新知·品冠編號67

1.	圖解基因與 DNA	（精）	中原英臣主編	230 元
2.	圖解人體的神奇	（精）	米山公啟主編	230 元
3.	圖解腦與心的構造	（精）	永田和哉主編	230 元
4.	圖解科學的神奇	（精）	鳥海光弘主編	230 元
5.	圖解數學的神奇	（精）	柳谷晃著	250 元
6.	圖解基因操作	（精）	海老原充主編	230 元
7.	圖解後基因組	（精）	才園哲人著	230 元
8.	圖解再生醫療的構造與未來		才園哲人著	230 元
9.	保護身體的免疫構造		才園哲人著	230 元

·生活廣場·品冠編號61

1.	366 天誕生星	李芳黛譯	280 元
2.	366 天誕生花與誕生石	李芳黛譯	280 元
3.	科學命相	淺野八郎著	220 元
4.	已知的他界科學	陳蒼杰譯	220 元
5.	開拓未來的他界科學	陳蒼杰譯	220 元
6.	世紀末變態心理犯罪檔案	沈永嘉譯	240 元
7.	366 天開運年鑑	林廷宇編著	230 元
8.	色彩學與你	野村順一著	230 元
9.	科學手相	淺野八郎著	230 元
10.	你也能成為戀愛高手	柯富陽編著	220 元
11.	血型與十二星座	許淑瑛編著	230 元
12.	動物測驗—人性現形	淺野八郎著	200 元
13.	愛情、幸福完全自測	淺野八郎著	200 元
14.	輕鬆攻佔女性	趙奕世編著	230 元
15.	解讀命運密碼	郭宗德著	200 元
16.	由客家了解亞洲	高木桂藏著	220 元

·女醫師系列·品冠編號62

1.	子宮內膜症	國府田清子著	200 元
2.	子宮肌瘤	黑島淳子著	200 元

4.	腰、膝、腳的疼痛		主婦之友社	300 元
5.	壓力、精神疲勞		主婦之友社	300 元
6.	眼睛疲勞、視力減退		主婦之友社	300 元

・心 想 事 成・品冠編號 65

1.	魔法愛情點心		結城莫拉著	120 元
2.	可愛手工飾品		結城莫拉著	120 元
3.	可愛打扮 & 髮型		結城莫拉著	120 元
4.	撲克牌算命		結城莫拉著	120 元

・少 年 偵 探・品冠編號 66

1.	怪盜二十面相	（精）	江戶川亂步著	特價 189 元
2.	少年偵探團	（精）	江戶川亂步著	特價 189 元
3.	妖怪博士	（精）	江戶川亂步著	特價 189 元
4.	大金塊	（精）	江戶川亂步著	特價 230 元
5.	青銅魔人	（精）	江戶川亂步著	特價 230 元
6.	地底魔術王	（精）	江戶川亂步著	特價 230 元
7.	透明怪人	（精）	江戶川亂步著	特價 230 元
8.	怪人四十面相	（精）	江戶川亂步著	特價 230 元
9.	宇宙怪人	（精）	江戶川亂步著	特價 230 元
10.	恐怖的鐵塔王國	（精）	江戶川亂步著	特價 230 元
11.	灰色巨人	（精）	江戶川亂步著	特價 230 元
12.	海底魔術師	（精）	江戶川亂步著	特價 230 元
13.	黃金豹	（精）	江戶川亂步著	特價 230 元
14.	魔法博士	（精）	江戶川亂步著	特價 230 元
15.	馬戲怪人	（精）	江戶川亂步著	特價 230 元
16.	魔人銅鑼	（精）	江戶川亂步著	特價 230 元
17.	魔法人偶	（精）	江戶川亂步著	特價 230 元
18.	奇面城的秘密	（精）	江戶川亂步著	特價 230 元
19.	夜光人	（精）	江戶川亂步著	特價 230 元
20.	塔上的魔術師	（精）	江戶川亂步著	特價 230 元
21.	鐵人Q	（精）	江戶川亂步著	特價 230 元
22.	假面恐怖王	（精）	江戶川亂步著	特價 230 元
23.	電人M	（精）	江戶川亂步著	特價 230 元
24.	二十面相的詛咒	（精）	江戶川亂步著	特價 230 元
25.	飛天二十面相	（精）	江戶川亂步著	特價 230 元
26.	黃金怪獸	（精）	江戶川亂步著	特價 230 元

・武 術 特 輯・大展編號 10

| 1. | 陳式太極拳入門 | | 馮志強編著 | 180 元 |
| 2. | 武式太極拳 | | 郝少如編著 | 200 元 |

國家圖書館出版品預行編目資料

實用針灸經驗處方手冊／楊元德　主編
——初版，——臺北市，大展，2005〔民94〕
面；21公分，——（中醫保健站；4）
ISBN 957-468-405-9（平裝）

1.針灸
413.91　　　　　　　　　　　　　　　94013419

實用針灸經驗處方手冊　　ISBN 957-468-405-9

主　　編／楊元德
責任編輯／許　平　壽亞荷
發 行 人／蔡森明
出 版 者／大展出版社有限公司
社　　址／台北市北投區（石牌）致遠一路2段12巷1號
電　　話／（02）28236031·28236033·28233123
傳　　眞／（02）28272069
郵政劃撥／01669551
網　　址／www.dah-jaan.com.tw
E－mail／service@dah-jaan.com.tw
登 記 證／局版臺業字第2171號
承 印 者／高星印刷品行
裝　　訂／建鑫印刷裝訂有限公司
排 版 者／弘益電腦排版有限公司
授 權 者／遼寧科學技術出版社
初版1刷／2005年（民94年）9月

定　價／450元

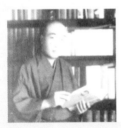
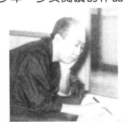
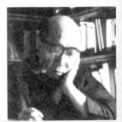
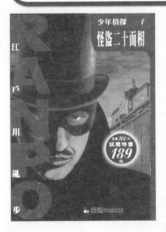
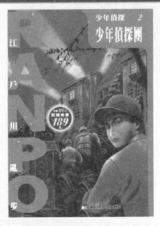
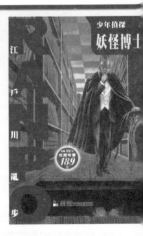

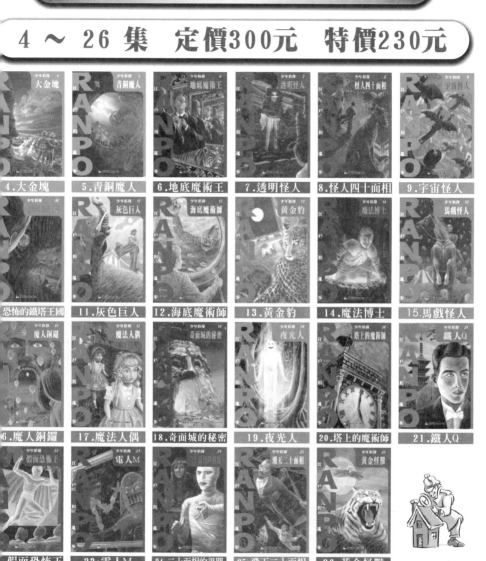
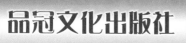